Endocrinologia e Diabetes
em
Pediatria

Endocrinologia e Diabetes em Pediatria

SEGUNDA EDIÇÃO

JOSEPH E. RAINE
MD, FRCPCH, DCH
Consultant Paediatrician
Whittington Hospital
Highgate Hill
London, UK

MALCOLM D. C. DONALDSON
MD, FRCP, DCH
Senior Lecturer in Child Health and
Consultant Paediatric Endocrinologist
Royal Hospital for Sick Children
Yorkhill
Glasgow, UK

JOHN W. GREGORY
MBChB, MD, FRCP, DCH, FRCPCH
Professor of Paediatric Endocrinology
Department of Child Health
Wales College of Medicine
Cardiff University
Heath Park
Cardiff, UK

MARTIN O. SAVAGE
MA, MD, FRCP, FRCPCH
Professor of Paediatric Endocrinology
Department of Endocrinology
St Bartholomew's and the
Royal London School of Medicine and Dentistry
West Smithfield
London, UK

RAYMOND L. HINTZ
MD
Professor of Pediatrics
Stanford University Medical Center
Stanford, CA, USA

Revisão Técnica
LUIS AUGUSTO TAVARES RUSSO
Professor-Assistente do Curso de Pós-Graduação em Endocrinologia e Diabetes da PUC – IEDE, Rio de Janeiro
Mestrado em Endocrinologia e Diabetes pela PUC – IEDE, Rio de Janeiro
Doutorando em Saúde Coletiva da Criança e da Mulher pelo IFF – FIOCRUZ, Rio de Janeiro
Diretor da Clínica Densso e do CCBR Brasil – Centro de Pesquisas e Análises Clínicas Ltda.

REVINTER

Endocrinologia e Diabetes em Pediatria, Segunda Edição

ISBN 978-85-372-0126-8

Tradução:
RENATE MÜLLER
Tradutora - Berga, Suécia

Revisão Técnica:
LUIS AUGUSTO TAVARES RUSSO
Professor-Assistente do Curso de Pós-Graduação em Endocrinologia e Diabetes da PUC–IEDE, Rio de Janeiro
Mestrado em Endocrinologia e Diabetes pela PUC–IEDE, Rio de Janeiro
Doutorando em Saúde Coletiva da Criança e da Mulher pelo IFF - FIOCRUZ, Rio de Janeiro
Diretor da Clínica Densso e do CCBR Brasil - Centro de Pesquisas e Análises Clínicas Ltda.

Nota: A medicina é uma ciência em constante evolução. À medida que novas pesquisas e experiências ampliam os nossos conhecimentos, são necessárias mudanças no tratamento clínico e medicamentoso. Os autores e o editor fizeram verificações junto a fontes que se acredita sejam confiáveis, em seus esforços para proporcionar informações acuradas e, em geral, de acordo com os padrões aceitos no momento da publicação. No entanto, em vista da possibilidade de erro humano ou mudanças nas ciências médicas, nem os autores e o editor nem qualquer outra parte envolvida na preparação ou publicação deste livro garantem que as instruções aqui contidas são, em todos os aspectos, precisas ou completas, e rejeitam toda a responsabilidade por qualquer erro ou omissão ou pelos resultados obtidos com o uso das prescrições aqui expressas. Incentivamos os leitores a confirmar as nossas indicações com outras fontes. Por exemplo e em particular, recomendamos que verifiquem as bulas em cada medicamento que planejam administrar para terem a certeza de que as informações contidas nesta obra são precisas e de que não tenham sido feitas mudanças na dose recomendada ou nas contra-indicações à administração. Esta recomendação é de particular importância em conjunto com medicações novas ou usadas com pouca freqüência.

Título original:
Practical Endocrinology and Diabetes in Children, Second Edition

Published by Blackwell Publishing Ltd.

Livraria e Editora Revinter Ltda.
Rua do Matoso, 170 – Tijuca
20270-135 – Rio de Janeiro – RJ
Tel.: (21) 2563-9700 – Fax: (21) 2563-9701
livraria@revinter.com.br – www.revinter.com.br

Às nossas esposas e aos nossos filhos.

Prefácio da Primeira Edição

Existem poucos livros situados entre o espaço criado pelas obras de referência em endocrinologia e as revisões curtas de aspectos endocrinológicos isolados. O objetivo deste livro é fornecer informações práticas, concisas e atualizadas sobre a endocrinologia infantil e o diabetes, em um formato de fácil leitura e adequado ao usuário.

Por causa da importância do diabetes na prática clínica, foi dada ênfase particular ao seu tratamento. No final de cada capítulo, existem diretrizes sobre quais condições devem ser discutidas com um centro especializado e um delineamento das áreas controvertidas. Incluímos, ainda, casos interessantes no final de cada capítulo para ilustrar as dificuldades diagnósticas e também ajudar àqueles que estudam para os exames de pós-graduação, como o MRCPCH, que incluem tais "casos obscuros".

O texto dirige-se, principalmente, aos pediatras em hospitais gerais e à equipe pediátrica jovem com interesses em endocrinologia e/ou diabetes. No entanto, esperamos, também, que venha a ser útil aos estudantes de Medicina, às enfermeiras que atuam em departamentos de endocrinologia pediátrica e àquelas especializadas em diabetes.

JER, MDCD, JWG, MOS

Prefácio da Segunda Edição

A nova edição foi completamente atualizada. Alguns capítulos – por exemplo, o capítulo sobre diabetes – foram extensivamente revisados. Gráficos de crescimento adicionais para síndromes específicas também foram acrescentados ao apêndice. Desenvolvemos, ainda, uma nova seção para cada capítulo intitulada "Armadilhas Potenciais". Esta edição também incorpora um novo editor, o Professor Raymond Hintz, da Stanford University. O Professor Hintz ajudou a desenvolver uma perspectiva norte-americana para este livro, da qual esperamos aumento da sua relevância e maior atrativo internacional.

JER, MDCD, JWG, MOS, RLH

AGRADECIMENTOS

Os autores gostariam de agradecer ao Dr. David Levy, Consultant Diabetologist, Whipps Cross Hospital, London; ao Dr. Jill Challener, Consultant Paediatrician Hinchingbrooke Hospital, Cambridgeshire; à Dra. Joanna Walker, Consultant Paediatrician, St. Mary's Hospital, Portsmouth; ao Dr. Faisal Ahmed, Consultant Paediatric Endocrinologist, ao Sr. Stuart O'Toole, Consultant Paediatric Surgeon, e à Sra. Wendy Paterson, Auxologist, Royal Hospital for Sick Children, Glasgow; ao Professor Robert Fraser, MRC Blood Pressure Unit, Western Infirmary, Glasgow; à Dra. Helen Lyall, Consultant Gynaecologist, e ao Dr. Mike Wallace, Consultant Clinical Scientist, Biochemistry Department, Glasgow Royal Infirmary, pela ajuda e pelos conselhos nas diferentes seções deste livro.

Apresentação da Primeira Edição

Endocrinologia é a ciência da comunicação. Entre glândulas distantes e órgãos do corpo, entre células ou tecidos vizinhos e entre a superfície celular e as moléculas-alvo intracelulares. Com o avanço do conhecimento de tal transdução de sinal químico dentro e fora das células, a endocrinologia pode ser vista como um campo inacessível ao jovem membro de uma equipe, ao clínico geral ou a qualquer outro que não tenha obtido experiência no tratamento clínico de distúrbios endócrinos. A moderna biologia molecular ampliou o conhecimento dos detalhes endócrinos de maneira exponencial, e livros-texto abrangentes estão aumentando de tamanho em tal extensão que se tornaram inacessíveis à maioria dos médicos.

Ao colocar a endocrinologia no contexto da criança em crescimento e do menino e da menina adolescentes em processo de maturação, adiciona-se outra dimensão ao livro. O correto diagnóstico, o tratamento e a interação familiar podem ser decisivos para o futuro desenvolvimento da criança. Apesar de muitos distúrbios endócrinos na infância apresentarem uma natureza crônica, na maioria dos casos, um cuidado com base em conhecimentos pode auxiliar o desenvolvimento da criança, transformando-a em um adulto funcionalmente normal, não comprometido por quaisquer restrições físicas ou mentais. Conseqüentemente, é fundamental que os distúrbios endócrinos na infância sejam detectados, tratados e acompanhados de modo profissional. Em casos raros, isto somente pode ser obtido com o auxílio de médicos clinicamente experientes, enfermeiras especializadas e outros membros da equipe de endocrinologia pediátrica. Contudo, por causa da raridade de muitos dos distúrbios endócrinos pediátricos, estas especialidades nem sempre podem estar presentes. Desta maneira, o pediatra clínico e a equipe hospitalar mais jovem necessitam de direcionamento quanto às premissas básicas nesta área, um guia que lhes forneça ajuda prática no tratamento e oriente sobre quem deve ser encaminhado para uma terceira opinião.

Os quatro autores resolveram produzir um guia prático dentro da endocrinologia pediátrica. Em vez de coletarem um grande grupo de especialistas mundiais, cada um cobrindo uma pequena área, compilaram os temas essenciais em um livro-texto escrito de forma estruturada. Os capítulos baseiam-se mais nos problemas do que na doença; tópicos como baixa e alta estatura, distúrbios do desenvolvimento puberal ou diferenciação sexual e obesidade receberam atenção especial. As recomendações dadas refletem as dos quatro autores – outras vezes, podem apresentar uma visão um pouco diferente em cada tópico. Os autores tentaram indicar isto ao final de cada capítulo com um subtítulo "Desenvolvimentos Futuros" e, também, "Pontos de Controvérsia". Convida-se, assim, o leitor a uma leitura posterior, que pode ser iniciada com "Leituras Recomendadas" ao final de cada seção. Esta refere-se, de forma geral, às revisões recentes. A presente obra não contém listas extensas de material de referência à obra original. Logo, o leitor não deve considerar este ponto como básico do campo abordado. Pode ser preferencialmente complementado com uma busca de literatura baseada em dados computadorizados tipo Medline ou Pubmed, que, atualmente, estão facilmente acessíveis à maioria dos leitores.

Ao lado da abordagem prática, este volume fornece indicações sobre quando é apropriado encaminhar o paciente a um centro especializado em endocrinologia pediátrica, o que certamente varia com a estrutura e a organização do cuidado médico – em alguns países, este limiar é mais baixo; em outros, consideravelmente mais elevado. Assim, as opiniões expressadas refletem o *status* no Reino Unido. Da mesma forma, os tratamentos (ou não-tratamentos) sugeridos. Ao contrário de um aumento na globalização de cuidados médicos, as abordagens terapêuticas continuam ancoradas nas tradições nacionais. Na endocrinologia pediátrica, isto é óbvio em áreas que se defrontam com variantes de desenvolvimento normal, como a baixa ou alta estatura, a puberdade precoce ou tardia. Nosso texto toma uma atitude mais conservadora com relação a questões como estas.

Apesar de os autores, no prefácio, determinarem que a obra focaliza principalmente pediatras no Reino Unido que não são especialistas em endocrinologia pediátrica, ela contém numerosas instruções práticas detalhadas sobre como trabalhar com um paciente com distúrbios ou sintomas mais ou menos raros. Em colaboração estreita com um endocrinologista pediátrico, creio que o livro será muito útil em melhorar a detecção precoce e o correto tratamento dos distúrbios endócrinos na infância e na adolescência. Ainda que os autores repetidamente se refiram à situação no Reino Unido, estou convencido de que muitos leitores em outros cantos do mundo encontrarão aqui um grande auxílio em seu trabalho diário com problemas endócrinos.

Martin Ritzén

Sumário

Pranchas em Cores

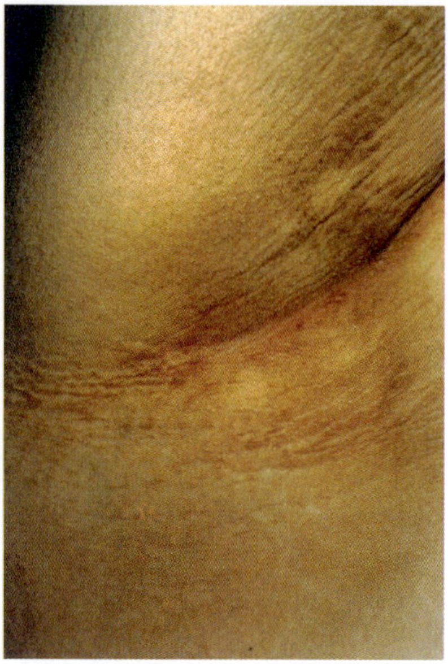

Prancha 1 Acanthosis nigricans. (Veja também p. 38.)

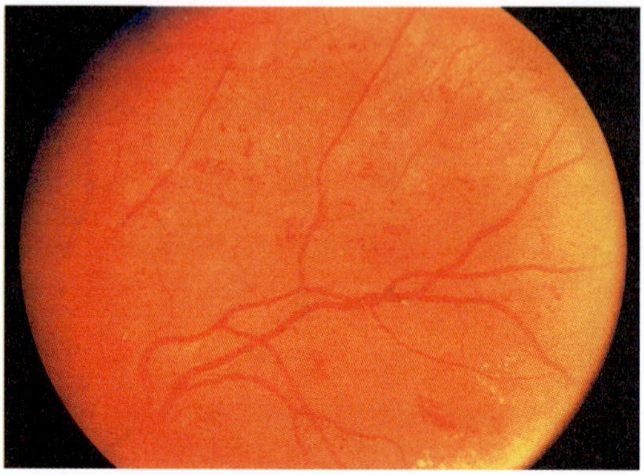

Prancha 2 Retinopatia mostrando pontos e manchas dispersas (microaneurismas e hemorragias) e exsudatos. (Veja também p. 40.)

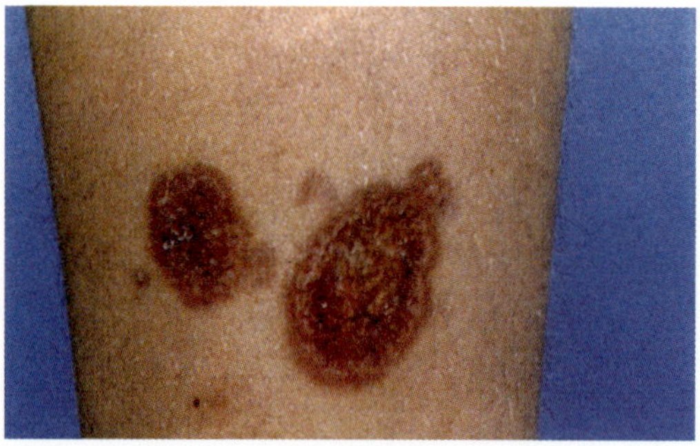

Prancha 3 Necrobiose lipídica diabética da pele. (Veja também p. 43.)

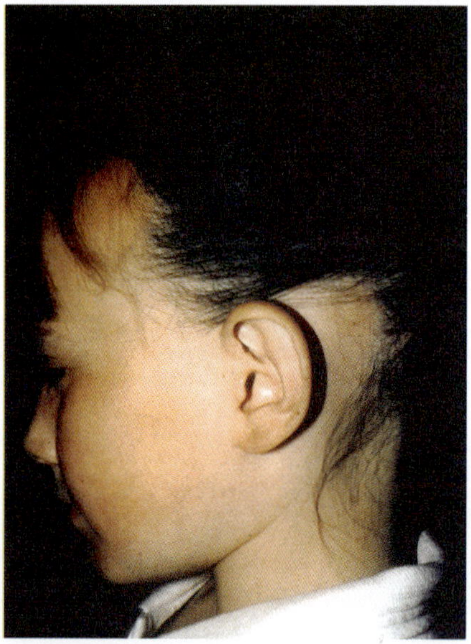

Prancha 4 Pigmentação e *alopecia areata* em uma menina de 10 anos de idade com distrofia ungueal causada por Cândida. Investigações demonstraram doença de Addison e hipoparatireoidismo. Estudos genéticos demonstraram uma deleção homozigótica 13-bp em exon 8 do gene regulador auto-imune no cromossomo 21y22.3. (Veja também p. 206.)

Endocrinologia e Diabetes
em
Pediatria

DIABETES MELITO

1

DEFINIÇÃO

Diabetes é diagnosticado na presença de concentração de glicose sanguínea de > 11,1 mmol/l [200 mg/dl] ou uma concentração de glicose em jejum de > 7 mmol/l [126 mg/dl]. O diagnóstico do diabetes na presença de sintomas geralmente é claro e um teste de tolerância à glicose raramente é necessário. Teste de tolerância à glicose pode ser indicado após a identificação de uma concentração de glicose sanguínea *borderline* (p. ex., num irmão/irmã de uma criança diabética ou numa criança com distúrbios tais como a fibrose cística, que predispõe ao diabetes que, nos estágios iniciais, pode ser assintomático). O protocolo para e a interpretação de resultados de um teste oral de tolerância à glicose são apresentados na Tabela 1.1.

Diabetes é uma condição heterogênea que pode ser classificada com base na patogênese (Tabela 1.2). A maior parte deste capítulo focaliza o diabetes tipo 1 que é, de longe, a forma mais comum de diabetes na infância. Outros tipos de diabetes são discutidos nas páginas 38 e 44.

INCIDÊNCIA

A incidência do diabetes tipo 1 em crianças (0-14 anos) é de aproximadamente 13,5/100.000 no Reino Unido (prevalência 1 em 1.200), mas varia de 0,6/100.000 na China a 42,9/100.000 na Finlândia. As razões para estas grandes variações não são claras, mas podem incluir fatores genéticos dada à evidência de variações na incidência do diabetes em diferentes grupos étnicos (p. ex., nos Estados Unidos da América, pessoas brancas apresentam maior incidência que os não-brancos). Existe uma história familiar de diabetes tipo 1 em 10% dos casos. O risco de desenvolvimento de diabetes tipo 1 para um indivíduo com um parente afetado encontra-se delineado na Tabela 1.3.

Tabela 1.1 Protocolo para o teste de tolerância oral da glicose

Indicações

Confirmação do diagnóstico de diabetes melito em casos obscuros e diagnóstico de distúrbio da tolerância à glicose

Preparo

Realizar pela manhã após uma noite de jejum

Procedimento

1 Pré-teste – colher uma amostra de glicose no plasma

2 0 min – administrar glicose oral 1,75 g/kg (até um máximo de 75 g), diluída com água (consumir em 5 a 10 minutos)

3 + 2 horas – colher amostra de glicose no plasma

Interpretação

1 Glicose plasmática em jejum > 7,0 mmol/l [126 mg/dl] ou 2 horas concentração > 11,1 mmol/l [> 200 mg/dl] são diagnósticas de diabetes

2 Concentração de glicose no plasma após 2 horas > 7,8 mmol/l [> 140 mg/dl] e < 11,0 mmol/l [< 198 mg/dl] sugerem distúrbio da tolerância à glicose

3 Glicose plasmática em jejum > 6 mmol/l [> 108 mg/dl e > 7 mmol/l (< 126 mg/dl) sugerem distúrbio da glicemia em jejum

Tabela 1.2 A classificação do diabetes segundo a American Diabetes Association

Tipo 1	Formas idiopática e imunomediada de disfunção de células β que levam à deficiência absoluta de insulina
Tipo 2	Uma doença com início na idade adulta ou, ocasionalmente, na adolescência, que pode originar-se da resistência à insulina e da deficiência relativa de insulina ou a partir de um defeito de secreção da insulina
Tipo 3	Inclui uma ampla variação de tipos específicos de diabetes, incluindo os diversos defeitos genéticos de função de células β, defeitos genéticos na ação da insulina e doenças do pâncreas exócrino (p. ex., fibrose cística)
Tipo 4	Diabetes gestacional

Tabela 1.3 O risco de desenvolvimento de diabetes tipo 1 para um indivíduo com um parente afetado

Parente com diabetes tipo 1	*Risco individual (%)*
Irmão/irmã	8
Mãe	2-3
Pai	5-6
Ambos os pais	30

Caso um gêmeo desenvolva diabetes tipo 1, o risco para um gêmeo monozigótico não-afetado durante toda a sua vida é de aproximadamente 60%, enquanto para um gêmeo dizigótico este risco é de 8%. Efeitos ambientais provavelmente são importantes uma vez que a incidência aumenta nos meses de inverno. Um grande número de países documentou um aumento na incidência do diabetes, particularmente em crianças com menos de 5 anos de idade, apesar do pico de incidência situar-se em crianças com idades de 11 a 14 anos.

ETIOLOGIA E PATOGÊNESE

A causa precisa de diabetes tipo 1 é desconhecida, mas existe um grande número de possíveis fatores de contribuição.

Auto-imune

Foram identificados diversos auto-anticorpos em casos de diabetes tipo 1 recentemente diagnosticados. Estes incluem anticorpos a células das ilhotas (60% a 90% de novos pacientes), anticorpos da decarboxilase do ácido glutâmico (65% a 80%) e auto-anticorpos contra insulina (30% a 40%). Diabetes tipo 1 também está associado com outros distúrbios auto-imunes tais como a doença de Hashimoto e a doença de Graves (3% a 5%), doença celíaca (2% a 5%) e a doença de Addison (< 1%).

Genética

Foram encontrados inúmeros genes-*loci* de suscetibilidade que predispõem ao diabetes tipo 1. Muitos desses *loci* estão localizados na região do complexo maior de histocompatibilidade (MHC) no braço curto do cromossomo 6, que contém genes que regulam a resposta imunológica. Por exemplo, a presença de DR3 e DR4 está associada a um alto risco para o desenvolvimento do diabetes. A ausência homozigótica de um resíduo aspartate na posição 57 da cadeia DQB leva a um risco aproximadamente 100 vezes maior para o desenvolvimento do diabetes tipo 1. Em contrapartida, também existem alelos protetores tais como DRB1*1501 e DQB1*0602. Fatores genéticos desempenham um papel importante na etiologia de tipos de diabetes tipo 1 em crianças diagnosticadas com menos de 5 anos de idade. O risco de que um irmão/irmã desenvolva diabetes conseqüentemente é maior neste grupo, sendo de 12% na idade de 20 anos. Marcadores genéticos e auto-imunes têm sido utilizados em pesquisas para tentar predizer o risco de irmãos/irmãs de pacientes portadores de diabetes tipo 1 desenvolverem a doença.

Viral

Epidemias de infecções virais nos meses de outono e inverno são associadas ao aumento na incidência de diabetes. Diversos vírus (p. ex., coxsackie B, enterovírus, rubéola, parotidite e citomegalovírus) foram implicados na etiologia do diabetes tipo 1. Mecanismos possíveis para seu efeito incluem mimetização molecular, na qual a resposta imunológica à infecção reage de forma cruzada com antígenos de ilhotas. Alternativamente, infecções virais, incluindo aquelas que ocorrem no período pré-natal, podem ter efeitos mais diretos sobre as células β.

Nutricional

A amamentação no seio materno parece fornecer uma proteção contra o risco de desenvolvimento do diabetes tipo 1. Não se sabe se este é um efeito direto do leite materno ou se está relacionado com o retardo na introdução do leite de vaca na alimentação. Muitos pacientes novos com diabetes tipo 1 apresentam anticorpos IgG contra albumina do soro bovino, uma proteína no leite de vaca com similaridades com o antígeno de células de ilhota. Esta proteína pode estimular a produção de anticorpos, levando à destruição de células de ilhota como resultado de mimetização molecular.

Toxinas químicas

A ingestão do raticida Vancor é associada ao desenvolvimento de diabetes tipo 1.

Estresse

Antes da instalação do diabetes tipo 1, adultos afetados demonstraram ter passado por mais "graves eventos" em suas vidas que pessoas de um grupo de controle. A causa para este efeito ainda não está esclarecida, mas pode estar relacionada com distúrbios da resistência à infecção induzidos pelo estresse em indivíduos geneticamente suscetíveis.

BIOQUÍMICA

Insulina é um hormônio anabólico com um papel-chave no metabolismo da glicose (Fig. 1.1) e efeitos importantes sobre o metabolismo da gordura e proteínas. Após uma refeição, as concentrações de insulina circulante aumentam, facilitando a entrada de glicose nas células através de transportadores específicos de glicose, particularmente nos músculos e tecido adiposo. A insulina estimula a síntese de glicogênio no fígado, inibe a neoglicogênese no fígado e estimula a síntese de gordura e proteína. Conversamente, durante o jejum, as concentrações de glicose e secreção de insulina caem, levando à ausência de assimilação de glicose pelo músculo e tecido adiposo, com estimulação da glicogenólise no fígado e músculos e a neoglicogênese hepática (a partir de aminoácidos e cetonas).

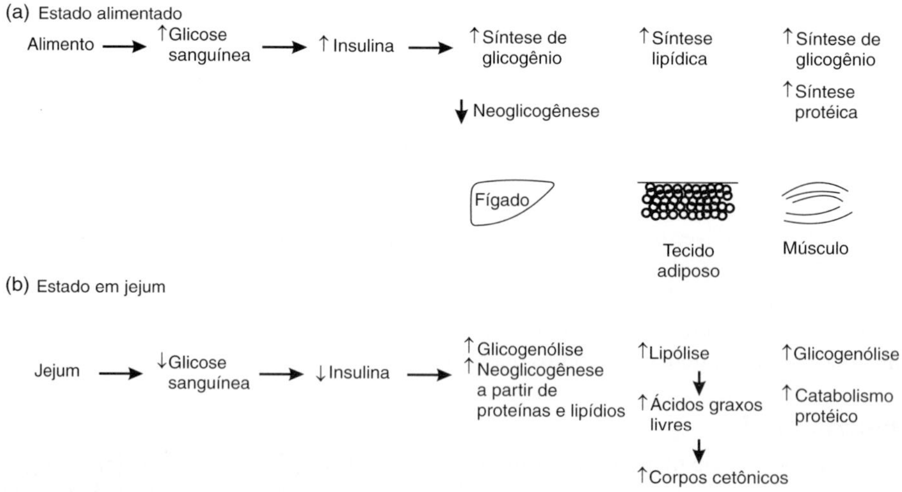

Fig. 1.1 Homeostasia da glicose – uma comparação dos estados alimentado e em jejum.

Em indivíduos com diabetes tipo 1, a deficiência de insulina resulta em hiperglicemia que, quando o limiar renal para glicose é excedido, leva à diurese osmótica causando poliúria e polidipsia secundária. Quando a perda de fluido excede a ingesta, particularmente quando ocorre vômito, instala-se uma desidratação. Deficiência de insulina também causa lipólise com a produção de excesso de ácidos graxos livres e corpos cetônicos (3-hidroxibutirato e acetoacetato), levando à cetonúria. O acúmulo de cetoácidos no sangue causa uma acidose metabólica que resulta em respiração compensatória rápida e profunda (respiração de Kussmaul). Acetona, formada a partir de acetoacetato, é responsável pelo odor adocicado da respiração. Além disso, existe um aumento dos hormônios do estresse (glucagon, adrenalina, cortisol e hormônio do crescimento) que, devido aos seus efeitos sobre o metabolismo, leva ao posterior aumento de concentração da glicose sanguínea e de outros metabólitos intermediários. Desidratação progressiva, acidose e hiperosmolaridade levam ao rebaixamento do nível de consciência e, caso não tratada, pode levar a coma e óbito.

APRESENTAÇÃO CLÍNICA

História

No momento do diagnóstico, os seguintes sintomas podem estar presentes há 1 semana até 6 meses:

- poliúria (pode causar enurese noturna);
- polidipsia;
- perda de peso;
- anorexia ou hiperfagia;
- letargia;
- obstipação;
- infecção (especialmente infecções cutâneas por cândida);
- borramento da visão; e
- hipoglicemia (rara, provavelmente representa instabilidade das células das ilhotas nos estágios iniciais do diabetes).

Apesar de a maioria das crianças em idade escolar relatarem poliúria epolidipsia, estes sintomas podem ser menos óbvios em crianças mais jovens, que podem apresentar-se relativamente assintomáticos (p. ex., a poliúria pode ser menos óbvia em crianças que ainda usam fraldas) e naqueles em que predominam sintomas menos característicos.

Pacientes com cetoacidose diabética (CAD) também podem apresentar:

- vômitos;
- dor abdominal; e
- sintomas de infecção sistêmica.

Exame

No momento do diagnóstico, a maioria dos pacientes (aproximadamente 75%) não apresenta CAD. Estes indivíduos podem apresentar somente evidências de perda de peso e, possivelmente, uma infecção cutânea por cândida. Pacientes com CAD podem apresentar o seguinte:

- desidratação:
  5% – membranas secas, redução do turgor cutâneo
  10% – olhos encovados, retorno capilar pobre
  > 10% – hipovolemia, taquicardia com pulso fino, hipotensão;
- respiração de odor adocicado;
- respiração de Kussmaul (taquipnéia com hiperventilação);
- diminuição do nível de consciência/coma;
- sinais de sepse (febre não é uma característica de CAD e sugere sepse);
- íleo paralítico; e
- sinais de edema cerebral (p. ex., deterioração do nível de consciência).

Crianças com menos de 5 anos de idade têm mais facilidade em apresentar CAD, em parte como resultado de sua apresentação clínica não ter sido reconhecida pelos profissionais de saúde como fazendo parte de um diabetes, levando a um atraso diagnóstico e encaminhamento hospitalar. Outros fatores que aumentam o risco de apresentação de CAD incluem baixo nível socioeconômico, medicação com altas doses de esteróide e ausência de um parente de primeiro grau com diabetes tipo 1.

Diagnóstico diferencial

Na grande maioria dos casos de diabetes tipo 1 o diagnóstico é óbvio devido à presença dos sintomas clássicos de poliúria, polidipsia e perda de peso, associados uma glicemia de > 11 mmol/l e glicosúria com ou sem cetonúria. Diabetes deve ser considerado no diagnóstico diferencial de qualquer criança que apresenta distúrbio do nível de consciência e/ou acidose.

Taquipnéia e hiperventilação na CAD podem levar ao diagnóstico errôneo de pneumonia. Contudo, a falta de tosse ou respiração ruidosa e a ausência de achados anormais à ausculta e/ou radiografia torácica normal devem levantar a possibilidade de um diagnóstico alternativo tal como o diabetes. Dor abdominal e sensibilidade na CAD podem sugerir uma emergência cirúrgica tal como a apendicite. No entanto, administração apropriada de líquidos, insulina e tratamento eletrolítico geralmente melhoram os sintomas abdominais dentro de horas. O diabetes também deve ser considerado como diagnóstico possível em crianças com enurese noturna secundária.

Doença aguda, por exemplo, sepse grave ou convulsão prolongada, podem ocasionalmente causar hiperglicemia, glicosúria e cetonúria. No entanto, estas características quase sempre são transitórias e raramente estão associadas a polidipsia e poliúria prévias. Em caso de dúvida, deve ser realizado um exame de glicemia de jejum ou um teste oral de intolerância à glicose (Tabela 1.1).

Um médico de família que suspeita ou que fez um diagnóstico definitivo de diabetes deve encaminhar a criança prontamente a um pediatra. Crianças devem ser avaliadas no dia de seu encaminhamento ou, caso estejam bem e na ausência de sinais de CAD, podem ser avaliadas no dia seguinte.

INVESTIGAÇÕES

No diagnóstico recomendam-se realizar as seguintes investigações:

- concentração de glicose plasmática;
- gasometria venosa;
- concentrações sorológicas dos eletrólitos, uréia e creatinina;

- hemograma completo (leucocitose é comum na CAD e não necessariamente significa que está presente uma infecção, enquanto um hematócrito elevado refletirá o grau de perda de líquido extracelular);
- algumas crianças podem apresentar sinais de sepse e necessitam investigações apropriadas (p. ex., cultura sanguínea, radiografia de tórax, microscopia e cultura urinária);
- testes funcionais da tireóide (TFTs) e anticorpos celíacos (para monitorar estas condições associadas).

No momento do diagnóstico a maior parte dos pacientes apresenta cetonúria, mas a presença de um pH anormalmente baixo (p. ex., pH venoso < 7,30) é sugestivo de CAD.

ABORDAGEM DA CRIANÇA SEM CETOACIDOSE

Tratamento em ambiente hospitalar *versus* tratamento ambulatorial (domiciliar)

Admissão hospitalar é necessária caso seja necessário tratamento intravenoso para corrigir desidratação, desequilíbrio eletrolítico e cetoacidose ou caso existam dificuldades psicossociais. Se uma criança com diabetes de apresentação recente, que esteja clinicamente estável e que não preencha os critérios acima pode ser tratada em regime domiciliar e depende, primariamente, da disponibilidade de enfermeiras especializadas em diabetes que devem visitá-la diariamente nos primeiros dias e manter um contato telefônico regular, muitas vezes fora do horário de trabalho normal. Outro fator a considerar é o tamanho da área geográfica a ser coberto. A vantagem do tratamento domiciliar inclui fornecer à família mais segurança no tratamento do diabetes em casa, um ambiente mais confortável e menos separações e custos para a família. Também existe alguma evidência de o tratamento domiciliar ser mais barato, reduzir readmissões subseqüentes e melhorar o controle glicêmico. As desvantagens incluem o risco de complicações tais como hipoglicemia, que pode ocorrer antes que a família esteja suficientemente experimentada para lidar com ela. Para evitar isso, crianças tratadas em casa freqüentemente iniciam com uma dose de insulina um pouco menor que 0,5UI/kg/24 horas, sendo a dose gradualmente aumentada nas próximas semanas, de acordo com as concentrações da glicose sanguínea. Algumas famílias também preferem a segurança do ambiente hospitalar.

Alguns centros oferecem a alternativa de cuidados ambulatoriais e fornecem educação e treinamento para diabetes em unidades do tipo *day care* hospital por vários dias após o estabelecimento do diagnóstico.

Principais tópicos para discussão após o diagnóstico

Caso diversos membros da "equipe de diabetes" tenham que ser envolvidos na educação da criança recém-diagnosticada como diabética e de seus familiares, é importante uma boa comunicação entre os membros da equipe para assegurar consistência da informação dada à família. Os tópicos a seguir devem ser discutidos com a criança e a família após o diagnóstico:

- seu conhecimento prévio de diabetes;
- seu conhecimento atual sobre a causa do diabetes;
- as conseqüências de se portar diabetes e suas implicações por toda a vida;
- o conceito de "time" de profissionais de diabetes que será envolvido em seu cuidado;

- o papel da insulina no tratamento do diabetes tipo 1;
- detalhes práticos das injeções de insulina;
- detalhes práticos sobre quando e como monitorar e interpretar as concentrações de glicose no sangue;
- recomendações dietéticas apropriadas (veja abaixo);
- os efeitos do exercício sobre as necessidades de carboidratos e exercício;
- as causas e conseqüências de hipoglicemia e como tratá-la;
- quando e como medir as concentrações urinárias e sanguíneas de cetona;
- tratamento do diabetes durante doença intercorrente;
- o período "de lua-de-mel" das necessidades insulínicas relativamente baixas após o diagnóstico;
- complicações microvasculares a longo prazo;
- quem contatar numa emergência (incluindo números de telefone);
- detalhes de seguimento do paciente externo;
- a importância de portar uma identificação (p. ex., pulseira de identificação etc.), indicando que o indivíduo é portador de diabetes;
- fontes adicionais de informação sobre o diabetes;
- disponibilidade de grupos de apoio;
- fontes e direitos de ajuda financeira; e
- desenvolvimentos futuros.

Dieta

Tendo em vista os importantes efeitos da dieta sobre o controle da glicemia e outros efeitos adversos do diabetes a longo prazo, um paciente recentemente diagnosticado e sua família devem ser encaminhados a nutricionista especialista em diabetes infantil nos primeiros dias após o diagnóstico. Geralmente são necessárias diversas sessões de educação nutricional com nutricionistas, preferivelmente como parte da visita familiar à clínica ambulatorial de diabetes nas primeiras semanas após o diagnóstico.

Princípios da dieta

Crianças devem ser encorajadas a comer refeições regulares contendo carboidratos complexos (p. ex., batatas e cereais), a reduzir sua ingesta de açúcares refinados, gorduras e sal e a aumentar o conteúdo dietético de fibras. Dietas de alto teor de fibras não são recomendadas em crianças muito jovens pois podem ser pouco palatáveis e fornecerem conteúdo energético inadequado. As recomendações deve ser ajustadas ao modo de vida do paciente e, desde que possível, devem ser evitadas mudanças drásticas. Nenhum alimento em particular deve ser considerado proibido, pois isto pode levar a erros de atitude com relação ao alimento. Além disso, privar crianças de alguns alimentos, tais como doces, que seus amigos consomem regularmente, pode ser psicologicamente danoso. Alimentos com um grande conteúdo de carboidratos podem ser ingeridos antes de exercícios, incorporados em uma refeição principal ou utilizados como fonte de energia durante uma doença, quando as crianças apresentam pouco apetite.

Aceitação dietética pode ser melhorada caso toda a família faça modificações dietéticas similares e o conceito de uma dieta "saudável" deve ser encorajado. Famílias também devem ser esclarecidas sobre o tratamento dietético da criança que passa por hipoglicemia ou doenças intercorrentes e sobre o manejo dietético durante festas e férias.

Horário para refeições e lanches

Crianças recebendo duas injeções diárias de insulina combinada de ação curta e intermediária necessitam três refeições principais e três lanches (no meio da manhã, no meio da tarde e antes de deitar). Ocasionalmente, lanches extras são necessários caso haja retardo significativo no horário das refeições ou caso a criança tenha comido somente uma pequena porção da refeição principal. Crianças em idade pré-escolar podem apresentar hábitos alimentares imprevisíveis e podem requerer refeições pequenas e mais freqüentes.

Crianças recebendo um regime basal de insulina em bolo com análogos insulínicos de ação rápida e isofânica [insulina de ação intermediária] não requerem lanches entre as principais refeições, mas aquelas num regime de insulina de curta ação e isofânica necessitam de lanches entre as refeições. Em ambos os regimes, um lanche noturno é recomendável como precaução contra hipoglicemia noturna. Aquelas sob um regime de bolo basal com um análogo insulínico de longa ação tal como glargina ou detemir não necessitam de um lanche noturno apesar de alguns desejarem a continuar com o lanche noturno nas primeiras semanas após o início deste regime. Crianças sob um regime de bolo basal necessitam a capacidade de ajustar a dose de seu bolo de insulina conforme a sua ingesta de carboidratos. A dieta de pacientes sob um regime de bolo basal deve ser especialmente supervisionada de perto, uma vez que existe um maior risco de ganho de peso neste grupo.

Composição dietética

A ingesta calórica não necessita ser calculada ou alterada a não ser que a criança apresente peso excessivo ou baixo peso. Recomenda-se que aproximadamente 35% da ingesta energética da dieta deva ser derivada de gordura (principalmente gorduras mono e poliinsaturadas), 15% a partir de proteínas e 50% derivada de carboidratos. Carboidratos sempre devem fornecer no mínimo 40% da ingesta energética total.

Existem diversas abordagens do tratamento dietético do diabetes.

1. Crianças podem ser encorajadas a escolher alimentos que contenham um certo número de carboidratos ("porções") a partir de uma lista desses alimentos, a cada refeição e lanche.
2. A ingesta alimentar é baseada nos princípios de uma dieta sadia normal.
3. As famílias são orientadas sobre o sistema de troca de carboidratos no qual 10 g de carboidratos equivalem a uma troca e as refeições são calculadas com base no número de "trocas" necessário. Devido às incertezas sobre o conteúdo preciso de carboidratos de um alimento e seus efeitos fisiológicos, a educação dietética com base no sistema de troca de carboidratos foi praticamente abandonada nos anos 1990. Contudo, recentemente, foi renovado o interesse em uma abordagem mais quantitativa que qualitativa da dieta no tratamento do diabetes. Um regime dietético denominado *Dose Adjustment For Normal Eating* (DAFNE) foi introduzido em alguns centros para o tratamento de adultos com diabetes. Educação detalhada é dada sobre o conteúdo de carboidratos de um alimento e uma dieta muito liberal é permitida com múltiplos bolos de insulina sendo administrados em linha com a ingesta de carboidratos. Com este regime foi obtido um bom controle, mas até o momento é difícil dizer se isto foi obtido devido ao tratamento dietético ou devido à educação adicional ao começo do regime. Uma melhor qualidade de vida também tem sido associada a este regime.

Os numerosos "alimentos dietéticos" comercialmente disponíveis são, em geral, não-recomendados para crianças com diabetes, uma vez que estes alimentos tendem a ser caros e não apresentam vantagens particulares sobre uma dieta sadia baseada em alimentos normais. Bebidas não-alcoólicas contendo açúcar deve ser substituídas por aquelas contendo adoçantes artificiais.

Tratamento insulínico

Um grande número de regimes diferentes de insulina encontra-se à disposição. É importante ser flexível ao escolher um regime insulínico e ter em mente as necessidades e desejos da família. O regime insulínico inicial pode requerer alteração caso o controle glicêmico seja pobre ou quando ocorrerem dificuldades práticas. Após o diagnóstico, a maior parte das crianças necessitará de aproximadamente 0,5 UI de insulina por quilograma de peso corporal por dia, apesar de isto poder diminuir substancialmente durante os primeiros meses de tratamento (ocasionalmente até um ponto no qual os pacientes podem estar transitoriamente completamente independentes da insulina), durante o assim chamado "período de lua-de-mel". Este período, que representa uma recuperação parcial da massa de células β existentes, pode durar de alguns meses até 2 anos. Os pais devem ser informados de que as necessidades insulínicas devem aumentar significativamente no final do "período de lua-de-mel".

Crianças em idade pré-escolar (≤ 4 anos) podem ser muito sensíveis à insulina de ação rápida/curta. Possíveis regimes insulínicos neste grupo etário incluem isofânica uma vez ao dia, antes do desjejum com insulina de ação rápida/curta antes da refeição da noite (a insulina de ação rápida/curta muitas vezes é mais bem administrada numa escala móvel dependendo da leitura pré-refeição), isofânica duas vezes ao dia, insulinas mistas duas vezes ao dia com aproximadamente 70% da dose diária total sendo administrada na hora do desjejum, um regime de bolo basal (veja abaixo) ou uma infusão subcutânea contínua de insulina. Pode ser que uma injeção diária única de uma insulina análoga de ação prolongada seja igualmente adequada neste grupo de crianças, mas atualmente existem evidências insuficientes para recomendar tal regime.

Em muitas crianças mais velhas, o uso de 2 injeções diárias utilizando uma mistura de insulinas de ação rápida/curta e de ação intermediária – mais comumente numa proporção de 25% a 30%: 70% a 75% com aproximadamente 70% da dose diária total sendo administrada na hora do desjejum, é adequada e fornece um bom controle, especialmente no primeiro ano de tratamento durante o "período de lua-de-mel".

Para crianças e famílias apropriadamente motivadas e particularmente em adolescentes, o uso de um regime de bolo basal pode ser mais apropriado. Regimes de bolo basal compreendem injeções de insulina de ação rápida/curta antes de cada refeição principal, com uma injeção de isofânica ou uma insulina análoga de ação prolongada antes de deitar. A vantagem da última é um nível basal de insulina "sem picos" por mais de 24 horas (Tabela 1.9). Também existe alguma evidência de que a hipoglicemia noturna é menos comum com análogos de insulina de ação prolongada. Normalmente, 30% a 40% da dose diária total de insulina é administrada antes de dormir como isofânica ou como insulina análoga de ação prolongada. A insulina remanescente é administrada como insulina de ação rápida/curta sendo dividida em injeções antes do desjejum, almoço e jantar. Caso existam discrepâncias acentuadas entre o tamanho das refeições, a dose de insulina deve refletir isto.

Regimes de bolo basal permitem maior variação no horário das refeições e no tamanho das refeições em comparação com o esquema de duas injeções diárias de insulinas mistas, sendo particularmente populares entre adolescentes, pois levam à maior independência.

Crianças e/ou seus pais devem estar habilitados a alterar a dose de insulina de ação rápida/curta de forma alinhada com a ingesta dietética planejada e qualquer exercício físico previsto.

Em crianças relutantes em administrar uma injeção antes do almoço na escola, ou naquelas que têm dificuldades com um regime completo de bolo basal, a solução intermediária é a administração de insulina mista antes do desjejum, insulina de ação rápida/curta antes do jantar e isofânica antes de deitar.

Apesar de episódios hipoglicêmicos serem pouco usuais em pacientes recentemente diagnosticados, deve-se tomar cuidado em evitá-los em crianças tratadas em casa, até que a família tenha treinamento adequado para responder apropriadamente. Crianças tratadas inicialmente em hospital são menos ativas que em casa e a maioria experimentará uma queda em sua glicemia depois da alta hospitalar.

Uma vez sob tratamento com insulina existem freqüentemente preocupações sobre altas concentrações de glicose no sangue e a necessidade de injeções extras de insulina. Caso a criança esteja bem e na ausência de cetonas, o risco de desenvolvimento de CAD é mínimo e injeções extras de insulina de ação rápida/curta não são necessárias. Caso as concentrações de glicose permaneçam elevadas, insulina adicional pode ser administrada na próxima injeção programada (p. ex., 1 ou 2 unidades de insulina de ação rápida/curta caso a glicose sanguínea seja de 15 a 20 mm/l [270 a 300 mg/dl] ou 3 ou 4 unidades caso a glicose sanguínea seja de > 20 mml/l) e a dose de insulina programada deve ser aumentada em 1 ou 2 unidades no dia seguinte.

Foi sugerido que o tratamento insulínico agressivo para a obtenção de início precoce de normoglicemia pode ajudar a manter uma função residual de células β, levando a um "período de lua-de-mel" prolongado. No entanto, existem evidências insuficientes para provar isto e a possibilidade de benefícios do controle glicêmico estreito pode ser superada pelos riscos de hipoglicemia.

Apoio psicológico

O diagnóstico de diabetes é invariavelmente um choque para a criança e sua família. Problemas psicológicos ou psiquiátricos podem aparecer, particularmente quando do diagnóstico ou durante a adolescência (veja página 30). Apoio psicológico pode ser fornecido por um psicólogo ou psiquiatra assim como pelas enfermeiras especializadas em diabetes, outros pais e grupos de apoio locais e nacionais.

Necessidades no momento da alta hospitalar

O médico da família deve ser informado sobre o diagnóstico da criança quando da alta hospitalar e a escola ou berçário devem ser visitados pela enfermeira especializada em diabetes e pela nutricionista para assegurar que informação adequada e adaptações estão corretas. O equipamento que a criança necessitará quando da alta é apresentado na Tabela 1.4.

ABORDAGEM DA CRIANÇA QUE APRESENTA CETOACIDOSE

Aproximadamente 25% dos novos pacientes com diabetes apresentam CAD. Em crianças com diabetes estabelecido o risco de CAD aumenta naquelas com controle metabólico pobre e episódios prévios de CAD, meninas adolescentes, crianças com distúrbios psiquiátricos e naquelas com dificuldades psicossociais. Interrupção inapropriada de tratamento com bomba de insulina também pode levar à CAD. Setenta e cinco porcento dos episódios de CAD são associados à omissão de insulina ou erro de tratamento. A maioria dos remanescentes deve-se a tratamento inadequado com insulina durante doenças intercorrentes.

O diagnóstico pode ser feito com base na clínica e bioquímica. Os critérios bioquímicos para o diagnóstico de CAD incluem hiperglicemia (glicose > 11 mmol/l) [200 mg/dl] com um pH venoso de < 7,30 e/ou bicarbonato < 15 mmol/l. A concentração de glicose sanguínea geralmente é elevada, mas em 8% dos casos pode ser de < 15 mmol/l [270 mg/dl] e existe cetonúria. CAD ainda pode ser classificada segundo sua gravidade: leve (pH venoso < 7,30 e/ou bicarbonato < 15 mmol/l), moderada (pH < 7,2 e/ou bicarbonato < 10 mmol/l) e grave (pH < 7,1 e/ou bicarbonato < 5 mmol/l).

Tabela 1.4 Equipamento necessário quando da alta

Lancetas ou outros dispositivos para picar os dedos
Fitas apropriadas para medir a glicose no sangue
Glicosímetros
Gel oral de glicose
Kit glucagon
Fitas apropriadas para testar corpos cetônicos no sangue ou urina
Caixa de lancetas
Literatura sobre o diabetes e informação sobre obtenção de braceletes/pingentes de identificação do diabético
Sistema de caneta para injeção, canetas descartáveis preenchidas com insulina ou seringas com agulhas para injeções de insulina
Cartuchos de insulina para sistemas de liberação tipo caneta ou frascos
Insulina de ação curta ou, preferivelmente de ação rápida
Swabs embebidos em álcool
Cortador de agulhas

A taxa de mortalidade por CAD é de aproximadamente 0,2%. Óbito geralmente é causado por edema cerebral mas também pode ser causado por disritmias induzidas pela hipocalemia, sepse e pneumonia aspirativa.

Ressuscitação

CAD é uma emergência médica e, assim como todas as emergências, a ressuscitação deve seguir o padrão "ABC" (N. do T. A = *Airway*, via aérea; B = *Breathing*, respiração e C = *Circulation*, circulação). O protocolo a seguir para o tratamento da CAD está amplamente baseado naquilo que foi publicado pela *European Society of Paediatric Endocrinology* e pela *Lawson Wilkins Paediatric Endocrine Society* (Dunger *et al.* 2004) e pela *British Society of Paediatric Endocrinology and Diabetes* (2004).

- Via aérea – caso a criança esteja comatosa, deve ser inserido um tubo orotraqueal e, se o nível de consciência estiver deprimido ou se a criança estiver vomitando, deve ser passada uma sonda nasogástrica, aspirado o conteúdo gástrico, deixando-se a sonda drenando livremente.
- Respiração – se houver evidência de hipóxia, administrar oxigênio 100% e considerar a necessidade de intubação e ventilação. No entanto, problemas de via aérea e respiração são raros.
- Circulação – uma cânula intravenosa deve ser inserida e amostras de sangue (incluindo uma gasometria venosa) devem ser obtidas para investigações (veja acima). Em caso de distúrbios circulatórios (sugeridos pela presença de pouco refil capilar, taquicardia ou hipotensão) administrar intravenosamente 10 ml/kg de peso corporal de uma solução salina a 0,9% o mais rapidamente possível. Isto pode ser repetido na forma de bolos posteriores até um máximo de 30 ml/kg numa velocidade mais lenta até que a circulação seja restaurada.

Se no momento do primeiro exame a criança estiver muito mal para ser pesada para propósito de calcular as necessidades de líquido, o peso pode ser estimado a partir de um peso recentemente obtido, a partir de um gráfico ou a partir da seguinte equação:

$$\text{peso (kg)} = 2 \times (\text{idade em anos} + 4)$$

Antibióticos devem ser administrados caso uma sepse seja provável após a obtenção de amostras apropriadas para execução de culturas.

Monitorização inicial

A criança deve ser observada em uma unidade de terapia intensiva ou de cuidados intensivos. Caso a criança tenha menos de 3 anos de idade, encontre-se comatosa ou com uma desidratação de mais de 10%, com distúrbios circulatórios, deve ser transferida para uma unidade de cuidados intensivos pediátricos. O que se segue deve ser documentado:

- *PA e observações básicas* de hora em hora.
- *Peso* deve ser tomado duas vezes ao dia, usando um leito apropriado caso disponível.
- Deve ser feito um controle rigoroso do *equilíbrio hídrico*, incluindo perdas por vômito e diarréia.
- Amostras de urina devem ser examinadas para a presença de *cetonas* (níveis de cetonas em sangue capilar podem estar disponíveis, representando uma medida mais sensível da supressão da cetogênese após tratamento).
- Devem ser realizadas medidas do nível sanguíneo capilar de *glicose* a cada hora. Estas podem não ser precisas com desidratação grave/acidose, mas são úteis na documentação (idealmente, uma cânula adicional deve ser inserida para coleta de amostras de sangue para prevenir picadas recorrentes dos dedos e para obtenção de resultados mais precisos).
- *Gasometria sanguínea, eletrólitos e concentrações de uréia.* Esses devem ser reavaliados 2 horas após o início do tratamento ou antes, caso existam motivos clínicos para tal.
- Um *monitor cardíaco* deve utilizado para monitorar concentrações anormais de potássio no soro (hipocalemia é sugerida por ondas T achatadas, ondas U proeminentes e disritmias, enquanto hipercalemia é indicada pela presença de ondas T altas em picos com arritmias).
- Todos pacientes com CAD devem passar por *observações neurológicas* pelo menos a cada hora e, caso comatosos, deve ser aplicada a escala de coma de Glasgow. O desenvolvimento de uma cefaléia ou alteração de comportamento deve ser imediatamente comunicado à equipe médica, uma vez que isto pode ser o sinal inicial de edema cerebral.
- Se o paciente estiver comatoso ou se existir dificuldade na monitorização das perdas líquidas, deve ser passada uma *sonda urinária.*

Tratamento hídrico

Cálculo das necessidades líquidas

Uma vez restaurado o volume líquido circulante, as necessidades de líquido a seguir podem ser calculadas como a seguir:

necessidade líquida = (líquido de manutenção + déficit líquido) – líquido usado para ressuscitação

O déficit líquido deve ser reposto num período de 48 horas e pode ser calculado a partir de:

déficit líquido (L) = % desidratação × peso corporal (kg)

A extensão da desidratação geralmente é de 5% a 10%. Muitas vezes ela é sobrestimada e, para propósitos de cálculo das necessidades de líquido, o *déficit* líquido utilizado não deve exceder 10% do peso corporal. O líquido administrado durante a ressuscitação inicial deve ser levado em consideração quando se calculam as necessidades líquidas, sendo deduzido do total. As necessidades líquidas de manutenção podem ser estimadas a partir da Tabela 1.5.

Tabela 1.5 Manutenção das necessidades líquidas

Idade (anos)	*Manutenção das necessidades de líquidos (ml/kg peso corporal/dia)*
0-2	80
3-5	70
6-9	60
10-14	50
Adultos > 15	30

A taxa de infusão diária é calculada utilizando-se a seguinte fórmula:

Taxa horária = 48 horas manutenção + déficit – líquido realmente administrado durante a ressuscitação/48

Perdas líquidas significativas posteriores, tais como aquelas causadas por vômito ou diurese excessiva, também devem ser repostas. Um exemplo de cálculo para estimar as necessidades de líquido para uma criança com CAD é apresentado na Tabela 1.6. Sempre é importante checar duplamente estes cálculos.

Prescrição líquida de manutenção

Quando da apresentação em CAD, a concentração sorológica de sódio geralmente é baixa. Isto é causado principalmente por um *déficit* do sódio corporal. Hipernatremia pode estar presente caso a perda de água tenha sido grave e tenha excedido as perdas de sódio. Inicialmente deve ser utilizada solução salina a 0,9%, mas depois que a concentração de glicose plasmática tenha caído para 14 a 17 mmol/l, a glicose deve ser adicionada ao líquido. Caso isto ocorra nas primeiras 6 horas, a criança pode apresentar uma depleção de sódio. A situação pode requerer o uso continuado de solução salina a 0,9% com adição de dextrose. Caso isto ocorra após a 6 primeiras horas e o sódio plasmático da criança esteja estável, pode-se passar para uma solução salina a 0,45% com 5% de dextrose.

Nos estágios iniciais de CAD os pacientes muitas vezes experimentam sede acentuada e solicitam líquidos por via oral. Na desidratação grave com distúrbios da consciência não deve ser administrado qualquer líquido por via oral. Líquidos por via oral somente devem ser permitidos

Tabela 1.6 Exemplo de cálculo do volume de líquidos

Menino de 8 anos de idade, pesando 27 kg, apresentando desidratação de 10% e que necessitou de 10 ml/kg de solução salina a 0,9% durante a ressuscitação necessitará:
Manutenção diária = 27 kg × 60 ml = 1.620 ml
Déficit = 27 kg × 10% = 2.700 ml
Líquido durante ressuscitação = 270 ml
Necessidades totais num período de 48 horas = (2 × 1.620) + 2.700 – 270 = 5.670 ml
Taxa por hora = 5.670/48 = 118 ml/hora

depois que tenha ocorrido uma melhora considerável quanto ao vômito. Caso tenha ocorrido uma melhora substancial antes de decorridas 48 horas de reidratação, pode-se proceder à ingesta oral e as infusões intravenosas podem ser reduzidas levando em consideração a hidratação oral.

Administração de potássio

Potássio é um íon principalmente intracelular e na CAD existe, invariavelmente, uma grande depleção do potássio corporal total, mesmo que as concentrações sorológicas iniciais de potássio sejam normais ou até mesmo elevadas. Adição precoce de potássio ao regime líquido (40 mmol/l) é essencial mesmo que a concentração de potássio seja normal, uma vez que a insulina transporta glicose e potássio para dentro das células, produzindo uma queda rápida nas concentrações de potássio no soro, aumentando as necessidades de potássio.

Potássio deve ser adicionado a líquidos intravenosos assim que a excreção urinária tenha se estabelecido. Nos casos raros em que houver dúvida sobre a excreção urinária, o paciente deve ser cateterizado. Tratamento precoce com potássio deve ser evitado em caso de anúria, como resultado de uma necrose tubular aguda. A concentração sorológica de potássio deve ser mantida entre 4 e 5 mmol/l.

Fosfato

Também ocorre depleção de fosfato intracelular. A queda nos níveis de fosfato plasmático é exacerbada pela terapia com insulina quando o fosfato entra novamente nas células. Depleção de potássio pode durar por vários dias após a resolução da CAD. Estudos prospectivos falharam em mostrar qualquer benefício significativo através da reposição do fosfato e administração de fosfato pode levar à hipocalcemia.

Tratamento insulínico

Apesar da reidratação isoladamente levar à queda na concentração da glicose plasmática e das cetonas, a insulina é necessária para reverter as anormalidades metabólicas de base por meio de posteriores reduções nas concentrações de glicose e pela prevenção da formação de corpos cetônicos.

A infusão de insulina deve ser preparada adicionando 50 unidades de insulina de curta ação a 49,5 ml de uma solução salina a 0,9% em uma bomba com seringa de 50 ml, para produzir uma concentração de insulina de 1 unidade/ml. Esta pode ser conectada ao líquido de infusão por um conector em Y e prescrita como a seguir.

- A solução de insulina deve correr inicialmente a 0,1 ml/kg/hora pelo menos até a resolução da cetoacidose (pH > 7,30, HCO_3 > 15 mmol/l).
- Se as concentrações de glicose no plasma caírem em mais de 5 mmol/l/hora [90 mg/dl/hora] adicionar dextrose (5% a 10%) aos líquidos intravenosos.
- Quando a glicose sanguínea tiver caído para 14 a 17 mmol/l [250 a 300 mg/dl], deve ser prescrito líquido intravenoso com dextrose (geralmente dextrose a 5%/0,45% de mistura salina utilizada, mas concentrações de dextrose acima de 10% podem ser necessárias para manter as concentrações de glicose plasmática).
- A infusão de insulina não deve ser cessada antes da correção da acidose, já que a insulina é necessária para interromper a produção de cetonas. Caso a glicose sanguínea cair a < 4 mmol/l [< 72 mg/dl], deve ser administrado um bolo de 2 ml/kg de dextrose a 10% e aumentada a concentração de dextrose no fluido.

- Quando o pH é de > 7,30, a concentração de glicose no sangue foi reduzida a 14 a 17 mmol/l [250 a 300 mg/dl] e foi iniciada a infusão de dextrose, a taxa de infusão de insulina pode ser reduzida – mas não para menos de 0,05 unidade/kg/hora.

Acidose e tratamento com bicarbonato

Hidratação adequada e tratamento com insulina devem reverter mesmo uma acidose grave. Hidratação apropriada também deve reverter qualquer acidose lática, que pode ser responsável por 25% da acidemia, devido à perfusão tissular pobre e perfusão renal ruim. Acidose continuada geralmente reflete ressuscitação hídrica inadequada ou tratamento insulínico inadequado. Tratamento com bicarbonato muito raramente se faz necessário. Diversos pequenos estudos falharam em demonstrar qualquer benefício clínico após administração de bicarbonato. Administração de bicarbonato deveria ser considerada somente para melhorar a contratilidade cardíaca em pacientes que se apresentam gravemente acidóticos (pH arterial < 6,9) com insuficiência circulatória a despeito de reposição líquida adequada. **Bicarbonato nunca deve ser administrado sem discussão prévia com um médico mais experiente.**

Tratamento subseqüente

Apesar das concentrações plasmáticas de glicose poderem cair para níveis quase normais em 4 a 6 horas de tratamento de CAD, a acidose metabólica pode levar 24 horas ou mais para resolver. Tratamento subseqüente deve incluir o seguinte:

- Gasometria sanguínea e as concentrações de eletrólitos e uréia devem ser reavaliadas 2 horas após o início do tratamento e 4 horas mais tarde ou mais freqüentemente, caso existam motivos clínicos para tal, até que a criança tenha se recuperado.
- A prescrição intravenosa inicial de fluidos deve ser revista a cada 4 horas e ajustada de acordo com os resultados dos eletrólitos e equilíbrio hídrico.
- Caso persista poliúria maciça, pode ser necessário aumentar a taxa de infusão intravenosa de líquidos e grandes quantidades de aspirado gástrico requerem reposição com uma solução salina a 0,45% com 10 mmol/l de cloreto de potássio.
- Uma vez normalizadas as concentrações de eletrólitos e gases sanguíneos, a freqüência de amostras de sangue pode ser reduzida e descontinuada quando a criança passa a tolerar líquidos e alimentos por via oral.
- A freqüência das medidas de glicose sanguínea capilar à beira do leito pode ser reduzida a 2 a 4 a cada hora caso as concentrações de glicose plasmáticas estejam relativamente estáveis enquanto a criança está recebendo dextrose intravenosa.
- Caso a acidose ou a hiperglicemia não melhorem após 4 a 6 horas, o paciente deve ser reavaliado por um médico experiente. Erros na administração de insulina, reidratação inadequada ou sepse podem ser a causa. Podem ser necessários mais insulina, solução salina a 0,9% ou antibióticos.
- Líquidos intravenosos devem ser continuados até que a criança esteja bebendo bem e consiga tolerar lanches.
- A infusão de insulina deve ser continuada até que uma cetonúria significativa (+++) não esteja mais presente. No entanto, não é preciso esperar até a completa resolução da cetonúria antes de passar para a insulina subcutânea.
- Quando o paciente passa a receber um regime convencional de insulina subcutânea (veja acima), a infusão de insulina deve ser descontinuada por 30 minutos (caso se utilize uma insulina de ação curta ou longa), ou 10 minutos (caso se utilize um análogo de insulina de ação rápida) depois da primeira injeção subcutânea, para evitar uma hiperglicemia de rebote.

Edema cerebral

Edema cerebral apresenta uma mortalidade de aproximadamente 25%. Morbidade neurológica significativa está presente em 10% a 26% dos sobreviventes. Ocorre em aproximadamente 0,3% a 1% dos casos de CAD.

Etiologia

A etiologia de edema cerebral é pouco compreendido e mesmo num manejo ideal da CAD é possível que ocorram alguns casos. É mais comum em crianças com menos de 5 anos de idade e em casos de diabetes recentemente diagnosticados. Uma queda na concetração de sódio após o tratamento, uma acidose grave, o uso de bicarbonato, hipocapnia acentuada e uma uréia elevada no momento da apresentação têm sido implicados como fatores de risco. Grande parte do tratamento visa a minimizar estes possíveis fatores contribuintes.

Características clínicas

Edema cerebral geralmente ocorre 4 a 12 horas após o início do tratamento e muitas vezes segue um período inicial de melhoras clínica e bioquímica. No entanto, em alguns casos, o estado de consciência do paciente pode piorar a partir da admissão, enquanto alguns edemas cerebrais podem ocorrer após 48 horas. Sintomas e sinais típicos de edema cerebral incluem:

- início ou piora da cefaléia (esta muitas vezes está presente inicialmente na CAD e deve melhorar com tratamento);
- confusão;
- irritabilidade;
- redução do nível de consciência (os pacientes muitas vezes encontram-se sonolentos, mas isto deve melhorar com o tratamento);
- convulsões;
- anormalidades pupilares;
- hipertensão e bradicardia;
- postura de descerebração ou decorticação;
- papiledema (sinal tardio); e
- distúrbio ou parada respiratória.

Tratamento

Somente cerca de 50% dos pacientes apresentam um período de deterioração neurológica durante o qual a intervenção pode ser eficaz antes da parada respiratória. Caso se suspeite de edema cerebral, a equipe mais experiente deve ser informada imediatamente e as seguintes medidas devem ser tomadas o mais cedo possível:

- excluir hipoglicemia;
- deve ser administrado manitol a 1 g/kg (= 5 ml/kg de manitol a 20% por 20 minutos) ou solução salina hipertônica (3%) 5 a 10 ml/kg por 30 minutos;
- devem-se restringir os líquidos a 2/3 da manutenção com o déficit reposto em 72 horas e não em 48 horas;
- a criança deve ser transferida para uma unidade de cuidados intensivos pediátricos;
- o caso da criança deve ser discutido com um consultor de cuidados intensivos. Caso seja necessária ventilação assistida, o P_{CO_2} deve ser mantido acima de 3,5 kPa;

- uma vez estabilizada a criança, deve ser realizada uma tomografia computadorizada em caráter de urgência, para excluir outros problemas, como uma trombose cerebral, hemorragia ou infarto;
- a dose de manitol deve ser repetida após 2 horas, caso não haja resposta inicial.

Outras complicações

- Infecções – antibióticos não são necessários a não ser que se suspeite de uma infecção bacteriana significativa.
- Dor abdominal – esta é comum e pode ser devida a edema hepático, gastrite, retenção vesical ou íleo paralítico. Contudo, condições cirúrgicas tais como apendicite raramente ocorrem e uma opinião cirúrgica pode ser necessária quando a CAD estiver estabilizada. Uma amilase aumentada é comum na CAD.

CLÍNICA DE DIABETES

Princípios gerais

Crianças com diabetes devem ser seguidas em uma clínica de diabetologia supervisionada por um pediatra experiente, treinado no cuidado ao paciente diabético. Foi recomendado que, num serviço clínico, deve existir uma enfermeira especializada para cada 70 crianças diabéticas. Quando possível, o serviço clínico deve fornecer cuidados para um mínimo de 40 pacientes com diabetes, para obter suficiente experiência com diabetes. Clínica por faixa etária pode ajudar a juntar famílias com crianças em idade semelhante, facilitando o ensino em grupo de tópicos apropriados à idade. A clínica deve ser mantida num ambiente pediátrico com facilidades para exames complementares. Para adolescentes, sobre os quais falaremos posteriormente neste capítulo, devem ser organizadas acomodações separadas. Literatura educacional, vídeos e informação sobre férias para crianças com diabetes devem estar disponíveis.

A consulta clínica

De forma ideal, a seguinte equipe deve estar disponível em cada clínica:

- pediatra com especialização em diabetes;
- enfermeira especialista em diabetes com treinamento ou especialização em pediatria;
- nutricionista com experiência em pediatria;
- psicólogo; e
- assistente social para fornecer inclusive ajuda financeira à família.

Qualquer criança com diabetes que procura a clínica de diabetes deve passar pelo seguinte:

1 Documentação da saúde em geral e eventos de sua vida diária (p. ex., mudança escolar), admissões hospitalares recentes, regime de insulina, detalhes de episódios hipoglicêmicos e ausências escolares.
2 Revisão dos aspectos práticos da monitorização da glicose sanguínea e das injeções de insulina.
3 Se necessário, fornecimento de orientações sobre ajustes do regime insulínico tendo em vista os resultados do monitoramento da glicose sanguínea.
4 Medida da altura e peso.
5 Exame dos locais de injeção.

Tabela 1.7 Pontos a serem considerados no exame clínico de pacientes com diabetes quando da revisão anual

Sistema	*Pontos a serem considerados*
Peso	Déficit de crescimento
Altura	Pouco ou excessivo ganho de peso
Puberdade	Retardo da puberdade/menarca
Pele	Lipodistrofia nos locais das injeções; necrobiose lipídica
Boca	Presença de cáries ou outros sinais de higiene bucal pobre
Olhos (sob dilatação pupilar)	Presença de retinopatia/catarata
Pés	Sinais de poucos cuidados de pedicure (p. ex., calosidades devidas a sapatos mal-ajustados), verrugas
Mãos	Locais das picadas nos dedos; mobilidade articular limitada *(prayer sign)*
Cardiovascular	Hipertensão (caso presente, verifique novamente ao final da consulta)
Endócrino	Bócio ou outros sinais de hipotireoidismo hipertireoidismo
	Aumento da pigmentação sugestiva de doença de Addison
Neurológico	Distúrbio da sensibilidade vibratória ou dolorosa à picadas com agulhas; perda dos reflexos do tornozelo

6 Determinação da hemoglobina glicosilada a cada três meses.

7 Revisão anual de todos os pacientes com 11 anos de idade ou mais velhos, que tenham tido diabetes por ≥ 2 anos, que deve incluir:

- um exame físico para complicações microvasculares e outras complicações de diabetes (Tabela 1.7);
- testes funcionais da tireóide;
- medida do colesterol;
- *Screening* para microalbuminúria através de medida da albumina; determinação da proporção de creatinina numa amostra de urina matinal;
- alguns centros realizam fotografia da retina adicionalmente ao exame clínico do fundo do olho (caso o último seja anormal, a fotografia retiniana é recomendada para delinear o grau de retinopatia);
- *Screening* para doença celíaca com medida dos anticorpos celíacos – os anticorpos antiendomísio e antitransglutaminase são os mais específicos (alguns centros realizam *screening* anual, outros a cada 3 anos).

Detalhes da consulta (e do não-comparecimento) devem ser documentados utilizando registros em papel ou *software* computadorizado para possibilitar futura auditoria. Dada a natureza multidisciplinar da clínica de diabetes, é útil fazer uma reunião da equipe ao final do expediente para trocar informações sobre os pacientes que compareceram à consulta.

TRATAMENTO INSULÍNICO

Sistemas de liberação da insulina

A insulina possui um tempo de vida eficaz de no mínimo 2 anos caso mantida em refrigerador a 4°C podendo ser mantida em temperatura ambiente por 1 mês. No entanto, caso mantida em climas tropicais, interiores de veículos ou compartimentos de *freezer*, a insulina pode degenerar mais rapidamente. Insulina é mais comumente administrada utilizando-se um sistema de liberação de caneta liberadora ou utilizando-se seringas e agulhas. Em geral, frascos de insulina são mais baratos que a insulina em cartuchos de refil para canetas que, por sua vez, são mais baratas que canetas descartáveis recheadas com insulina. Para crianças com fobia por agulhas, podem ser úteis dispositivos de injeção automática com um dispositivo de mola, nos quais a agulha não é visível ou sistemas transjetores, nos quais é liberado um jato de insulina sob pressão suficientemente elevada para penetrar a pele sem a necessidade de uma agulha.

Canetas de insulina

Utilizando um sistema de liberação por caneta, a insulina pode ser administrada utilizando-se um dispositivo descartável previamente carregado ou cartuchos de refil colocados dentro de um dispositivo de caneta reutilizável. Sistema de liberação tipo caneta geralmente são preferidos por crianças por serem mais rápidos e fáceis de utilizar que seringas e agulhas, levando à maior independência.

Seringas e agulhas

Insulina para injeção pode ser retirada de um frasco e injetada utilizando-se um sistema de seringa e agulha. Pode-se optar por utilizar preparados de insulina ou misturar separadamente insulinas de ação rápida/curta e de ação intermediária misturados na seringa pelo próprio paciente.

Ao misturar insulinas, a insulina *transparente* de ação curta/rápida deve ser aspirada primeiramente para dentro da seringa, antes da insulina *turva* de ação intermediária (isofânica). Qualquer preparado contendo insulina de ação intermediária deve ser agitado levemente várias vezes antes de seu uso. Apesar de as insulinas separadas misturadas permitirem, teoricamente, uma maior flexibilidade, existem poucas evidências de que na rotina clínica isso leve a um melhor controle glicêmico que aquele obtido utilizando insulinas pré-misturadas. Além disso, fazer a mistura de insulina leva mais tempo e requer maior destreza manual que outros sistemas.

Injeções

Dependendo da maturidade e confiabilidade do paciente, crianças de 5 anos de idade podem ser capazes de administrar suas próprias injeções de insulina. No entanto, a idade na qual as crianças iniciam à auto-administração de suas injeções é muito variável. A pressão por parte de seus pares, como a experimentada pela criança que freqüente um acampamento de diabéticos, onde ela pode observar seus pares, ou até mesmo crianças mais jovens, administrando em si próprias as injeções, podem ajudar uma criança a aprender a auto-injetar-se.

Locais apropriados para injeções encontram-se representados na Figura 1.2. O uso de diferentes locais de injeção e a rotação desses locais deve ser encorajado para evitar o desenvolvimento de lipodistrofia (Fig. 1.3) que pode ser inestética e levar à absorção errática de insulina. Caso os pacientes evitem de injetar nestas áreas, a lipodistrofia resolve-se geralmente em 3 meses.

Variações clinicamente significativas na quantidade de insulina absorvida a partir de cada injeção podem ocorrer como resultados dos fatores listados na Tabela 1.8.

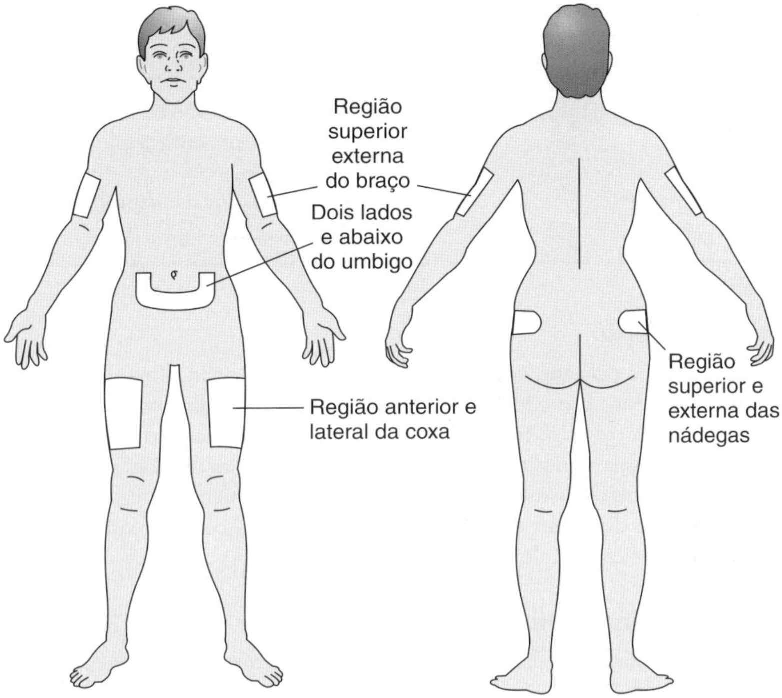

Fig. 1.2 Locais apropriados para injeção de insulina.

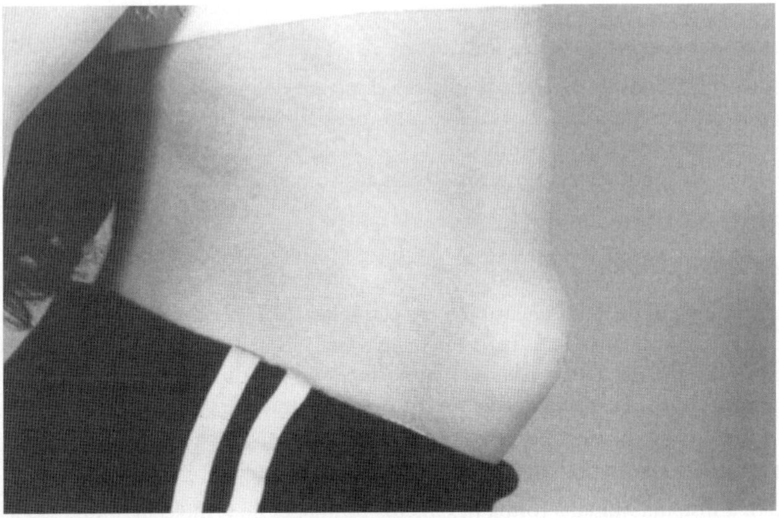

Fig. 1.3 Lipodistrofia.

Tabela 1.8 Fatores que afetam a absorção da insulina

Absorção mais lenta de insulina	*Absorção mais rápida da insulina*
Locais de injeção na perna o braço	Local de injeção no abdome
Injeção subcutânea	Injeção intramuscular
Lipodistrofia	Exercício
Pele fria	Vasodilatação periférica
Indivíduos obesos	Indivíduos magros

Técnica de injeção

É desnecessário limpar a pela antes de uma injeção subcutânea de insulina. É recomendado que pacientes sejam ensinados a proceder à injeção num ângulo de 45° da superfície da pele. Utilizando a agulha muito curta (p. ex., 5 mm) a injeção ser aplicada verticalmente sem beliscar a pele, a não ser que o paciente seja muito magro. Naqueles que sentem as injeções como dolorosas, podem ser utilizadas técnicas de distração ou a pele pode ser previamente esfregada com um cubo de gelo. Agulhas de canetas devem ser trocadas após cada injeção. Uso mais freqüente deixará as agulhas cegas e as injeções ficarão doloridas.

Necessidades insulínicas

Doses sugeridas de insulina para dar início ao tratamento encontram-se delineadas nas páginas 8 e 10. Em pacientes estabelecidos, é pouco usual para crianças em idade pré-puberal que necessitem mais do que 1 unidade de insulina/kg de peso corporal/dia. Em contrapartida, crianças na puberdade podem necessitar 1 a 2 unidades/kg/dia. Pacientes obesos podem ser insulino-resistentes e necessitar de dosagens consideravelmente mais elevadas. Em crianças recebendo injeções duas vezes ao dia, a maioria requer aproximadamente 2/3 de sua dosagem diária total de insulina antes do desjejum, com aproximadamente 2/3 de sua dosagem total na forma de uma insulina de ação intermediária.

Alterando a dosagem de insulina

Em crianças com menos de 10 anos de idade, a dosagem de insulina pode ser alterada em 1 a 2 unidades/dia e em crianças com mais de 10 anos de idade em 2 a 4 unidades/dia, dependo dos resultados dos testes de glicose sanguínea. Após cada alteração na dosagem de insulina, as concentrações da glicose sanguínea devem ser monitoradas cuidadosamente por 5 a 7 dias para avaliar seu efeito.

Injetando pequenas doses

Em crianças, a injeção de doses de insulina tão pequenas quanto 1 unidade pode resultar em imprecisões significativas, com doses reais liberadas variando de 0,89 a 1,23 unidade. Nestas circunstâncias, é recomendado o uso de sistemas de liberação por caneta, disponibilizadas pelos produtores de insulina com capacidade de liberação de 0,5 unidade.

Preparados de insulina

Em solução, a insulina humana forma hexâmeros (unidades de 6 moléculas) que são lentamente absorvidas através da barreira endotelial quando a insulina é injetada subcutaneamente. A taxa de absorção é determinada principalmente pela rapidez com que esses hexâmeros se dissociam em monômeros (moléculas isoladas), que são rapidamente absorvidos a partir do local da injeção. Crianças com diabetes devem ser tratadas com insulina de seqüência humana ou com análogos de insulina humana. No Reino Unido, ela geralmente está disponível em uma concentração de 100 unidades/ml (U100) apesar de formas mais diluídas poderem ser necessárias para o tratamento de crianças recebendo doses muito pequenas de insulina. A Tabela 1.9 delineia os diferentes preparados de insulina disponíveis para o tratamento de crianças no Reino Unido e suas durações de ação.

A maioria das crianças que são tratadas com duas injeções ao dia de uma insulina pré-misturada utiliza a mistura bifásica de 25% a 30% de insulina de ação rápida/curta e 70% a 75% de insulina de ação intermediária. No entanto, pacientes individuais podem requerer outras proporções bifásicas de insulina de ação rápida/curta para insulina de ação intermediária, variando de 10:90 para 50:50. Diversas insulinas são muito semelhantes em sua duração de ação (p. ex., Human Actrapid, Humulin S e Human Velosulin). Para simplificar e evitar confusão é recomendada que a equipe que trata de diabete limite o número de insulinas a serem utilizadas.

Análogos da insulina

Análogos de insulina de ação rápida incorporam substituições de aminoácidos que os tornam rapidamente dissociados em monômeros e dímeros após injeção e, conseqüentemente, levam à rápida absorção. Podem ser administrados imediatamente antes de uma refeição ou, em crianças muito jovens nas quais existe preocupação sobre rejeição alimentar, dentro de 15 minutos após iniciar uma refeição. Comparados com insulina de ação curta, produzem flutuações menores das concentrações de glicose pós-prandial. Conseqüentemente, podem ser úteis em crianças que se tornam hipoglicêmicas antes do almoço. Não levam à redução na incidência geral de hipoglicemia, mas existe alguma evidência de que levam à redução da incidência de hipoglicemia grave. Em comparação com a insulina convencional, estes análogos estão associados à redução muito pequena de HbA1c em torno de 0,1%.

Análogos de ação rápida também estão disponíveis numa forma pré-misturada com insulina de ação intermediária. Reduzem as concentrações de glicose pós-prandial, mas quando comparados com misturas similares de insulina convencional apresentam efeitos similares sobre HbA1c e sobre a incidência de hipoglicemia.

Recentemente foram desenvolvidos dois análogos da insulina de ação longa. Ambos levam à liberação consistente e prolongada de insulina sem picos. Insulina glargine apresenta glicina em vez de asparagine na posição 21 da cadeia A e apresenta duas argininas adicionadas à terminação carboxil da cadeia B nas posições 31 e 32. Estas alterações resultam numa baixa solubilidade a um pH neutro, mas total solubilidade a um pH de sua solução de injeção (pH 4). Após a injeção, o pH da solução de insulina diminui, levando à formação de microprecipitados, dos quais pequenas quantidades de glargina são gradualmente absorvidas para dentro da circulação. Isto leva à duração prolongada de ação (cerca de 24 horas). No Reino Unido, a insulina glargina é licenciada para pacientes de 6 ou mais anos de idade, mas tem sido utilizada em crianças mais jovens. Pode ser injetada a qualquer tempo, mas geralmente é administrada à tarde. Existe alguma evidência de que exista uma redução na incidência de hipoglicemia noturna quando administrada no horário do desjejum.

A insulina detemir apresenta deleção do aminoácido terminal (B30) na cadeia B e um ácido graxo carbono 14 na posição B29. Isto leva ao prolongamento da duração de ação (por mais de 24 horas), como resultado de dois mecanismos: ligação de albumina através de uma cadeia lateral de ácido graxo retém insulina no depósito subcutâneo e também existe uma forte auto-associação de hexâmeros da insulina detemir no local da injeção. Ela é administrada uma vez ou, oca-

Tabela 1.9 Preparados de insulina recomendados para o tratamento de crianças no Reino Unido

			Tempo de ação aproximado		
Preparado	***Fabricante***	***Formulações***	***Início***	***Pico***	***Duração***
1 *Insulina de ação muito rápida*					
Humalog (insulina lispro)	Lilly	Frasco, cartucho, caneta	15 min	30-70 min	2-5 h
Novorapid (insulina aspart)	NovoNordisk	Frasco, cartucho, caneta	15 min	60-180 min	3-5 h
2 *Insulinas de ação curta*					
Human Actrapid	NovoNordisk	Frasco, cartucho, caneta	30 min	1-2 h	6-8 h
Humulin S	Lilly	Frasco, cartucho, caneta	30 min	1-2 h	6-8 h
Human Velosulin	NovoNordisk	Frasco	30 min	1-2 h	6-8 h
3 *Insulinas de ação intermediária (isofânica)*					
Human Insulatard	NovoNordisk	Frasco, cartucho, caneta	2 h	4-6 h	8-12 h
Humulin I	Lilly	Frasco, cartucho, caneta	2 h	4-6 h	8-12 h
4 *Insulinas bifásicas ("misturas fixas")*					
Human mixtard 30 (30% Actrapid/70% Insulatard)	NovoNordisk	Frasco, cartucho, caneta	30 min	2-6 h	8-12 h
Humulin M3 (30% Humulin S/70% Humulin I)	Lilly	Frasco, cartucho, caneta	30 min	2-6 h	8-12 h
Human mixtard 10, 20, 40, 50	NovoNordisk	Frasco, cartucho, caneta	Misturas contendo, respectivamente, 10, 20, 40 e 50% de insulina solúvel. Menos usadas que misturas de 30/70 Apresentam o mesmo tempo de ação, mas diferentes intensidades de ação precoce, de acordo com a proporção de insulina solúvel		
Humalog mix 25	Lilly	Cartucho, caneta	15 min	1 h	8-12 h
Humalog mix 50	Lilly	Caneta	Mesmo tipo de ação que a Humalog Mix 25, mas maior intensidade da ação precoce		
Novomix 30	NovoNordisk	Cartucho, caneta	15 min	60-240 min	8-12 h
5 *Insulinas de ação longa*					
Insulina glargina	Aventis Pharma	Frasco, cartucho, caneta	1-2 h	Sem pico	24 h
Insulina Detemir*	NovoNordisk	Cartucho, caneta	1-2 h	Sem pico	24 h

Frasco: Frasco-padrão de 10 ml para uso com seringas. Cartucho: Cartuchos de 3 ml para canetas recarregáveis. Caneta: Canetas descartáveis de 3 ml.
*Na prática, detemir pode agir por menos que 24 horas e pode ser necessário duas vezes ao dia.

sionalmente, duas vezes ao dia. Detemir foi recentemente licenciada para crianças de 6 ou mais anos de idade na União Européia, mas até a presente data foi utilizada principalmente em adolescentes. Existem poucos dados atuais sobre sua utilização em crianças e adolescentes.

Insulina glargina e detemir proporcionam novas oportunidades para otimizar o controle glicêmico. Ambos resultam e controle glicêmico que é comparável àquele obtido quando se utiliza insulina isofânica.

Alguns estudos comparando regimes de bolo basal com isofânica ou glargina demonstraram que o uso de glargina leva a uma pequena (0,1% a 0,4%) na HbA1c, mas outros estudos não mostraram diferenças. Existe alguma evidência de que glargina e detemir levam à redução na incidência de hipoglicemia, incluindo hipoglicemia noturna. Ganho de peso com ambas as insulinas pode ser inferior que o da insulina isofânica.

Concluindo, análogos da insulina podem ser uma opção útil em crianças e adolescentes com diabetes que apresentam episódios freqüentes de hipoglicemia grave, especialmente noturna. Contudo, até o presente momento não existem evidências convincentes que justifiquem mudar o paciente de uma terapia convencional para análogos, caso demonstrem controle glicêmico satisfatório sem hipoglicemia importante. Igualmente, existem dados insuficientes até a presente data sobre a eficácia e segurança dos análogos da insulina.

Regimes de bolo basal

O regime é discutido na página 10. Quando se muda de duas injeções diárias de insulina para um regime de bolo basal, o número total de unidades muitas vezes é reduzido em 10% para reduzir o risco de hipoglicemia. Normalmente, 30% a 40% da insulina total diária é administrada ao deitar, na forma de uma insulina de ação intermediária ou análogo de insulina de longa ação, sendo o restante da insulina administrado antes do desjejum, almoço e jantar, na forma de insulina de ação rápida/curta. Se houver discrepância acentuada no tamanho das refeições, então a dose pré-refeição deve refletir isso. Ao passar de um regime de bolo basal contendo isofânica para um com análogo de insulina de ação prolongada, geralmente se administra o mesmo número de unidades de análogo de insulina. Em tais casos, pode ser necessário diminuir em aproximadamente 2 unidades a dose de insulina de ação rápida/curta antes de cada refeição, caso exista um bom controle glicêmico. Caso os níveis de glicose sanguínea durante o dia sejam geralmente mais elevados, as doses de insulina de ação rápida/curta podem ser mantidas inalteradas. Assim como com qualquer alteração significativa no regime insulínico, os níveis de glicose sanguínea devem ser testados freqüentemente para observar o efeito provocado pela alteração. Podem levar 2 semanas até que o efeito completo de uma mudança incorporando glargina torne-se aparente (existe pouca experiência do efeito de detemir em crianças e adolescentes).

Exemplo de como converter um paciente de um regime de duas injeções diárias de insulina para um regime de bolo basal

- Pacientes que recebem 44 unidades de uma insulina mista 30:70 pela manhã e 22 unidades à noite devem fazer um pequeno desjejum, um almoço de tamanho médio e um jantar grande.
- Reduza a dose diária total de insulina de 66 para 60 unidades.
- Inicialmente tente 24 unidades (40%) de isofânica ou um análogo de insulina de ação prolongada antes de deitar.
- Tente 10 unidades de insulina de ação rápida/curta antes do desjejum, 12 unidades antes do almoço e 14 unidades antes do jantar.
- Ajuste as doses de insulina tendo em vista os resultados dos exames de glicose no sangue.

Uma vez instalado este regime, a dose ao deitar deve ser lentamente ajustada para obter uma média de glicose matinal em jejum de 6 mmol/l [108 mg/dl]. Podem, então, ser feitos ajustes posteriores das doses pré-prandiais. Doses pré-prandiais típicas em adolescentes variam de 6 unidades para um desjejum pequeno a 20 unidades para uma refeição maior.

Infusões contínuas de insulina subcutânea

Estas são utilizadas em cerca de 1% e 25% das crianças e adolescentes do Reino Unido e nos Estados Unidos da América do Norte, respectivamente. Podem ser utilizadas como parte de um regime intensivo para melhorar o controle glicêmico, sendo utilizadas em 42% dos pacientes do grupo de tratamento intensivo no Diabetes Control e Complications Trial (DCCT). O dispositivo consiste de uma bomba programável (que pode ser tão pequena quanto uma caixinha de fósforo), contendo insulina, que é conectada através de uma linha de infusão a uma pequena cânula plástica inserida subcutaneamente, geralmente no abdome e fixada por meio de uma fita auto-adesiva. A cânula geralmente é mantida no lugar por 2 a 4 dias. A bomba libera continuamente insulina de ação curta ou rápida a uma taxa basal constante ou variável, com bolos adicionais liberados na hora das refeições. É possível, por exemplo, alterar a taxa basal noturna para tentar prevenir o fenômeno do alvorecer (veja abaixo). A dose de bolos liberada depende do conteúdo de carboidratos de uma refeição. Também podem ser administrados bolos para corrigir altas concentrações sanguíneas de glicose. São necessários exames freqüentes, quatro ou mais vezes ao dia. Bombas modernas incluem dispositivos para a detecção de oclusão e um contador da insulina remanescente, podendo ser programados para limitar as taxas basais máximas e a taxas do bolo para evitar superdosagem.

Acredita-se que o tratamento com bomba fornece o melhor e mais consistente controle glicêmico. Existem evidências, quando em comparação com injeções diárias múltiplas, que leva à queda na HbA1c em aproximadamente 0,5%. Também pode levar à redução da hipoglicemia e IMC. A incidência de CAD não é diferente quando em comparação com injeções diárias múltiplas (apesar de poder existir um risco levemente aumentado de CAD durante os dias iniciais de uso da bomba). Ela permite um estilo de vida e padrões alimentares mais flexíveis, sendo associada à alta satisfação em pacientes apropriadamente motivados.

Complicações incluem oclusão da linha ou da cânula e desalojamento da cânula que, caso não detectada, pode levar de forma relativamente rápida à CAD, uma vez que não existe reservatório subcutâneo de insulina. Infecção no local da cânula é outro problema. Alguns pacientes ressentem-se por estarem ligados à máquina 24 horas por dia, já que isso os lembra constantemente de seu diabetes. O tratamento com a bomba também é caro.

Existe um sem-número de *guidelines* disponíveis dos fabricantes de bombas para o cálculo das taxas basais e de bolo. A grande maioria dos pacientes experimenta uma redução significativa em sua dose total diária de insulina de até 50% quando passam de injeções subcutâneas intermitentes de insulina para o uso de uma bomba. No Reino Unido, o tratamento com bomba é recomendado como uma opção para pacientes com diabetes tipo 1, desde que um tratamento com insulina em dose múltipla (incluindo o uso análogo de insulina de ação prolongada) tenha falhando em reduzir a HbA1c em menos de 7,5% (ou acima de 6,5% na presença de microalbuminúria ou outras complicações), sem hipoglicemia incapacitante e desde que o paciente e sua família se mostrem compromissados e competentes para utilizar a bomba eficazmente.

Tratamento com infusão subcutânea contínua de insulina deve ser administrada somente por uma equipe experiente e treinada na terapia com bomba. Pacientes e seus familiares devem ser treinados em seu uso, que também requer o conhecimento detalhado do conteúdo de carboidratos da alimentação, para permitir o cálculo do tamanho do bolo de insulina relacionado com a refeição. Deve ser mantido contato freqüente com a equipe do diabetes, de modo que possam ser feitas alterações apropriadas na dose de insulina e no regime insulínico, de acordo com a dieta do paciente, seu regime de exercícios físicos e seu estilo de vida.

Problemas potenciais com tratamento insulínico

O fenômeno do alvorecer

O fenômeno do alvorecer descreve o aumento nas necessidades de insulina e das concentrações da glicose sanguínea na parte final da noite, aproximadamente das 5 às 8 horas. Ele ocorre principalmente na puberdade e acredita-se que seja causado pela resistência insulínica produzida pela secreção noturna do hormônio do crescimento. Este é um problema difícil de resolver em regimes insulínicos convencionais. Possíveis benefícios podem ser derivados daqueles utilizando o regime insulínico de duas vezes ao dia, dividindo-se a injeção da noite de modo que a insulina de ação curta/rápida é administrada antes do jantar e a insulina de ação intermediária antes de deitar. Alternativamente, em pacientes num regime de bolo basal, a dose de insulina de ação intermediária de insulina de ação prolongada pode ser aumentada.

O fenômeno de Somogyi

Assim se denomina a hiperglicemia matinal "de rebote", que pode ocorrer após hipoglicemia noturna, causada pela liberação de hormônios contra-reguladores, tais como o glucagon, adrenalina e cortisol. A existência desse fenômeno encontra-se aberta à discussão, sendo mais provavelmente a conseqüência de ingesta excessiva de carboidratos refinados usados para tratar o episódio de hipoglicemia noturna.

MONITORIZAÇÃO DO CONTROLE GLICÊMICO

Exame da glicose sanguínea

Diversos estudos demonstraram que maior freqüência na monitorização da glicose sanguínea melhora o controle metabólico. Os seguintes princípios para monitoramento domiciliar da glicose sangüínea são recomendados.

- Crianças devem ser encorajadas a realizar seu próprio teste de glicose sanguínea picando o dedo, mesmo muito jovens, desde que se sintam capazes de fazê-lo (muitas vezes por volta de 5 anos de idade).
- As picadas devem ser realizadas na ponta dos dedos.
- Dispositivos para picar os dedos, com variações na profundidade da picada, podem tornar o teste menos doloroso.
- O exame da glicose sanguínea no antebraço é uma alternativa aceitável e precisa ao teste da ponta dos dedos.
- Dispositivos eletrônicos para medida da glicose sanguínea com memória, que permitem o *download* de dados para um computador para discussão com o clínico, são úteis para o registro de resultados, mas necessitam calibragem regular.
- Devem ser evitadas tiras para o teste de glicose sanguínea quando sua data de validade houver expirado, já que podem levar a resultados imprecisos.
- A criança deve ser encorajada a monitorar regularmente as concentrações de glicose no sangue, antes de cada refeição principal e na hora de deitar; em raras ocasiões, pode ser útil monitorar os valores duas horas após uma refeição principal.

- Exames mais freqüentes da glicose sanguínea podem ser indicados se a criança não estiver bem, participando de quantidades não-habituais de atividade física ou quando se sentir hipoglicêmica.
- Recentemente foram lançados dispositivos que procedem regularmente à monitorização da glicose sanguínea, em alguns casos em intervalos de 10 minutos por 12 horas (p. ex., GlucoWatch biographer). Estes dispositivos demonstraram ser capazes de detectar hipoglicemia mais freqüentemente que a monitorização convencional e podem também possuir alarmes de hipoglicemia. Exames convencionais de glicose sanguínea são necessários para calibrar o dispositivo. Até o momento não se sabe se tais dispositivos podem ajudar no controle metabólico a longo prazo.
- Os valores ideais de concentração de glicose sanguínea para crianças e que deveriam ser tentados são de aproximadamente 4 a 8 mmol/l [78 a 144 mg/dl] antes do desjejum, 7 a 10 mmol/l [126 a 180 mg/dl] antes de deitar e < 10 mmol/l [180 mg/dl] 1 a 2 horas após as refeições.
- Em crianças com menos de 5 anos de idade podemos aceitar concentrações de glicose levemente mais elevadas, para evitar hipoglicemia, que pode ser uma conseqüência de padrões de alimentação variáveis.

Exame de cetonas na urina

A urina deve ser testada para cetonas durante doença ou quando as concentrações de glicose sanguínea estão muito elevados, particularmente quando associadas a sintomas de poliúira, polidipsia, náusea ou dor abdominal. A presença de hiperglicemia e cetonúria substancial (+++) indica que a CAD pode estar presente ou pode indicar a necessidade de aumentar urgentemente a dosagem de insulina para evitar que se instale.

Determinação da hemoglobina glicosilada

HbA1c é formada pela adição de glicose à hemoglobina adulta e reflete níveis sanguíneos médios de glicose durante as 6 a 8 semanas antecedentes. Tradicionalmente, diferentes ensaios foram utilizados por diferentes laboratórios, com variações normais diferentes. Atualmente, recomenda-se que, para ajudar a auditoria, os laboratórios devem relatar seus resultados ajustados para fornecer valores comparáveis com os ensaios utilizados pelo *Diabetes Control and Complications Trial* (DCCT). A variação DCCT-ajustada normal, não-diabética, é de 4% a 6%.

Atualmente, existem à disposição de clínicas aparelhagens topo de linha para a medida das concentrações de HbA1c, que apresentam a vantagem de fornecer resultados para discussão com o paciente enquanto ele passa por consulta. Tais aparelhagens, no entanto, requerem manutenção cuidadosa e controle de qualidade.

Variantes da hemoglobina podem interferir com os exames de hemoglobina glicosilada. Aumento das proporções de HbF, que pode ocorrer na talassemia-β, pode levar ao aumento artificial nas concentrações de HbA1c, enquanto HbS e HbC podem produzir artificialmente valores baixos.

Para a maioria dos pacientes, a meta é uma HbA1c inferior a 7,5%. A interpretação clínica das medidas de HbA1c é apresentada na Tabela 1.10. Dependendo do controle glicêmico, as concentrações de HbA1c devem ser medidas a cada 3 a 6 meses.

Métodos alternativos para a monitorização a longo prazo da insulina incluem a medida das concentrações da HbA1 no sangue, que são aproximadamente 2% mais altas que os níveis de HbA1c, ou frutosamina, o que pode ser útil caso o paciente apresente aumento das proporções das variantes da hemoglobina, mas que fornece uma medida da glicemia somente nas 2 semanas anteriores, podendo ser menos precisa que os valores da HbA1c.

Tabela 1.10 Interpretação dos valores de hemoglobina glicosilada

Valor da HbA1c (%)	*Comentário*
5,0-5,9	Dentro da variação de referência não-diabética, possibilidade de hipoglicemia freqüente
6,0-6,9	Controle glicêmico ideal
7,0-7,5	Controle glicêmico muito bom na ausência de complicações
7,6-8,9	Associado com maior risco de complicações microvasculares; orientar para aumentar o controle glicêmico
9,0-10,9	Aderência pode ser um problema; associado com alto risco de complicações microvasculares
> 11,0	Aderência muito pobre, provavelmente associado com omissão de injeções de insulina e dieta sem restrições

CONTROLE DO DIABETES E COMPLICAÇÕES (DCCT)

Este estudo, publicado em 1993, é a mais importante publicação sobre diabetes nos últimos 12 anos. Um total de 1.441 indivíduos com diabetes e idades entre 13 e 39 anos foi randomizado da seguinte forma: (i) para continuar com seu tratamento convencional ou (ii) para receber tratamento intensivo com maior apoio por parte da equipe de diabetes e insulina administrada através de uma bomba ou em 3 ou mais injeções diárias. Após um intervalo de tempo médio de 6,5 anos, comparados com tratamento convencional, o tratamento intensivo resultou numa redução:

- da concentração média de HbA1c de aproximadamente 2%;
- do risco de retinopatia em 76%;
- da ocorrência de microalbuminúria de 39%; e
- da ocorrência de neuropatia em 60%.

O estudo mostrou que, para cada 10% de redução na HbA1c (p. ex., 8 *versus* 7,2%) ocorre uma redução de 44% no risco de complicações microvasculares.

As desvantagens do tratamento intensivo incluem um aumento em duas ou três vezes da hipoglicemia grave e um ganho de peso médio de 4,6 kg em comparação com o tratamento convencional. Este estudo demonstrou claramente a redução do risco de complicações microvasculares do diabetes, que pode resultar de um melhor controle glicêmico. Além disso, para uma média dada de HbA1c, existe uma incidência significativamente mais baixa de complicações no grupo sob tratamento intensivo, uma vez que esta forma de tratamento produz menos variação glicêmica, conseqüentemente reduzindo o risco de complicações. O desafio para os clínicos, no entanto, é descobrir como aplicar um regime de tratamento intensivo na prática clínica convencional, de uma maneira que seja aceitável para crianças e adolescentes.

EFEITO DO EXERCÍCIO SOBRE O CONTROLE DA GLICEMIA

O exercício é benéfico para crianças com diabetes porque resulta em:

- redução das concentrações de glicose sanguínea;
- aumento da sensibilidade à insulina;

- redução das concentrações de lipídios no soro; e
- redução dos riscos de hipertensão e doenças cardíacas.

De modo ideal, a monitorização da glicose sanguínea deve ocorrer antes e após exercício. Hipoglicemia pode ser evitada com a ingesta de carboidratos complexos na forma de um lanche antes do exercício e/ou através da redução da dose de insulina em aproximadamente 10% a 20%. Na escola, o professor ou a professora deve estar ciente de que a criança porta diabetes e carboidratos (p. ex., *drops* de glicose ou bebidas com glicose) devem estar disponíveis para o tratamento de hipoglicemia. Exercício também pode levar à hipoglicemia retardada (p. ex., durante a noite) e em tais circunstâncias devem ser ingeridos carboidratos complexos extras junto com o lanche noturno. Ocasionalmente, exercício de curta duração pode causar hiperglicemia devido ao aumento da secreção de hormônios contra-reguladores (p. ex., adrenalina).

DIABETES EM CRIANÇAS EM IDADE PRÉ-ESCOLAR

Existem inúmeros fatores pertinentes ao tratamento de crianças muito jovens com diabetes, como demonstrado na Tabela 1.11.

DIABETES NA ADOLESCÊNCIA

A adolescência é acompanhada de um crescimento linear rápido, alterações hormonais da puberdade e maior maturidade e independência. Essas alterações podem tornar o diabetes difícil de tratar durante a adolescência e o controle metabólico muitas vezes se deteriora.

Clínicas de adolescentes

Pacientes com idades entre 14 a 18 anos devem ser tratados em clínica separada. De modo ideal, o paciente deve ser seguido por um pediatra e clínico de adultos, num ambiente adequado a sua idade. Não é inapropriado que estas clínicas incluam pacientes adultos jovens. Com a maior independência, o adolescente deve ser encorajado a vir para consulta sozinho ou com um amigo e não tanto com seus pais. Ocasionalmente, com assentimento do paciente, pode ser necessário para a equipe clínica manter um diálogo com os pais sobre determinadas questões. Podem ser úteis sessões em grupo, nas quais os adolescentes podem trocar seus pontos de vista sobre diabetes e suas maneiras de lidar com ele. Estes encontros podem ser organizados pelo psicólogo ou enfermeira especializada em diabetes.

Tabela 1.11 Características de crianças em idade pré-escolar com diabetes

Sintomas atípicos no momento do diagnóstico
Aumento da sensibilidade à insulina
Dificuldades práticas na administração das injeções de insulina
Jejum noturno prolongado
Alimentação freqüente com mamadeira na infância
Recusa alimentar
Incapacidade de comunicar sintomas eminentes de hipoglicemia
Doenças infecciosas freqüentes, muitas vezes associadas com vômitos
Crescimento e desenvolvimento neurológico rápido
Completa dependência de outros para supervisão de seu diabetes

Necessidades insulínicas

As necessidades insulínicas aumentam na puberdade, parcialmente devido ao rápido aumento em tamanho e apetite, mas também pelo aumento na secreção do hormônio de crescimento, que eleva a resistência do metabolismo da glicose estimulado pela insulina. Isto resulta numa maior dificuldade na manutenção do bom controle glicêmico (incluindo o fenômeno do alvorecer) e, particularmente para meninas, numa maior tendência a sobrepeso. As necessidades de insulina podem ser superiores a 1,3 unidade/kg de peso corporal/dia e, ocasionalmente, podem chegar a 2 unidades/kg/dia. Tratamento insulínico inadequado pode levar a retardo da puberdade e perturbar o crescimento.

Regimes insulínicos

Os resultados do DCCT sugerem que o regime de bolo basal deve ser considerado em crianças com mais de 13 anos de idade. No entanto, uma alteração para tal tipo de regime pode ser inapropriado caso exista um bom controle glicêmico com duas injeções diárias de insulina ou caso o paciente não esteja disposto a tomar quatro injeções diárias de insulina. Para alguns adolescentes, administrar uma injeção antes do almoço na escola pode não ser prático. Para outros, um regime de três injeções, dividindo a injeção noturna em insulina de rápida/curta ação antes do jantar e isofânica antes de deitar, pode ser útil. Adolescentes podem estar mais preocupados com problemas a curto prazo, tais como o aumento do risco de hipoglicemia, que pode levar à perda de uma permissão para dirigir, do que com a redução do risco de complicações a longo prazo.

Problemas psicológicos e psiquiátricos

Problemas psicológicos são comuns durante a puberdade. A presença de um psicólogo ou psiquiatra na clínica é particularmente valiosa neste grupo etário. É importante diferenciar entre as alterações psicológicas normais da adolescência e a resposta patológica a uma doença crônica. A última pode levar à depressão e requer cuidado psiquiátrico experiente.

Muitos pacientes não cumprem a dieta e alguns podem ter compulsão alimentar. Um número acima da média de crianças diabéticas, particularmente meninas, apresenta distúrbios alimentares. Padrões anormais de alimentação podem desenvolver-se como meio de manipulação de seus pais. A maioria dos distúrbios alimentares são leves e não requerem intervenção formal. Contudo, ocasionalmente, um paciente pode desenvolver anorexia nervosa ou bulimia. Estas condições são muito difíceis de tratar em um paciente com diabetes e freqüentemente necessitam de uma admissão prolongada numa unidade de tratamento psiquiátrico para adolescentes.

Não infreqüentemente, adolescentes falham em cumprir com seu tratamento insulínico, experimentando com omissão e/ou redução de suas doses de insulina, algumas vezes num esforço para manipular seu peso. Baixa aceitação também pode ocorrer na falha de monitorização de suas concentrações de glicose sanguínea. Registros sobre quantos dias foi utilizada a mesma caneta, uma discrepância significativa entre estes resultados e o valor da HbA1c, aparentemente necessidades insulínicas excessivamente maiores (> 1,75 U/kg/dia) e uma baixa freqüência clínica são sugestivos de pobre aderência ao tratamento. Negociação de soluções apropriadas para estes difíceis problemas podem requerer considerável paciência e habilidade, sendo que o apoio psicológico pode ser particularmente útil. Existe alguma evidência de que entrevistas motivacionais e uma abordagem de aconselhamento para alteração comportamental podem melhorar o bem-estar e o controle glicêmico em adolescentes com diabetes.

Os problemas listados acima podem levar ao aumento da incidência de CAD e hipoglicemia. Além do mais, a puberdade é o momento em que sinais precoces de complicações microvasculares, como retinopatia diabética, podem tornar-se evidentes.

Problemas diversos

Existe uma incidência aumentada de síndrome do ovário policístico e irregularidades menstruais em meninas com diabetes. O ciclo menstrual também pode afetar o controle da glicemia com valores aumentados nos 2 a 3 primeiros dias antes do início da menstruação. Naquelas em que isso ocorre regularmente, a dosagem de insulina pode ser aumentada nessa época.

HIPOGLICEMIA

Em crianças com diabetes, hipoglicemia pode ser definida com uma concentração de glicose sanguínea inferior a 4 mm/l. No entanto, crianças cujo controle glicêmico é pobre, podem experimentar sintomas hipoglicêmicos com concentrações acima de 4 mm/l caso tenha ocorrido uma rápida queda na glicose sanguínea.

Causas de hipoglicemia

Apesar de em metade dos casos poder não existir uma causa óbvia, a hipoglicemia pode ser causada por:

- falta ou atraso de um lanche ou refeição;
- exercício (também pode causar hipoglicemia);
- álcool;
- uma *overdose* de insulina;
- distúrbio da absorção alimentar como resultado de gastroenterite ou doença celíaca; ou
- doença de Addison.

Sinais e sintomas de hipoglicemia

Sintomas de hipoglicemia são incomuns com concentrações de glicose sanguínea acima de 3 mmol/l [54 mg/dl] e um número surpreendente de crianças, particularmente aquelas com controle glicêmico muito bom ou aquelas com valores recorrentes de glicose sanguínea abaixo de 4 mmol/l [72 mg/dl] não apresentarão sintomas, mesmo com valores de glicose abaixo de 2 mmol/l [36 mg/dl] (a assim chamada "hipoglicemia desavisada"). A incapacidade de responder aos sinais de alarme usuais de hipoglicemia pode levar à hipoglicemia grave.

Felizmente, a maior parte das crianças em idade escolar rapidamente se tornam capazes de reconhecer os sintomas de hipoglicemia (veja Tabela 2.1). Em crianças jovens os sintomas são menos óbvios e podem resultar em hipoglicemia mais grave. Hipoglicemia crônica leve pode afetar a concentração, performance escolar e função intelectual. Crises convulsivas hipoglicêmicas recorrentes podem levar a déficit perceptual, motor, de memória e de atenção.

Hipoglicemia noturna

Hipoglicemia noturna é comum. As concentrações de glicose sanguínea caem para seus níveis mais baixos entre as 3 a 4 horas da manhã. Hipoglicemia grave é mais comum à noite. Isto pode ser devido ao fato de o paciente estar dormindo e não perceber os sintomas de hipoglicemia iminente ou por um distúrbio da resposta dos hormônios contra-reguladores. Hipoglicemia noturna pode ser suposta a partir de um sono perturbado e sudorere excessiva, cefaléias matinais e dificuldade de despertar do sono ou convulsões. Sistemas de monitorização contínua da glicose (p. ex., Gluco-Watch biographer) podem ser úteis na monitorização das concentrações noturnas de glicose em pacientes com suspeita de hipoglicemia noturna ou hipoglicemia noturna comprovada. Os pais podem ter medo de que seu filho faleça no meio da noite devido à hipoglicemia: a assim chamada síndrome da "morte no leito". Esta síndrome, que se acredita ser causada por hipoglicemia, é extremamente rara (não foram registrados casos abaixo dos 7 anos de idade) e os pais devem ser informados de que ela é pouco provável de ocorrer, pelo efeito dos hormônios contra-reguladores.

Tratamento da hipoglicemia

Um bom controle glicêmico facilmente é associado a episódios ocasionais de hipoglicemia que podem ser aceitáveis, caso sejam leves. Evitar concentrações recorrentes de concentrações de glicose sanguínea abaixo de 4 mmol/l [72 mg/dl] podem prevenir o desenvolvimento de hipoglicemia não-percebida. Hipoglicemia pode ser tratada com:

- ingesta de carboidratos de ação curta (p. ex., comprimidos de glicose ou bebidas com glicose ou uma barra de chocolate pequena), seguida de ingesta de carboidratos complexos (pão, cereal ou massas) para prevenir uma recorrência;
- aplicação de um gel de glicose (p. ex., hypostop) nos cantos da boca, massageando-o depois para dentro da mucosa bucal ou goma de mascar para uma criança que rejeita ou que é incapaz de ingerir qualquer bebida ou alimento;
- glucagon intramuscular (0,5 mg deve ser administrado em crianças com menos de 8 anos de idade e 1 mg nos indivíduos com mais de 8 anos de idade) deve ser administrado em pacientes inconscientes ou em recuperação, que tenham sido posicionados na "posição de recuperação", sendo a dose repetida caso não ocorra uma resposta após 10 minutos (efeitos colaterais do glucagon incluem náusea, vômito, diarréia e hipocalemia); glucagon também pode ser administrado subcutaneamente, apesar de esta via de administração ser provavelmente menos eficaz que a via intramuscular;
- no hospital, com 2 ml/kg de dextrose a 10% administrado intravenosamente.

Uma convulsão hipoglicêmica pode ser acompanhada de uma concentração glicêmica normal pelo efeito de hormônios contra-reguladores. Em pacientes com sinais neurológicos e naqueles que permanecem em coma após o tratamento, devem ser considerados outros distúrbios (p. ex., epilepsia ou meningite).

Hipoglicemia noturna pode ser preveninda com:

- redução da dose de insulina noturna/dose ao deitar;
- aumento do lanche noturno ou adição de amido de milho;
- uso de análogos de insulina humana de ação rápida;
- uso de análogos de insulina humana de ação prolongada;
- assegurar-se que a criança que irá deitar às 19:00 horas apresente uma glicemia de > 10 mmol/l [180 mg/dl] e que crianças mais velhas que se deitam por volta de 22:00 horas apresentem uma glicemia de > 7 mmol/l [126 mg/dl]. Caso as concentrações de glicose no sangue situem-se abaixo desse nível, deve ser consumido um lanche mais reforçado que o normal ou, se o lanche foi realmente consumido, deve ser fornecido um segundo lanche.

CETOACIDOSE DIABÉTICA RECORRENTE

CAD recorrente é um problema particular em adolescentes, podendo ser fatal. Pode ser provocada por:

- aceitação pobre da terapia insulínica ou da dieta (há relatos de que se pode obter uma redução em 10 vezes da CAD caso os adultos responsáveis administrem a insulina);
- infecção;
- estresse;
- álcool; ou
- problemas psicológicos.

TRATAMENTO DO DIABETES DURANTE DOENÇA INTERCORRENTE

Doença febril aguda muitas vezes leva ao aumento da glicose sanguínea devido ao aumento do nível dos hormônios de estresse e da neoglicogênese que, por sua vez, pode progredir para CAD. Em contrapartida, doenças associadas a diarréia e/ou vômito, como a gastroenterite, pode levar a queda na glicose sanguínea e hipoglicemia. As famílias devem ter *guidelines* claras sobre o tratamento do diabetes durante doença intercorrente ("regras para os dias com doença").

Os princípios importantes para o tratamento do diabetes durante tais doenças são:

- Não interrompa o tratamento com insulina.
- Monitore as concentrações de glicose sanguínea com freqüência, pelo menos antes das principais refeições e antes de deitar. Algumas vezes é necessária uma monitorização mais freqüente, p. ex., a cada hora.
- Coma carboidratos freqüentemente. Caso a criança tenha pouco apetite, isso deve ser feito na forma de pequenos lanches regulares e/ou bebidas adoçadas com açúcar, em vez de grandes refeições.
- Beba muita água e/ou líquidos adoçados reduzidos para contrabalancear a potencial desidratação, que pode estar associada a glicosúria, poliúria e doença febril.
- Teste a urina regularmente para corpos cetônicos.
- Ajuste a dose de insulina, aumentando conforme a necessidade para tratar hiperglicemia e cetonúria. Por exemplo, em casos nos quais a glicose sanguínea é > 13,0 mmol/l [234 mg/dl] (com ou sem cetonúria), podem ser administradas 2 unidades adicionais de insulina de ação curta ou preferivelmente de ação rápida antes de cada refeição e na hora de deitar (ou em momento equivalente, caso a criança não esteja comendo regularmente, a cada 4 horas). Caso a glicose sanguínea seja > 22,0 mmol/l [396 mg/dl] podem-se administrar adicionalmente 4 unidades de insulina de ação curta ou rápida. Caso a criança esteja com uma dose de insulina total de < 20 unidades/dia, as doses adicionais de insulina acima citadas devem ser divididas à metade. Este esquema é fácil de implementar em crianças que se encontram num regime de bolo basal. Naquelas fazendo uso de um regime de insulina mista administrada duas vezes ao dia, deve-se fazer uso de uma injeção adicional de insulina de ação curta ou rápida no momento da injeção-padrão de insulina durante o dia. A glicose sanguínea deve ser medida freqüentemente quando se administra insulina adicional.
- Caso ocorra hipoglicemia, particularmente em associação a gastroenterite e cetonúria leve, assegure-se de que a criança está ingerindo regular e freqüentemente pequenos lanches à base de carboidratos e/ou bebidas adoçadas com açúcar. Soluções para reidratação oral algumas vezes são

Tabela 1.12 Taxas de infusão de insulina sugeridas durante cirurgia (a mesma escala pode ser utilizada em casos de diarréia e vômito)

Concentração de glicose sanguínea (mmol/l) [mg/dl]	*Taxa de infusão de insulina sugerida (unidades/kg/hora)*
< 7,0 [< 126]	0,01
7,0-11,0 [126-198]	0,04
11,1-17,0 [198-306]	0,06
17,1-22,0 [307-396]	0,08
> 22,0 [> 396]	0,10

necessárias. Ocasionalmente, hypostop ou glucagon são necessários para o tratamento de hipoglicemia e para ajudar a restabelecer a alimentação oral. Vômito pode ser tratado com a administração isolada de um antiemético para tentar melhorar a ingesta de carboidratos. Pode ser necessário reduzir a dosagem de insulina a 2/3 ou à metade da dose regular.

- Em casos de gastroenterite grave e no caso de vômito persistente ou grave, pode ser necessária a administração de líquidos intravenosos (p. ex., dextrose 5%/0,45% de solução salina com potássio de manutenção). Em tais casos, geralmente também é melhor administrar insulina por via intravenosa. Taxas de infusão de insulina tais como as delineadas na Tabela 1.12 podem ser utilizadas, inicialmente com medidas da glicemia a cada hora.
- Para tratar a doença de base, podem ser necessários antibióticos para algumas infecções e antipiréticos muitas vezes também são necessários. Caso disponíveis, deve-se dar preferência a medicamentos sem açúcar.
- Se, a despeito dessas medidas, a criança persistir vomitando e/ou com diarréia, hipoglicemia grave, dor abdominal, obnubilação, taquipnéia, se existe uma incapacidade das concentrações de glicose sanguínea e cetonas urinárias a responder às alterações no tratamento insulínico, se a criança tiver menos de 5 anos de idade ou se os pais permanecerem preocupados, deve-se contatar à enfermeira especializada em diabetes, ao médico ou ao hospital para receber orientação.

TRATAMENTO DO DIABETES QUANDO EM VIAGEM

Quando em viagem, os seguintes princípios são recomendados para o tratamento do diabetes.

- Pelo menos duas vezes a quantidade de insulina e equipamento que normalmente seriam necessários devem ser levados num *kit*, dentro da bagagem de mão. O suprimento deve incluir *hypostop* e glucagon.
- Leve uma carta para o usuário com o diagnóstico, delineando o equipamento necessário.
- Deve ser organizado seguro apropriado.
- Em climas muito quentes, a insulina deve ser mantida refrigerada.
- Na bagagem de mão devem-se levar lanches caso a criança não goste da alimentação oferecida no avião ou caso as refeições contenham carboidratos inadequados.
- Em vôos curtos ou quando o fuso horário entre partida e chegada varie em menos de 4 horas, não são necessárias alterações importantes no regime insulínico.
- Em vôos longos, cruzando zonas horários, a abordagem ideal é administrar 15% a 20% da dose diária total de insulina na forma de insulina de ação curta/rápida antes das refeições principais no avião e reverter para o regime usual na chegada ao destino.

Quando em feriados, especialmente naqueles que envolvem atividades físicas, crianças com diabetes muitas vezes requerem menos insulina que o usual para evitar hipoglicemia. No início do feriado, a criança deve ser orientada a monitorar regularmente as concentrações sanguíneas de insulina para ajudar a decidir quais as alterações necessárias no tratamento insulínico.

ASPECTOS PSICOLÓGICOS DO TRATAMENTO DO DIABETES

De maneira ideal, um psicólogo deve conhecer a família na clínica e ser envolvido nos cuidados ao paciente a partir do momento do diagnóstico. Apoio adicional para a família pode ser obtido quando se promove o encontro desta com outras famílias que tenham crianças portadoras de diabetes, grupos de apoio locais ou associações nacionais e diabetes. A criança pode beneficiar-se do encontro com outras crianças com diabetes ao participar de excursões de um dia, fins de semana tipo aventura ou férias para crianças e famílias com diabetes. Sempre que possível, deve-se fornecer encorajamento positivo ao paciente, uma vez que constantes críticas negativas pela equipe clínica e/ou família certamente não encorajarão uma aderência ao tratamento.

Fobia a agulhas ocasionalmente ocorre em crianças mais jovens. Este problema pode ser melhorado se a criança puder observar seus pais realizarem testes sanguíneos ou fazendo auto-injeções ou aplicando injeções em uma boneca ou ursinho. Seringas de pressão com mola também podem ser úteis (veja página 20). Diversos dispositivos de teste sanguíneo permitem a alteração da profundidade de penetração da agulha dentro da pele. Terapia comportamental sob supervisão de um psicólogo clínico também pode ser útil.

Problemas psicológicos que são comuns na adolescência encontram-se descritos na página 31. Adicionalmente a estes, podem ser encontrados estresse grave, comportamento obsessivo quanto à monitorização e, ocasionalmente, problemas derivados da superproteção paterna.

TRATAMENTO DO DIABETES DURANTE CIRURGIAS

Existem muitos protocolos para o tratamento perioperatório de crianças com diabetes. Estes devem ser combinados entre a equipe de diabetes, anestesista e equipe cirúrgica do hospital. A principal meta do tratamento do diabetes durante a cirurgia é evitar hipoglicemia, hiperglicemia e CAD. O controle de glicose sanguínea deve ser otimizado nas semanas que antecedem a cirurgia eletiva. A cirurgia deve ser realizada no período matinal, sendo o paciente o primeiro da lista, sempre que possível.

A noite anterior à cirurgia

No dia que antecede a cirurgia eletiva, deve-se medir a glicose sanguínea a cada refeição e antes de deitar. Deve ser administrada a insulina-padrão da noite ou da hora de deitar. Hiperglicemia grave ou cetose requerem correção, idealmente pela manutenção da administração intravenosa de líquido e insulina intravenosa, podendo resultar em retardo ou postergação da cirurgia.

Cirurgias no período matinal

- A partir da meia-noite, nenhum alimento.
- Líquidos podem ser tomados até 4 horas antes da cirurgia.
- Omitir a dose de insulina matinal.
- Medir uréia e eletrólitos assim como cetonas urinárias pré-operatoriamente.

- Iniciar líquidos intravenosamente, dextrose 5%/solução salina 0,45% com 20 mmol de cloreto de potássio/litro, a uma taxa de manutenção (Tabela 1.5) entre 6 e 8 horas da manhã.
- Simultaneamente, iniciar uma infusão de insulina. Insulina deve ser administrada como infusão contínua, utilizando uma bomba com seringa (1 unidade de insulina de ação curta/ml), sendo a taxa reajustada de acordo com a escala móvel apresentada na Tabela 1.12, buscando por uma concentração de glicose sanguínea de 6-12 mmol/l (108-216 mg/dl).
- Monitorar pré-operatoriamente de hora em hora a glicemia e a cada meia hora durante a cirurgia.
- Monitorar a glicemia a cada hora nas 4 horas após a cirurgia.
- Mediar uréia e eletrólitos no pós-operatório.
- Continuar com líquidos e insulina intravenosamente até que o paciente tolere líquidos e lanches (isto pode ocorrer até 24 a 48 horas após a cirurgia).
- Alterar para o regime insulínico subcutâneo habitual antes da primeira refeição. A infusão de insulina pode ser cessada 30 minutos após a administração subcutânea de insulina contendo insulina de ação curta e 15 minutos após a administração de insulina subcutânea contendo um análogo da insulina de ação rápida.
- Após pequenas cirurgias, pode ser possível dar alta ao paciente depois do jantar, caso a criança esteja totalmente restabelecida.

Cirurgias no período da tarde

- Administre um terço da dose usual de insulina matinal na forma de insulina de ação curta.
- O paciente pode tomar um desjejum leve.
- Pode tomar líquidos até 4 horas antes da cirurgia.
- Medir uréia e eletrólitos e cetonas urinárias antes da cirurgia.
- Iniciar a administração intravenosa de líquidos e insulina ao meio-dia (veja acima).
- Então iniciar o protocolo acima para cirurgias matinais.

Cirurgias de emergência

- Lembre-se que a cetoacidose diabética pode estar presente com dor abdominal grave, que pode ser erroneamente interpretada como "abdome cirúrgico".
- Não ofereça nada por via oral para o paciente.
- Obtenha um acesso intravenoso.
- Cheque o peso, uréia e eletrólitos, glicemia, gasometria venosa e cetonas urinárias antes da cirurgia.
- Caso exista cetoacidose, siga o protocolo para cetoacidose diabética e retarde a cirurgia até que o volume circulante tenha sido restaurado e até que qualquer desequilíbrio eletrolítico tenha sido corrigido.
- Na ausência de cetoacidose, inicie a administração de líquidos intravenosos e uma infusão de insulina como se fosse para a cirurgia eletiva.

Procedimentos menores que requerem jejum (p. ex., endoscopia, *grommets*)

- Para pequenos procedimentos (com ou sem sedação ou anestesia), nos quais se prevê recuperação rápida, a equipe de diabetes/anestesia pode seguir um protocolo simplificado. Por exemplo, para um procedimento matinal (entre 8 e 9 horas da manhã) a insulina e o desjejum podem ser retardados e administrados imediatamente após a cirurgia. Alternativamente, a dose pré-desjejum normal de insulina subcutânea pode ser administrada, omitido o desjejum e a criança pode receber administração intravenosa de dextrose a 10% a uma taxa de manutenção (Tabela 1.5) para fornecer aproximadamente as necessidades calóricas matinais.

- As concentrações de glicose no sangue devem ser checadas com freqüência e a taxa ou a concentração de glicose dos líquidos intravenosos deve ser ajustada de acordo.
- Depois do procedimento, caso a criança esteja acordada e faminta, pode ser administrado um lanche leve ou pode ser dada continuidade aos líquidos intravenosos até que a criança seja capaz de tolerar uma dieta leve.
- Se a criança estiver bem, a dose usual de insulina noturna pode ser administrada e o paciente pode ir para casa depois de ter comido normalmente seu jantar.
- Se a concentração de glicose no sangue aumentar ou se o paciente começar a vomitar, devem ser colhidas amostras de sangue para a determinação de eletrólitos e gasometria, podendo ser administrado o tratamento que segue uma cirurgia eletiva ou os *guidelines* da CAD.

DIABETES MELITO TIPO 2

Diabetes tipo 2 é mais comum acima dos 40 anos de idade, mas está ficando cada vez mais freqüente na infância. No Reino Unido, atualmente, aproximadamente 1% das crianças com idade abaixo de 16 anos com diabetes são portadoras do diabetes tipo 2. Em contrapartida, dados provenientes dos Estados Unidos da América do Norte mostram que 33% dos pacientes recentemente diagnosticados como diabéticos na idade entre 10 e 19 anos apresentam diabetes tipo 2. Taxas de prevalência nos Estados Unidos da América do Norte sugerem que 0,41% dos adolescentes apresentam diabetes tipo 2. Mais especificamente, em crianças e adolescentes obesos nos Estados Unidos da América do Norte, a prevalência de distúrbio da tolerância à glicose foi de 25% e de diabetes silente do tipo 2 de 0,4%, independente da etnia. Muitos destes pacientes apresentam fatores de risco para o diabetes tipo 2, incluindo uma história familiar positiva e um ancestral africano, hispânico ou asiático. Diabetes tipo 2 também é mais comum em meninas e em crianças nascidas com baixa idade gestacional, que permaneceram pequenas.

Diabetes tipo 2 caracteriza-se pela diminuição da secreção pancreática de insulina e pela resistência à insulina. Antígenos contra células da ilhota estão ausentes. Crianças com diabetes tipo 2 podem ser assintomáticas e, conseqüentemente, as que apresentam um risco elevado (primariamente aquelas crianças obesas que apresentam história familiar de diabetes tipo 2) devem ser examinadas. A maioria das crianças com diabetes tipo 2 apresentam sobrepeso no momento do diagnóstico e apresentam-se sem ou com leve poliúria e polidipsia, pequena ou nenhuma perda de peso, hiperglicemia e glicosúria sem cetonúria. No entanto, mais de um terço apresenta cetonúria no momento do diagnóstico e 5% a 25% dos pacientes que subseqüentemente são classificados como portadores de diabetes tipo 2 apresentam cetoacidose no momento da apresentação. Conseqüentemente, no início pode ser difícil distinguir entre diabetes tipo 1 e tipo 2. *Acanthosis nigricans* (veja Prancha 1, página XIV), síndrome do ovário policístico e distúrbios lipídicos também podem estar presentes. Numa pequena proporção de casos, podem estar presentes complicações microvasculares no momento do diagnóstico.

Assim como no diabetes do tipo 1, as metas do tratamento são a normalização das medidas da glicose sanguínea e HbA1c e a diminuição da incidência de complicações microvasculares. A pedra fundamental do tratamento do diabetes tipo 2 envolve a restrição dietética de carboidratos (veja página 8), aumento da atividade física e redução do peso caso o paciente seja obeso. Estas medidas podem levar ao bom controle glicêmico, mas a maioria dos pacientes eventualmente requer tratamento com medicamentos. Os seguintes medicamentos podem ser considerados:

- biguanidinas (p. ex., metformim) que, na presença de secreção endógena residual de insulina, aumenta a captação e o metabolismo muscular da glicose e diminui a neoglicogênese hepática;
- sulfoniluréias (p. ex., gliclazide), que aumentam a secreção insulínica e, conseqüentemente, requerem atividade residual de células β para serem eficazes;
- acarbose, que inibe a α-glucosidade intestinal e retarda a digestão e absorção do amido e sucrose; ou
- terapia insulínica.

Metformina é o único tratamento com biguanidina disponível. Com tratamento com metformina, a hipoglicemia é extremamente rara e menos comum que com sulfoniluréias. Tratamentos orais com metformina podem ser iniciados com uma dosagem de 250 mg duas vezes ao dia e aumentados, dependendo da resposta, para 500 mg três vezes ao dia. Os comprimidos devem ser tomados às refeições, já que podem causar náusea, dor abdominal, desconforto e diarréia. Acaborse tem um pequeno efeito de diminuir as concentrações sanguíneas de glicose e pode ser utilizada isoladamente ou adicionalmente à sulfoniluréia ou biguanidina. Efeitos colaterais da acarbose inclui em flatulência. Caso a monoterapia com metformina não obtenha sucesso depois de 3 a 6 meses de tratamento, deve ser adicionada sulfoniluréia ou insulina. Insulina é necessária para o diagnóstico caso o paciente tenha hiperglicemia com cetonúria significativa. Num estágio posterior, a insulina pode ser necessária caso o controle da glicemia seja pobre com uma HbA1c > 7% na vigência de medicação oral intensiva e dieta e exercício físico apropriados. Cerca de 10% dos pacientes com diabetes tipo 2 eventualmente requerem insulina. Muitas vezes é útil discutir o tratamento com um diabetologista de adultos, já que estes possuem maior experiência que pediatras com esta doença.

COMPLICAÇÕES DO DIABETES A LONGO PRAZO

Complicações a longo prazo podem ser microvasculares (retinopatia, nefropatia, neuropatia) ou macrovasculares (doença cardíaca isquêmica, doença vascular periférica). Complicações microvasculares podem desenvolver-se na puberdade ou idade adulta jovem. Quanto mais longa a duração do diabetes, maior o risco de complicações, que aumenta significativamente após a puberdade. O risco de complicações pode ser aumentando por fatores genéticos, pobre controle glicêmico e comportamento tal como o tabagismo.

Nefropatia

A incidência cumulativa de nefropatia depois dos 40 anos de diabetes é de pelo menos 40%. Nefropatia pode levar à insuficiência renal crônica e necessitar de diálise ou transplante renal. Fatores de risco incluem baixo controle glicêmico, diabetes de longa duração, tabagismo e história familiar de nefropatia diabética e hipertensão.

Nefropatia é precedida pelo desenvolvimento de microalbuminenia persistente que afeta aproximadamente 10% das crianças e adolescentes. Em adultos, microalbuminemia é definida como uma taxa de excreção de albumina de 30 a 300 mg/24 horas (20 a 200 μg/minuto) em duas de três coletas programadas. Coletas programadas podem ser difíceis de realizar em crianças e uma ferramenta alternativa pode ser a determinação da albumina: a proporção de creatinina na amostra da primeira urina da manhã, que demonstrou correlacionar-se estreitamente com a taxa de excreção noturna de albumina. Uma proporção albumina: creatinina de 3,5 mg/mmol equaciona-se com uma taxa de excreção de albumina de 30 µg/minuto.

O limite superior da variação normal de referência para a taxa albumina:creatinina na urina matinal é de 1,5 mg/mmol. Quando os valores aumentam para 1,5 a 3,5 mg/mmol os pacientes precisam ter sua proporção albumina:creatinina checada anualmente. No caso de valores acima de 3,5 mg/mmol, uma coleta programada (da urina noturna ou, idealmente de 24 horas) deve ser realizada para confirmar o diagnóstico e a proporção de albumina:creatinina deve ser repetida a cada 4 a 6 meses. Valores repetidos de > 3,5 mg/mmol identificam aqueles que requerem tratamento. Microalbuminúria intermitente precede o início de microalbuminúria persistente, apesar de em alguns casos a microalbuminúria intermitente resolver-se. O significado deste tipo de perda protéica ainda é desconhecido.

Pacientes com microalbuminúria persistente devem ter controlados sua pressão sanguínea e uréia do soro, medidas suas concentrações de eletrólitos e creatinina e devem passar por um ultra-som renal. Deve-se tentar melhorar o controle glicêmico, idealmente diminuir a HbA1c para < 6,5% e isto poderá levar à regressão da microalbuminúria. Caso a microalbuminúria persistir, deve-se considerar um tratamento com inibidores da enzima conversora da angiotensina (ECA) (p. ex., captopril), mesmo na ausência de hipertensão. Este tratamento não deve ser prescrito até que se tenha excluído a possibilidade de doença renal não-diabética. A primeira dose deve ser administrada ao paciente sob supervisão hospitalar, com o paciente deitado e tendo monitorada sua pressão arterial a cada 15 minutos por duas horas depois da administração da medicação. Recomenda-se discutir estes casos com um diabetologista de adultos ou com um nefrologista.

Doença ocular

A prevalência de retinopatia em adolescentes varia de 18% a 47%. Mais de 90% dos pacientes com diabetes tipo 1 eventualmente desenvolverá algum grau de retinopatia. Fatores de risco incluem baixo controle glicêmico, duração prolongada do diabetes, hipertensão, hiperlipidemia e tabagismo.

O sinal mais precoce de doença ocular diabética é o desenvolvimento de retinopatia que consiste de microaneurismas e hemorragias com exsudatos que não envolvem a mácula (Prancha 2, página XIV). Este estágio é assintomático e não leva à lesão visual. Pode estabilizar-se, regredir com melhor controle glicêmico ou progredir caso o controle continue baixo.

Retinopática diabética de fundo-de-olho pode, raramente na infância, progredir para retinopatia proliferativa. Isto pode ser tratado com sucesso em seus estágios iniciais com fotocoagulação a *laser*. Todos os pacientes com retinopatia devem ser encaminhados para um oftalmologista.

Cataratas podem afetar pacientes com diabetes, sendo muito raras em idades inferiores a 20 anos.

Neuropatia

Os sintomas precoces incluem distúrbio de sensibilidade e parestesia de pés e mãos, com evidência de diminuição da sensibilidade vibratória, perda dos reflexos do tornozelo e uma diminuição da sensibilidade a picadas de agulha num exame neurológico. No entanto, neuropatia clinicamente significativa é muito rara na adolescência, apesar de neuropatia subclínica demonstrada por anormalidades da velocidade de condução motora nervosa ter sido reportada em 20% a 57% das crianças com diabetes.

Mortalidade

Mortalidade em adultos jovens com diabetes está aumentada primariamente como um resultado de controle glicêmico pobre resultando em CAD ou hipoglicemia. Mortalidade em indivíduos mais velhos está aumentada principalmente como resultado de distúrbios circulatórios, especialmente infarto miocárdico. Foi relatada uma redução na expectativa de vida de 5 a 10 anos. Contudo, devido a melhoras no tratamento, o prognóstico com diabetes está constantemente melhorando.

MISCELÂNEA DE ASSUNTOS PRÁTICOS

Dirigir

Pacientes com diabetes apresentam um risco aumentado em 1,23 com relação a acidentes em comparação com indivíduos sem diabetes, ou seja, o mesmo risco que para aqueles portadores de epilepsia. Caso um adolescente com diabetes queira dirigir, são necessárias as seguintes medidas:

- O médico do paciente deve informar às autoridades competentes (no Reino Unido: a *Driving and Vehicle Licensing Authority*). No Reino Unido, presumindo-se que o paciente apresenta saúde satisfatória, não seja afetado por hipoglicemia recorrente sem aviso prévio e possua acuidade visual acima de 6/9, pode ser emitida uma licença por 3 anos.
- Antes de dirigir, deve ser checada a concentração de glicose sanguínea e uma longa viagem deve ser interrompida por paradas para alimentação e repouso, sendo novamente medidas as concentrações de glicose, caso necessário.
- Caso o paciente sinta-se hipoglicêmico, o carro deve ser parado, o motor desligado, as chaves removidas da ignição e o paciente deve consumir carboidratos.
- Reservas de carboidratos sempre devem ser mantidas no carro para o caso de atrasos inesperados.

Exames escolares

O estresse de exames pode levar os distúrbios do controle glicêmico, com efeitos adversos sobre a *performance* acadêmica. O controle glicêmico deve ser otimizado antes dos exames, para tentar assegurar uma *performance* ideal.

Emprego

Pacientes portadores de diabetes devem estar cientes de que são inelegíveis para certas carreiras. No Reino Unido, incluem as Forças Armadas, transporte de cargas pesadas ou dirigir veículos de serviços públicos.

Álcool

Ingestão de álcool pode causar um sem-número de problemas, incluindo um maior risco de hipoglicemia e CAD com sintomas que podem tornar difícil para o paciente ou outras pessoas a distinção entre embriagamento e hipoglicemia. Os seguintes *guidelines* são recomendados:

- deve-se enfatizar a importância de evitar beber álcool e dirigir;
- não beber álcool de estômago vazio;
- não comer enquanto bebe ou pouco após beber;
- caso beba à noite, comer um lanche antes de deitar;
- não substituir o conteúdo de carboidratos do álcool por aquele contido em refeições ou lanches ao estimar as necessidades dietéticas de carboidratos;
- evitar cervejas com baixo conteúdo de açúcar, uma vez que estas tendem a conter concentrações alcoólicas mais altas, podendo predispor à hipoglicemia;

- limitar o consumo de cervejas de baixo teor alcoólico com baixo conteúdo de açúcar;
- consumir vinhos secos ou médios em preferência a vinhos doces; e
- usar bebidas sem açúcar para misturar com bebidas alcoólicas.

Abuso de drogas

Cigarros e drogas recreacionais encontram-se disponíveis para adolescentes e seu uso deve ser fortemente desencorajado. Pouco se sabe sobre os efeitos de drogas recreacionais sobre o diabetes. Maconha pode estimular o apetite, levando à ataques de ingestão alimentar, com um aumento da concentração sanguínea de glicose. O vício por drogas pode levar à negligência do tratamento do diabetes com efeitos adversos sobre o controle glicêmico. Assim como ocorre com o álcool, pode ser difícil para um paciente com diabetes e para outros diferenciar entre o efeito de drogas e a hipoglicemia.

Contracepção e gestação

Para evitar gravidez indesejada, a maioria dos adolescentes com diabetes deve ser orientada a escolher entre o uso de camisinhas e de pílulas anticoncepcionais orais. O uso de camisinha apresenta a vantagem de proteger contra doenças sexualmente transmissíveis. Adolescentes com bom controle glicêmico e sem complicações microvasculares podem usar com segurança uma pílula contraceptiva oral combinada contendo $\leq 35\ \mu g$ etinilestradiol. Aplicam-se as mesmas contra-indicações que para mulheres sem diabetes, ou seja, fumar, hipertensão, hiperlipidemia e história familiar positiva para doença arterial coronária ou tromboembolismo venoso e enxaqueca. Pacientes com doença microvascular ou fatores de risco para doença arterial coronária podem utilizar com segurança a "minipílula" à base de progesterona somente, que é marginalmente menos eficaz que os contraceptivos orais combinados. Mais orientações podem ser obtidas com um ginecologista ou em uma clínica de planejamento familiar.

Baixo controle glicêmico na gestação pode aumentar o risco de anormalidades congênitas e natimortos. Também existe um risco aumentado de macrossomia, parto pré-termo e hiperinsulinismo neonatal com hipoglicemia. Para reduzir o risco de efeitos adversos do diabetes materno sobre o feto, as clínicas de pré-natal foram desenvolvidas para fornecer orientação para mulheres com diabetes que desejam engravidar. Os tópicos discutidos nestas clínicas incluem a otimização do controle (incluindo regimes de bolo basal, caso a paciente não esteja fazendo uso de um regime destes), dieta, cessar tabagismo e álcool, possíveis alterações de outras medicações (p. ex., inibidores da enzima de conversão da angiotensina), tratamento com folato e avaliação do estado retiniano, renal e tireóideo. Caso uma adolescente diabética engravide, sua supervisão médica deve ser dividida com um médico para adultos e com um obstetra com experiência no tratamento de mulheres gestantes diabéticas.

DISTÚRBIOS ENDÓCRINOS E OUTROS DISTÚRBIOS ASSOCIADOS AO DIABETES

Doença da tireóide

Esta é a endocrinopatia auto-imune mais comumente associada ao diabetes. A possibilidade de doença oculta da tireóide deve ser considerada quando do diagnóstico e quanto um paciente é avaliado numa revisão anual. Títulos de anticorpos microssomais tireoidianos encontram-se anormalmente elevados em 7% a 24% das crianças com diabetes, apesar de seu valor preditivo para o desenvolvimento de doença tireoidiana clinicamente significante ser pobre. Hipotireoidismo afeta aproximadamente 3,9% das crianças com diabetes. Hipotireoidismo pode ser assintomático e geralmente não se observam alterações significativas no controle glicêmico, apesar do hipotireoidismo poder, ocasionalmente, levar à redução nas necessidades insulínicas e à hipoglicemia.

Hipertireoidismo afeta 1% das crianças com diabetes e também pode ser relativamente assintomático. No entanto, hipertireoidismo também pode estar associado ao aumento das necessidades insulínicas. Mais detalhes sobre a investigação e tratamento da doença tireoidiana podem ser encontrados no Capítulo 6.

Doença de Addison

Doença de Addison é um distúrbio auto-imune potencial com risco de vida, que afeta 0,03% dos indivíduos com diabetes. Comumente, apresenta-se com evidência de hipoglicemia recorrente e queda inesperada das necessidades insulínicas. Outros sintomas clássicos incluem fadiga, hiperpigmentação da cutânea e das membranas mucosas, perda de peso, dor abdominal ou apresentação com uma crise adrenal durante uma doença intercorrente.

O diagnóstico de doença de Addison deve ser confirmado pela presença de auto-anticorpos adrenais e concentrações inapropriadamente baixas de cortisol sérico circulante. Mais detalhes de outras investigações relevantes e o tratamento com glicocorticóides e mineralocorticóides podem ser encontrados no Capítulo 8.

Doença celíaca

Doença celíaca afeta 3% a 5% da população diabética e pode estar presente antes do início do diabetes. Normalmente é assintomática, apesar de poder iniciar com diarréia, distensão abdominal, anemia ou baixo ganho de peso e crescimento linear. Má-absorção pode levar a uma queda nas necessidades insulínicas e a uma predisposição à hipoglicemia. A possibilidade de doença celíaca pode ser posteriormente investigada através da medida dos anticorpos celíacos (o antiendomísio e os anticorpos antitransglutaminase são os mais específicos) e o diagnóstico pode ser confirmado pela demonstração dos achados histológicos clássicos na biópsia jejunal.

O tratamento da doença celíaca requer uma dieta livre de glúten. A combinação de implicações dietéticas de uma dieta livre de glúten e de uma dieta apropriada para uma criança com diabetes podem levar a dificuldades particulares para uma família e orientações dietéticas especiais são necessárias, uma vez que a aceitação pode ser pobre.

Necrobiose lipídica diabética

Necrobiose lipídica diabética afeta 0,3% da população com diabetes. Na infância, é mais provável de ocorrer em adolescentes, mas é mais comum em adultos. A etiologia é desconhecida. As lesões consistem de placas arredondadas ou irregulares de crescimento lento, com centros atróficos amarelos, telangiectasia de superfície e bordas lívidas, algumas vezes eritematosas (Prancha 3, página XIV). Geralmente ocorrem nas faces anteriores das pernas, mas também podem afetar os pés, braços, mãos ou face. O desenvolvimento de necrobiose lipídica diabética não é influenciado pelo controle glicêmico. Complicações incluem infecção e ulceração das lesões.

Aproximadamente 20% das lesões resolvem-se espontaneamente. O tratamento é difícil e consiste principalmente de uma abordagem cosmética, utilizando cremes de camuflagem para a pele. Foi obtido um sucesso limitado com o uso de esteróides sistêmicos e tópicos e, em casos extremos, podem ser necessários transplantes cutâneos.

CAUSAS NÃO-USUAIS DE DIABETES NA INFÂNCIA

Diabetes da maturidade com início na juventude (MODY)

MODY é uma forma rara de diabetes autossômico dominante que se desenvolve antes dos 25 anos de idade. Os pacientes apresentam uma forte história familiar de diabetes em duas ou mais gerações consecutivas. Resulta de uma disfunção das células β, sendo que o grau da disfunção depende do gene mutante de base. Até a presente data, seis mutações demonstraram causar MODY e estas são responsáveis por aproximadamente 80% dos pacientes.

MODY2 é causado por uma mutação do gene glucoquinase no cromossomo 7p. Isto leva à hiperglicemia leve que se desenvolve na infância e raramente requer tratamento específico ou resulta em complicações.

MODY1 é causado por uma mutação do gene do fator nuclear hepático 4 alfa do cromossomo 20q e MODY3 por uma mutação do gene do fator hepático nuclear 1 alfa do cromossomo 12q. Estas formas de MODY levam ao diabetes na adolescência que, diferente do MODY2, requerem tratamento com sulfoniluréias ou, ocasionalmente, insulina e podem levar a complicações microvasculares. A identificação da mutação genética em uma criança com MODY confirma se um tratamento é ou não necessário, prediz o risco de complicações futuras e permite aconselhamento genético específico.

Diabetes neonatal

Diabetes neonatal transitório é raro, com uma incidência de 1 para 400.000 nascimentos. Alguns desses pacientes demonstraram apresentar uma isodissomia uniparental paterna do cromossomo 6. Acredita-se que o diabetes neonatal transitório seja causado por um retardo na maturação das células β, levando à hipoinsulinemia. Diabetes neonatal permanente é mais raro ainda e pode estar associado a anomalias neurológicas. Uma proporção deste paciente apresenta mutações ativadoras no gene que codifica o canal de potássio ATP sensitivo subunidade Kir6.2.

A condição apresenta-se nos primeiros dias ou semana de vida com polidipsia, poliúria, acentuada perda de peso, desidratação grave e vômitos. Hiperglicemia e glicosúria pode estar presentes, mas cetonúria não é usual.

O tratamento inicial consiste de reidratação e infusão intravenosa contínua de insulina. Depois disso, podem ser introduzidas injeções subcutâneas (1 vez ao dia) de insulina de ação prolongada, apesar de alguns pacientes se beneficiarem mais de tratamento insulínico subcutâneo através de bomba de insulina. O tratamento do diabetes neonatal transitório pode ser necessário por alguns dias a 18 meses (média de 3 meses). No entanto, alguns desses pacientes podem desenvolver diabetes tipo 2 mais tarde em suas vidas.

Diabetes após pancreatectomia devido à hipoglicemia hiperinsulínica persistente da infância

Hipoglicemia hiperinsulinêmica persistente grave na infância pode requerer tratamento com pancreatectomia a 95% no início da vida (veja Capítulo 2). Uma proporção destes pacientes progredirá desenvolvendo diabetes vários meses ou anos após a cirurgia. Geralmente é relativamente fácil obter um controle glicêmico satisfatório nestes pacientes, possivelmente devido à secreção pancreática residual de insulina e secreção reduzida de glucagon.

Diabetes secundário à fibrose cística

O diabetes pode desenvolver-se em 5% a 10% de adolescentes e adultos jovens com fibrose cística e acredita-se que seja causado por lesão de células da insulares devida à pancreatite crônica. Assim como no diabetes que segue ressecção pancreática, a secreção de glucagon encontra-se diminuída e CAD é rara apesar desses pacientes apresentarem um maior risco de hipoglicemia que aqueles com diabetes tipo 1.

O diagnóstico pode ser feito com bases clínicas ou pela determinação da glicemia de jejum ou da HbA1c. O teste mais sensível é o teste de tolerância à glicose oral.

O tratamento consiste de terapia insulínica, apesar da dosagem de insulina requerida poder variar amplamente. Estes pacientes requerem relacionamento estreito entre o pediatra especialista em diabetes e a equipe que atende fibrose cística. O tratamento dietético destas crianças pode ser diferente do diabetes tipo 1, devido às dificuldades com má-absorção e seu pobre estado nutricional freqüentemente associado. A adequação do tratamento do diabetes às peculiaridades desses casos incluem monitorização do controle glicêmico e do ganho de peso.

Miscelânea de distúrbios

Diabetes também está associado com muitos outros distúrbios tais como a síndrome de Down, a síndrome de Turner, síndrome de Klinefelter, síndrome de Prader-Willi, síndrome DID-MOAD, asparaginase e tratamento com esteróides, talassemia e com as síndromes poliendócrinas auto-imunes.

AUDITORIA

Prática de auditoria de acordo com padrões regionais, nacionais ou internacionais é parte essencial de um serviço para atendimento de diabetes. Um registro de todos os pacientes é essencial para permitir que a auditoria ocorra. Cada vez mais esses registros são baseados em dados computadorizados. Podem ser auditados diversos aspectos do diabetes, incluindo:

- concentrações da HbA1c;
- evidências de crescimento normal, ganho de peso e puberdade;
- adequação do tratamento de pacientes recentemente diagnosticado, CAD, hipoglicemia ou diabetes durante cirurgia;
- o aperfeiçoamento do processo de revisão anual;
- a incidência de complicações;
- educação do paciente; e
- a satisfação do paciente com o serviço.

Informações obtidas através de auditoria podem ser utilizadas para promover o desenvolvimento do serviço.

DESENVOLVIMENTOS FUTUROS

- Tratamento profilático ou diagnóstico mais precoce através de *screening* genético e imunológico de crianças de alto risco.
- Métodos não-invasivos de monitorização glicêmica.
- Melhoria das versões de pâncreas artificial.
- Desenvolvimento de insulinas novas e melhores.

- Administração de insulina por via alternativa (p. ex., nasal, oral, inalatória e transdérmica).
- Melhora do tratamento e resultado final da pancreatite e transplante de célula insular.
- Desenvolvimento de terapia com célula-tronco para gerar fontes potencialmente ilimitadas de células pancreáticas β artificialmente cultivadas, adequadas para transplante.

PONTOS DE CONTROVÉRSIA

- A taxa inicial de infusão de insulina para CAD deve ser de 0,05 ou 0,1 unidade/kg/hora em crianças?
- Por que ocorre o edema cerebral? Deve ser utilizado manitol ou solução salina hipertômica para o tratamento do edema cerebral?
- Um paciente recentemente diagnosticado com diabetes e sem CAD deve ser tratado em casa ou no hospital?
- A partir de que idade e em qual estágio se faz necessária uma revisão anual?
- O que a revisão anual deve compreender?
- Qual a indicação para mudar o paciente para um regime de bolo basal ou para uma bomba de insulina?
- Como deve ser prescrito um análogo de insulina humana para obtenção de um resultado final ideal?
- Quanto um fator de risco como um baixo controle glicêmico antes da puberdade contribui para futuras complicações?
- Como as implicações dos resultados do estudo DCCT podem ser aplicadas na prática clínica de rotina?

ARMADILHAS POTENCIAIS

- Falha em perceber que os registros da glicemia no livro do paciente são fictícios (talvez todas escritas com a mesma caneta, sem estarem de acordo com o resultado HbA1c).
- Recomendar doses de insulina em excesso de 1,5 unidade/kg/dia para ajudar a baixar HbA1c quando a explicação mais provável é aderência muito pobre e omissão das injeções.
- Recomendar regimes de injeções múltiplas a pacientes em regime de duas injeções por dia e com valores HbA1c pobres, quando a causa mais provável é omissão de insulina ou ansiedade referente às injeções.
- Falha em diagnosticar problemas psicológicos/psiquiátricos, especialmente em adolescentes, que também podem estar impactando no controle glicêmico.
- Erros no cálculo de líquidos durante o tratamento da cetoacidose diabética.
- Interromper a infusão de insulina durante tratamento para cetoacidose quando ocorre hipoglicemia.
- Omitir a realização de revisões anuais.
- Falha em identificar sinais precoces de retinopatia ao usar oftalmoscopia direta.
- Perder o seguimento de pacientes, freqüentemente adolescentes, que muitas vezes não comparecem repetidamente à consulta na clínica.
- Falha em considerar a doença de Addison como causa possível de necessidades insulínicas decrescentes quando o paciente se encontra no período de lua-de-mel.
- Falha em distinguir entre diabetes tipo 1 e 2, resultando em tratamento inapropriado.
- Falha em diagnosticar MODY em um paciente com somente leves anormalidade da homeostasia da glicose e uma história familiar relevante.

RELATO DE CASOS

Caso 1

Uma menina de 14 anos apresenta hipoglicemia grave recorrente com 2 episódios levando à convulsão e admissão hospitalar. Ela foi diagnosticada como sendo portadora de diabetes tipo 1 aos 9 anos de idade, sendo tratada com duas injeções diárias de uma insulina pré-mista com uma proporção de insulina de ação curta a intermediária de 30:70, 30 unidades antes do café da manhã e 18 unidades antes do jantar (0,9 unidade/kg/dia). Não houve qualquer alteração recente em sua dieta ou níveis de atividade física.

Perguntas

1 Quais as investigações que consideraria fazer?

2 Caso os resultados dessas investigações sejam normais, qual explicação pode ser dada para sua hipoglicemia recorrente?

Respostas

1 Medida da concentração de HbA1c para avaliar o controle glicêmico geral, testes tireoidianos para excluir hipotireoidismo e títulos de antiendomensiais ou anticorpos antitransglutaminase para excluir doença celíaca. Determinação dos títulos de auto-anticorpos adrenais e um teste de estimulação Synacthen também podem ser necessários para excluir doença de Addison.

2 Auto-administração de altas doses de insulina. Esta garota adolescente não aceita seu diabetes e os episódios hipoglicêmicos recorrentes são "um pedido de ajuda". Os episódios cessaram depois que ela foi encaminhada e recebeu aconselhamento de um serviço de psiquiatria infantil.

Caso 2

Um garoto de 15 anos de idade apresenta diabetes tipo 1 há 5 anos e costumeiramente não freqüentava a clínica de diabetes, apresenta-se com uma baixa estatura e retardo da puberdade. Ele estava recebendo uma insulina mista com uma proporção de insulina de ação curta – ação intermediária de 30:70, 24 unidades pela manhã e 12 unidades à noite (0,7 unidade/kg/dia). Sua altura caiu do 25º para o 2º percentil desde o diagnóstico e seu peso encontra-se no segundo percentil. Seus testículos apresentam um volume de 4 ml com estágio 2 de Tanner para a pilificação pubiana. Sua concentração de HbA1c foi de 11,4%.

Perguntas

1 Como você investigaria este paciente?

2 Como você manejaria este paciente?

Respostas

1 Avaliação dietética e determinação da função tireoidiana e anticorpos antiendonasal ou antitransgulatminase.

2 O paciente parece apresentar retardo da puberdade, o que pode ter contribuído para sua baixa velocidade de crescimento nos últimos anos. A avaliação dietética revelou uma baixa ingesta calórica e os resultados de sua função tireoidiana e pesquisa de doença celíaca foram normais. Houve pouca mudança em sua dieta ou dosagem insulínica desde o diagnóstico. A causa mais provável para sua baixa estatura e retardo puberal deve ser um baixo controle glicêmico devido à dosagem inadequada de insulina aliada a uma ingesta dietética inadequada. Conseqüentemente, ele deve ser orientado a aumentar sua ingesta dietética e aumentar significativamente sua dosagem diária de insulina num esforço de melhorar o controle glicêmico. Caso obtenha sucesso com isso, é provável que isso estimule o desenvolvimento puberal e o estirão do crescimento puberal.

Caso 3

Um garoto de 15 anos de idade apresenta-se com uma história de 6 semanas de poliúria e polidipsia. Seu pai desenvolveu diabetes tipo 2 com a idade de 35 anos, que foi controlado através de dieta. Seu avô paterno desenvolveu diabetes tipo 2 aos 48 anos de idade, controlado por dieta e glicazídeo. Ao exame, seu índice de massa corporal era de 22,4 kg/m^2, ele estava bem e não se encontrava desidratado. Sua glicemia era de 19 mmol/l [342 mg/dl]. Ele apresentava glicosúria sem cetonúria.

Perguntas

1 Qual o diagnóstico provável?

2 Como você investigaria este garoto?

3 Por que é importante estabelecer um diagnóstico preciso?

Respostas

1 O diagnóstico mais provável é MODY. Como no MODY a hiperglicemia pode ser leve e assintomática, a idade do diagnóstico pode ser consideravelmente posterior à idade de início, uma explicação plausível para o diagnóstico relativamente tardio de seu pai e do avô.

2 *Screening* dos genes, mutações das quais se sabe que causam MODY. O paciente apresentou uma mutação do gene glicoquinase (MODY2).

3 O paciente pode ser informado de que dificilmente experimentará complicações devido ao seu MODY. Ele e sua família podem ser aconselhados sobre a hereditariedade autossômica dominante de MODY.

Quando envolver um centro especializado

- Diabetes melito neonatal.
- Diabetes associado com hipertireoidismo ou doença de Addison.
- Diabetes associado com fibrose cística ou após ressecção pancreática.
- Caso esteja presente retinopatia proliferativa ou deterioração da função renal.

LEITURAS RECOMENDADAS

American Diabetes Association (2000) Type 2 diabetes in children and adolescents. *Paediatrics* **105**, 671-680.

British Society of Paediatric Endocrinology and Diabetes (BSPED) Recommended CAD guidelines (2004). www.bsped.org.uk Campbell, F.M. (1995) Microalbuminuria and nephropathy in insulin dependent diabetes melito. *Archives of Disease in Childhood* **73**, 4-7.

Court, S. & Lamb, B. (eds) (1997) *Childhood and Adolescent Diabetes.* Wiley, Chichester.

Deary, I.J. & Frier, B.M. (1996) Severe hypoglycaemia and cognitive impairment in diabetes. *British Medical Journal* **313**, 767-768.

Diabetes Control and Complications Trial Research Group (1993) The effect of intensive treatment of diabetes on the development and progression of long-term complications in insulin dependent diabetes melito. *New England Journal of Medicine* **329**, 977-986.

Dunger, D.B., Sperling, M.A. & Acerini, C.L. et al ESPE/LWPES (2004) Consensus statement on diabetic ketoacidosis in children and adolescents. *Archives of Disease in Childhood* **89**, 934-937.

Edge, J.A., Ford-Adams, M.E. & Dunger, D.B. (1999) Causes of death in children with insulin dependent diabetes 1990-96. *Archives of Disease in Childhood* **81**, 318-323.

Hanas, R. (2004) *Type 1 Diabetes in Children, Adolescents and Adults*, 2nd edition. Class Publishing, London.

Lowes, L. & Gregory, J.W. (2004) Management of newly diagnosed diabetes: home or hospital? *Archives of Disease in Childhood* **89**, 934-937.

National Institute for Clinical Excellence (NICE). Type 1 Diabetes – Diagnosis and Management of Type 1 Diabetes in Children and Young People (Sept 2004). www.nice.org.uk

Shield, J.P.H. (1997) Relevance of the diabetes control and complications trial to paediatric practice. *Current Paediatrics* **7**, 85-87.

Swift, P.G.F (ed.) (2000) ISPAD *Guidelines 2000*. Medforum, Zeist, The Netherlands.

Torrance, T., Franklyn, V. & Greene, S. (2003) Insulin pumps. *Archives of Disease in Childhood* **88**, 949-953.

Update on Insulin Analogues (2004) *Drug and Therapeutics Bulletin* **42** (10).

HIPOGLICEMIA

FISIOLOGIA

A glicose sanguínea é o principal combustível para a função cerebral e o cérebro é o principal consumidor de glicose sanguínea. Existem diferenças importantes entre crianças e adultos quanto aos mecanismos que mantêm as concentrações de glicose sanguínea dentro de uma variação normal relativamente estreita e que protege o lactente e a criança de conseqüências adversas que podem ocorrer, caso as concentrações da glicose sanguínea caiam abaixo de 2,6 mmol/l [46,8 mg/dl]. O lactente e a criança de tenra idade podem apresentar depósitos muito limitados de glicogênio e maiores proporções cérebro:corpo. Conseqüentemente, apresentam um maior risco de hipoglicemia quando em jejum prolongado. No entanto, em crianças jovens o aumento da produção de corpos cetônicos fornece uma fonte de combustível alternativa para o metabolismo cerebral quando os suprimentos de glicose encontram-se reduzidos.

Em resposta à alimentação, as concentrações de glicose sanguínea aumentam, estimulando a secreção de insulina e suprimindo a secreção de glucagon, levando as concentrações de glicose no sangue a serem mantidas geralmente abaixo de 9 mmol/l [162 mg/dl]. Durante jejum prolongado, as concentrações de glicose sanguínea no sangue caem. Para prevenir hipoglicemia, ocorre uma resposta endócrina contra-regulatória. Os principais hormônios contra-reguladores são o glucagon, adrenalina, noradrenalina, cortisol e hormônio do crescimento. As respostas endócrinas aos estados alimentado e jejum encontram-se resumidas na Figura 2.1.

Durante hipoglicemia grave progressiva, ocorre uma hierarquia de respostas fisiológicas com sintomas autonômicos induzidos pela adrenalina desenvolvendo-se com concentrações de glicose sanguínea mais elevadas do que os sintomas que resultam de uma neuroglicopenia (Tabela 2.1). Estes sintomas são relativamente inespecíficos e particularmente difíceis de identificar no neonato prematuro e no recém-nato pequeno para a idade gestacional, ambos apresentando um alto risco para o desenvolvimento de hipoglicemia.

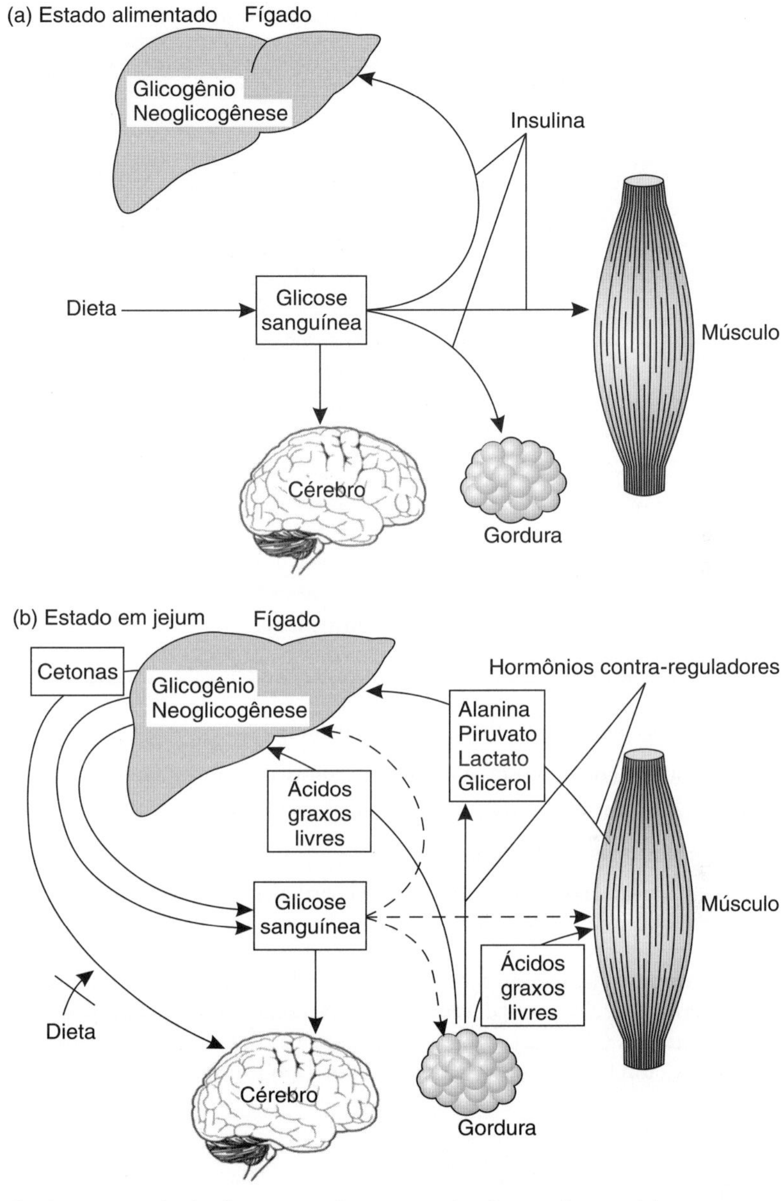

Fig. 2.1 O controle da glicose sanguínea no estado alimentado e em jejum.

DEFINIÇÃO

Muito se tem discutido sobre a definição de hipoglicemia. As concentrações de glicose sanguínea são influenciadas pelas circunstâncias nas quais a amostra é colhida (ou seja, tempo decorrido desde a última alimentação) e, numa menor extensão, pela fonte do sangue coletado (p. ex., arterial, capilar ou venoso) e se as medidas são feitas no sangue total, soro ou amostras de plasma.

Tabela 2.1 Sintomas de hipoglicemia

Neonato	*Lactente mais velho ou criança*
Autonômico	
Palidez	Ansiedade
Sudorese	Palpitações
Taquipnéia	Tremor
Neuroglicopênico	
Agitação	Fome e dor abdominal
Apnéia	Náusea e vômito
Hipotonia	*Pins and needles*
Problemas alimentares	Cefaléia
Irritabilidade	Fraqueza
Choro anormal	Vertigens
Convulsão	Visão borrada
Coma	Irritabilidade
	Confusão mental
	Comportamento diferente do habitual
	Perda de sentidos
	Convulsões
	Coma

Hipoglicemia pode ser definida da seguinte maneira:

- estatisticamente (a partir das respostas da glicose sanguínea de grandes amostrar ou indivíduos);
- pela presença de respostas hormonais contra-reguladoras fisiológicas;
- pela presença de sintomas agudos; ou
- com relação à evidência de que uma concentração particular de glicose sanguínea encontra-se associada ao desenvolvimento de seqüelas neurológicas a longo prazo.

Quando são consideradas investigações sobre a causa de hipoglicemia, concentrações sanguíneas de glicose inferiores a 2,6 mmol/l devem ser tomadas como evidência de hipoglicemia, apesar de não se assumir que tais valores sejam necessariamente danosos ou que as investigações sempre são necessárias (p. ex., um lactente a termo, assintomático, pode utilizar cetonas para o metabolismo cerebral).

ETIOLOGIA

Hipoglicemia ocorre quando a utilização da glicose sanguínea excede o suprimento e, mais comumente, apresenta-se durante jejum prolongado ou na vigência de doença recorrente, particularmente quando associada a anorexia e vômito. Hipoglicemia também pode resultar quando a produção de glicose sanguínea está limitada por um distúrbio da resposta contra-reguladora resultante de insuficiência hormonal, quando há um erro inato do metabolismo ou quando ocorre uma utilização excessiva de glicose sanguínea (p. ex., hiperinsulinismo). As principais causas de hipoglicemia encontram-se listadas na Tabela 2.2.

Tabela 2.2 Causas de hipoglicemia

Disponibilidade de glicose reduzida	*Aumento do consumo de glicose*
Retardo do crescimento intra-uterino	Hiperinsulinismo
Prematuridade	Hiperinsulinismo neonatal transitório
Hipopituitarismo	Filho de mãe diabética
Insuficiência adrenal	Hipoglicemia hiperinsulinêmica persistente da infância
Deficiência do hormônio de crescimento	Insulinoma
Hipotireoidismo	Doença hemolítica (fator Rh)
Deficiência de glucagon	Síndrome de Beckwith-Wiedemann
Fome (hipoglicemia cetótica)	Asfixia perinatal
Erros inatos do metabolismo	Malária
Drogas (álcool, aspirina, β-bloqueadores)	
Disfunção hepática	
Doença cardíaca congênita	

EXAME E INVESTIGAÇÃO PRELIMINARES

Histórico clínico e exame

Quando a hipoglicemia ocorre no recém-nato, os seguintes detalhes devem ser cuidadosamente investigados:

- gestação (duração, sintomas maternos sugestivos de diabetes);
- tipo de parto (parto pélvico parece ocorrer mais em bebês com hipopituitarismo);
- peso ao nascer (pode estar aumentado no bebê cuja mãe apresentou diabetes gestacional ou pode ser consistente com retardo do crescimento intra-uterino); e
- relação entre hipoglicemia e alimentação (evidência de hipoglicemia relacionada com excessiva ingesta calórica é fortemente sugestiva de hiperinsulinismo).

Na criança mais velha, esclareça os seguintes detalhes:

- extensão máxima de tempo em jejum tolerado sem sintomas sugestivos de hipoglicemia;
- quaisquer sintomas sugestivos de hipopituitarismo (p. ex., icterícia neonatal prolongada);
- considere a possibilidade de ingestão acidental ou a presença de sintomas artificiais devidos à administração de agentes hipoglicemiantes orais ou insulina à criança;
- uma história familiar cuidadosa, uma vez que a consanguinidade dos pais ou o óbito infantil inexplicável podem ser sugestivos de um erro inato do metabolismo; e
- sintomas hipoglicêmicos ou outros, tais como vômito, diarréia, icterícia, hepatomegalia ou incapacidade de desenvolvimento após consumo de lactose ou frutose e alimentos que contêm sucrose, sugerem galactosemia ou distúrbios do metabolismo da glicose, respectivamente.

A maioria dos indivíduos com hipoglicemia não apresenta anormalidades ao exame clínico. Contudo, exames cuidadosos são necessários para identificar anormalidades que possam estar associadas à hipoglicemia. A Tabela 2.3 lista os sinais mais comuns e os distúrbios associados.

Tabela 2.3 Sinais clínicos ao exame

Sinal clínico	*Diagnóstico possível*
Atrofia óptica	Displasia septo-óptica
Defeitos da linha média do crânio	Deficiência o hormônio de crescimento
Baixa estatura ou baixa velocidade de crescimento	
Microgenitália	
Aumento da pigmentação cutânea ou bucal	Doença de Addison
Hipotensão	
Baixo peso ou má-nutrição	Fome
Alta estatura ou velocidade de crescimento aumentada	Hiperinsulinismo
Excesso de peso	
Dobras anormais do lóbulo da orelha (Fig. 2.2)	Síndrome de Beckwith-Wiedemann
Macroglossia	
Hérnia umbilical	
Hemi-hipertrofia	
Hepatoesplenomegalia	Distúrbio das reservas de glicogênio

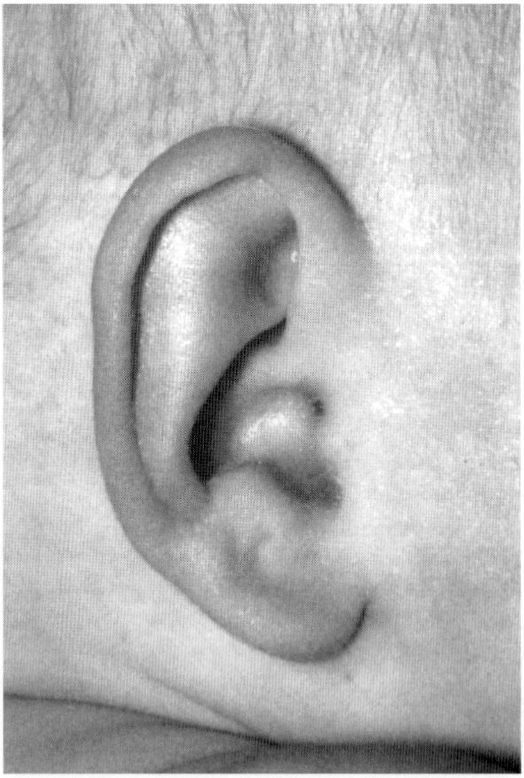

Fig. 2.2 O lóbulo da orelha dobra-se em uma criança com a síndrome de Beckwith-Wiedemann.

Investigações

Apesar da hipoglicemia ser uma emergência clínica que requer pronto tratamento, sempre que possível se deve colher uma amostra de sangue *antes da administração de glicose.* Urina deve ser colhida na primeira oportunidade e armazenada juntamente com amostras de sangue a -20°C ou menos. O processamento destas amostras deve ser discutido com o departamento de bioquímica local para assegurar o armazenamento adequado das amostras. Tais amostras podem fornecer evidências bioquímicas claras da causa dos episódios hipoglicêmicos, evitando-se assim expor a criança posteriormente a investigações potencialmente danosas. A Tabela 2.4 apresenta um protocolo para a investigação preliminar de hipoglicemia.

Caso as amostras de sangue e urina colhidas durante um episódio inicial de hipoglicemia não indiquem a causa da hipoglicemia, então, dependendo do nível de preocupação clínica, deve-se considerar a necessidade de investigações adicionais. Estas devem incluir a determinação de metabólitos intermediários antes e após refeições e as investigações listadas na Tabela 2.4 após um jejum prolongado. Adicionalmente a estas, pode ser necessário colher uma amostra de sangue para a determinação de piruvato, glicerol, glucagon, lipídios, urato, carnitina livre a acil carnitina.

É muito importante lembrar que qualquer investigação, tal como um jejum prolongado que possa deixar uma criança hipoglicêmica, é potencialmente perigosa. Conseqüentemente, tais exames devem ser discutidos previamente com um centro especializado. A extensão da duração do jejum deve ser determinada pela idade da criança (Tabela 2.5). Crianças submetidas a estas investigações devem ser cuidadosamente supervisionadas por uma equipe experiente no tratamento de hipoglicemia. Conseqüentemente, o momento dos estágios finais do jejum, quando as crianças são mais suscetíveis a tornarem-se hipoglicêmicas, deve coincidir com períodos do dia nos quais

Tabela 2.4 Investigação de hipoglicemia no momento da apresentação

Amostra	*Investigação*
Amostra sanguínea	Glicose
	Uréia e eletrólitos
	Bicarbonato ou pH
	Testes de função hepática
	Amônia
	Insulina e peptídeo C
	Cortisol e ACTH
	Hormônio do crescimento
	Ácidos graxos livres e β-hidroxi butirato
	Lactato
	Alanina
Administrar glicose	
Próxima amostra urina	Cetonas
	Açúcares reduzidos
	Ácidos dicarboxílicos
	Conjugados da glicina
	Derivados da carnitina
	Screening toxicológico

ACTH, hormônio adrenocorticotrópico.

Tabela 2.5 Duração do jejum para crianças submetidas à investigação de uma possível hipoglicemia

Idade	*Duração (horas)*
< 6 meses	8
6-8 meses	12
8-12 meses	16
1-2 anos	18
2-4 anos	20
4-7 anos	20
> 7 anos	24

um grande número de membros da equipe esteja disponível para monitorizar o paciente e auxiliar em qualquer manobra de ressuscitação que possa ser necessária. Glicose intravenosa e hidrocortisona devem estar disponíveis à beira do leito. Todos os sintomas devem ser cuidadosamente documentados, o horário da coleta das amostras deve ser claramente registrado e de nenhuma maneira um paciente deve ser deixado sem supervisão até que o teste tenha sido completado e o paciente tratado com glicose e/ou alimentado, para que não corra mais risco de hipoglicemia. Caso a hipoglicemia ocorra durante as investigações, o tratamento é descrito abaixo.

Freqüentemente as investigações falham em identificar a causa da hipoglicemia que pode ocorrer no contexto de uma resposta endócrina contra-regulada normal, associada a aumento apropriado de ácidos graxos livres e corpos cetônicos. As concentrações plasmáticas de lactato e piruvato podem ser normais, mas a concentração da alanina é baixa, sugerindo uma redução do suprimento de precursores gliconeogênicos. Este distúrbio de etiologia desconhecida é conhecido como *accelerated starvation* ou "hipoglicemia cetótica". É mais comum em meninos que em meninas, sendo freqüentemente associado a história prévia de retardo do crescimento intra-uterino ou de um psiquismo lábil, que geralmente se resolve espontaneamente com a puberdade. *Accelerated starvation* somente deve ser diagnosticada depois que tenham sido excluídas outras causas endócrinas e metabólicas de hipoglicemia.

TRATAMENTO

Tratamento agudo quando da apresentação inicial

Uma vez colhidas as amostras iniciais de sangue, o paciente deve receber 0,2 a 0,4 g de glicose/kg peso corporal na forma de um bolo intravenoso (2 a 4 ml/kg de dextrose a 10%) durante 4 a 6 minutos, seguido de uma infusão intravenosa de dextrose a 10% a uma taxa inicial de 10 mg/kg peso corporal/minuto (6 ml/kg/hora).

A resposta ao tratamento deve ser monitorada e a taxa de infusão alterada o quanto for necessário para manter as concentrações sanguíneas de glicose em excesso a 4 mmol/l [72 mg/dl]. O uso de bolo intermitente de glicose nas concentrações em excesso de 25% deve ser evitado devido ao risco de edema cerebral.

Caso o paciente permaneça inconsciente a despeito da normalização das concentrações de glicose sanguínea, devem ser administrados 50 a 100 mg de hidrocortisona intravenosamente no caso de insuficiência adrenal não-diagnosticada. Caso o paciente não responda à hidrocortisona, então deve ser considerada a possibilidade de distúrbio intracraniano ou um erro inato do metabolismo.

No recém-nascido pequeno para a idade gestacional com hipoglicemia assintomática e que esteja tolerando alimentação, deve-se aumentar o volume e a freqüência da alimentação e, se necessário, deve-se usar uma fórmula láctea de alto valor calórico ou adicionar calorias suplementares aos alimentos, para prevenir futuros episódios de hipoglicemia. Caso isso falhe, deve ser adicionada dextrose intravenosa, partindo de uma taxa abaixo descrita.

Hiperinsulinismo

Medicamentoso

Existem diversas causas de hiperinsulinismo que se encontram listadas na Tabela 2.2 e que devem ser consideradas quando as necessidades de glicose para evitar uma hipoglicemia excedem 10 mg/kg peso corporal/minuto. Hipoglicemia hiperinsulinêmica persistente é a causa mais comum de hipoglicemia persistente e recorrente na infância, sendo heterogênea em suas manifestações clínicas. Mutações de cinco diferentes genes (incluindo aqueles que codificam o receptor da sulfoniluréia e o retificador interno de canal do potássio associado) têm sido descritas, podendo levar à secreção desregulada de insulina pelas células beta do pâncreas.

Lactentes com hiperinsulinismo não devem ser deixados em jejum por períodos significativos. Na presença de hiperinsulinismo significativo, alimentação enteral pode não prevenir futuros episódios de hipoglicemia e, nestas circunstâncias, deve ser administrada adicionalmente glicose intravenosa. Pode ser necessário aumentar as taxas de infusão de glicose até 25 mg/kg de peso corporal/minuto e podem ser necessárias concentrações elevadas de glicose para serem administradas através de acesso venoso central. A maior parte dos casos de hiperinsulinismo apresentada no período neonatal resolve-se espontaneamente mas, quando persiste a necessidade de taxas aumentadas de infusão de glicose, devem-se considerar os seguintes tratamentos específicos para hiperinsulinismo:

- diazóxido 5 a 25 mg/kg/dia (subdivididos em 8 a 12 horas) e clorotiazida 20 mg/kg/dia (subdivididos a cada 12 horas); ou
- análogo da somatostatina (Sandostatin) 6 a 40 μg/kg/dia através de injeção subcutânea (subdivididos em 4 horas).

Efeitos colaterais do tratamento a longo prazo com diazóxido incluem hipertricose do tipo lanugem, retenção de líquidos e taquifilaxia.

Cirúrgico

Nos pacientes que não respondem ao tratamento medicamentoso, a única alternativa é uma pancreatectomia parcial. Diferenciação histológica e bioquímica entre as formas focal e difusa alterou radicalmente a abordagem cirúrgica. Graus de ressecção pancreática relativamente modestos são apropriados para aqueles com doença focal enquanto uma pancreatectomia subtotal de 95% é necessária para as formas difusas da doença. O tratamento posterior está associado a alto risco de diabetes melito insulino-dependente e insuficiência pancreática exócrina Caso a hipoglicemia recorra pós-operatoriamente, deve ser novamente iniciado um tratamento medicamentoso. Caso este não obtenha sucesso, deve ser removida maior quantidade de tecido pancreático, o que pode tornar necessária uma pancreatectomia total.

Diabetes

Veja Capítulo 1.

Hipopituitarismo e insuficiência adrenal

Hipopituitarismo na infância pode estar associado a predisposição recorrente à hipoglicemia, resultando de insuficiência adrenal ou de hormônio do crescimento. Hipoglicemia deve ser prevenida evitando-se longos períodos de jejum e reposição de glicocorticóides (hidrocortisona 10 a 15 mg/m^2/dia) e hormônio de crescimento (0,17 mg/kg/semana), caso necessário. Em tempos de doença recorrente, pode ser necessário aumentar a dosagem de hidrocortisona oral em 2 a 3 vezes ou a dosagem equivalente de hidrocortisona deve ser administrada ao paciente caso este esteja vomitando ou apresente gastroenterite.

Erros inatos do metabolismo

Uma revisão detalhada do tratamento dos erros inatos do metabolismo situa-se além do escopo deste livro. Os princípios do tratamento envolvem a prevenção de um estado catabólico nas crianças portadores, através do uso freqüente de refeições contendo alto teor de carboidratos e evitando-se longos períodos de jejum. Assim como nas crianças portadoras de *accelerated starvation*, o uso de amido de milho não-cozido (1 a 2 g/kg de peso corporal) misturado a uma bebida ou iogurte ao deitar, é útil para a prevenção de episódios de hipoglicemia noturna. Com relação a recomendações sobre o tratamento de erros inatos do metabolismo quando existe doença intercorrente, de modo a evitar hipoglicemia, recomenda-se aos leitores uma excelente revisão por Dixon Leonard (1992).

GUIDELINES PARA O ACOMPANHAMENTO

Lactentes que apresentaram hipoglicemia significativa demonstram anormalidades eletroencefalográficas que persistem por diversas horas depois da correção da hipoglicemia. Também existem evidências que sugerem que lactentes prematuros expostos a recorrentes concentrações de glicose sanguínea abaixo de 2,6 mmol/l apresentam maior risco de anormalidades do desenvolvimento neurológico. Conseqüentemente, é apropriado submeter à vigilância cuidadosa quanto ao seu desenvolvimento neurológico durante a infância todos que tenham experimentado hipoglicemia grave na tenra infância, de modo que possa ser providenciado tratamento de apoio apropriado sempre que necessário.

Indivíduos que tenham demonstrado um risco de hipoglicemia significativo requerem acompanhamento cuidadoso, de modo que sua tolerância ao jejum com tratamento possa ser reavaliada enquanto ficam mais velhos. Em geral, quanto mais velho o indivíduo, maior fica sua tolerância ao jejum.

QUANDO ENVOLVER UM CENTRO ESPECIALIZADO

O tratamento de lactentes e crianças com hipoglicemia grave e potencialmente com risco de vida, tal como pode ocorrer com hipoglicemia hiperinsulinêmica recorrente da infância, requer encaminhamento urgente a um centro especializado para um diagnóstico rápido e tratamento adequado e para assegurar que o paciente não sofra lesão cerebral irreversível que possa ser prevenida. Tais pacientes requerem uma abordagem através de uma equipe multidisciplinar envolvendo:

- pediatras especializados em endocrinologia e metabolismo;
- acesso a laboratórios com facilidades para realização de relevantes análises endócrinas e metabólicas; e
- cuidados cirúrgicos e pediátricos intensivos para assegurar acesso venoso adequado para a administração emergencial de glicose intravenosa, que pode requerer inserção de acessos centrais etc.

Casos que precisam ser discutidos com um centro especializado encontram-se delineados a seguir.

Quando envolver um centro especializado
- Hipoglicemia hiperinsulinêmica persistente da infância.
- Pan-hipopituitarismo.
- Doença de Addison e outras causas de insuficiência adrenal.
- Hipoglicemia recorrente de etiologia desconhecida.
- Pacientes cuja investigação pode incluir jejum prolongado.
- Erros inatos do metabolismo.

Pacientes que tenham sido identificados como portadores de hipoglicemia secundária devida a uma anormalidade endócrina de base devem ser acompanhados em clínicas nas quais seja disponível um pediatra especializado em endocrinologia, para assegurar a otimização da terapia e prevenir futuros episódios de hipoglicemia.

DESENVOLVIMENTOS FUTUROS

- Estudos clínicos são necessários para esclarecer incertezas relacionadas com a definição de hipoglicemia e a relação entre a gravidade da hipoglicemia no período neonatal e sua relação com outras complicações da prematuridade que possam afetar a morbidade neurológica.
- Novas técnicas, tais como espectroscopia por ressonância magnética, que permite estudos neurológicos sofisticados *in vivo* para avaliar o efeito adverso agudo da hipoglicemia e para avaliar mecanismos que possam proteger contra estas conseqüências fisiopatológicas.
- Sabe-se que a hipoglicemia hiperinsulinêmica persistente é conseqüência de uma mutação genética de um gene que codifica o receptor da sulfoniluréia, que é uma subunidade regulatória do canal da célula pancreática β ATP sensitivo de K^+. Este defeito leva ao fechamento deste canal, resultando em despolarização da membrana, influxo incontrolado de cálcio e subseqüente estimulação da secreção de insulina. O conhecimento da base fisiopatológica deste distúrbio despertou o interesse em possíveis novas abordagens terapêuticas, incluindo os bloqueadores do canal de cálcio tal como a nifedipina.

PONTOS DE CONTROVÉRSIA

- Como pode ser definida a hipoglicemia – sintomática, fisiológica ou bioquimicamente?
- A hipoglicemia clinicamente significativa deve ser definida por diferentes concentrações de glicose sanguínea em diferentes idades?

- A hipoglicemia deve ser tratada mais agressivamente no recém-nascido que na criança mais velha?
- Quão extensivamente deve ser investigada uma criança com hipoglicemia quando os exames iniciais falharam em fornecer um diagnóstico?
- Qual é a base fisiopatológica da *accelerated starvation*?
- Por que alguns casos de hipoglicemia hiperinsulinêmica persistente da infância resolvem-se espontaneamente enquanto outros não?

ARMADILHAS POTENCIAIS

- Falha na obtenção de amostras de sangue para investigações importantes antes de tratar uma criança para reverter a hipoglicemia.
- Falha em tratar a hipoglicemia de forma suficientemente agressiva (p. ex., com dextrose intravenosa, quando necessária) para prevenir futuros episódios desnecessários.
- Falha em encaminhar lactentes com hipoglicemia grave de início precoce, que tenha demonstrado ser de difícil controle, a um centro especializado, onde possa ser garantido cirurgicamente um acesso venoso adequado para prevenir episódios futuros desnecessários de hipoglicemia e onde os resultados de investigações possam ser obtidos de forma relativamente rápida.
- Quando se submetem crianças a um jejum planejado para posterior investigação da causa da hipoglicemia, supervisão inadequada, falha em estender o jejum por tempo suficiente para obter hipoglicemia, obtenção de amostras de sangue para medida dos hormônios e metabólitos intermediários antes que tenha ocorrido a hipoglicemia ou falha ao anotar o tempo da amostra de sangue ou outra necessidade bioquímica
- Em crianças com risco conhecido de hipoglicemia, falha em fazer os arranjos necessários (p. ex., planejar o uso de dextrose intravenosa e monitorização das concentrações de glicose no sangue) para evitar hipoglicemia enquanto submetidas a procedimentos eletivos que requerem jejum.
- Falha em reconhecer o significado de uma demanda excessiva de glicose para evitar hipoglicemia (implica hiperinsulinismo) e o uso ineficaz de tratamento com glicocorticóides nestas circunstâncias para prevenir futuros episódios de hipoglicemia.

RELATO DE CASOS

Caso 1

Um menino de 2 dias de idade apresenta sonolência, irritabilidade e convulsões hipoglicêmicas. Necessitou de 20 mg de glicose/peso corporal/minuto para evitar outros episódios de hipoglicemia. Quando foi temporariamente interrompido o fornecimento de glicose intravenosa, foram obtidos os seguintes resultados a partir de uma amostra de sangue colhida no momento da hipoglicemia:

Glicose 1,8 mmol/l [32 mg/dl]

Cortisol 141 nmol/l [5,1 microgramas/dl]

Hormônio do crescimento 29,6 mU/l [9,9 ng/ml]

Insulina 72,4 mU/l

Peptídeo C 4,0 pmol/ml (referência em jejum varia de 0,14 a 1,39)

Ácidos graxos não-esterificados 0,13 mmol/l (referência em jejum varia de 0,1 a 0,6)

3β-hidroxi butirato 0,45 mmol/l (referência em jejum varia de 0,03 a 0,3)

Perguntas

1 O que fazer tendo em vista os resultados apresentados?

2 São indicados outros exames?

3 É indicada terapia adicional e, se for, qual?

Respostas

1 Hipoglicemia hiperinsulinêmica com uma resposta adequada do cortisol. Com uma glicemia de 1,8 mmol/l [32 mg/dl], as concentrações sorológicas do cortisol devem ser > 550 nmol/l [> 20 mg/dl], hormônio de crescimento de > 20 mU/l [> 7 ng/ml] e a insulina deve ser indetectável.

2 Uma resposta pobre do cortisol na hipoglicemia hiperinsulinêmica não é incomum e não é usualmente indicativa de insuficiência adrenal nesta circunstância. Não obstante isso, um teste curto com Synachten pode ser necessário para assegurar que não existe um distúrbio adrenal associado.

3 Dadas as necessidades de glicose acentuadamente elevadas, o lactente deve receber um tratamento com diazoxide e, possivelmente, clorotiazida. Caso não se obtenha sucesso, deve-se tentar sandostatin [octreotide] antes de considerar uma pancreatectomia subtotal.

Caso 2

Um garoto de 9 anos de idade apresenta-se num departamento emergencial de um hospital com um histórico de 2 meses de dor abdominal recorrente, vômito e letargia crescente. Ao exame, aparenta estar doente, desidratado e hipotenso. Uma amostra inicial de sangue resulta nos seguintes dados:

Sódio 112 mmol/l

Potássio 7,9 mmol/l

Uréia 28,4 mmol/l [30 g/dl]

Glicose 2,6 mmol/l [47 mg/dl]

Cortisol 290 mmol/l [11 mg/dl]

Perguntas

1 Quais investigações adicionais são necessárias para confirmar o diagnóstico?

2 Qual o tratamento emergencial necessário?

3 Qual o sinal clínico posterior que pode auxiliar a estabelecer o diagnóstico?

Respostas

1 Determinações das concentrações sorológicas de hormônio adrenocorticotrópico (ACTH), 17-hidroxiprogesterona, auto-anticorpos adrenais e análise urinária dos metabolitos esteróides devem distinguir entre a forma primária e secundária da insuficiência adrenal e das diversas causas de hiperplasia adrenal congênita da doença de Addison.

2 Assegurar uma via aérea e apoio respiratório adequado caso necessário. Hidrocortisona parenteral (aproximadamente 60 mg/m^2/dia, subdivididos em doses a cada 6 ou 8 horas), glicose intravenosa 200 mg/kg peso corporal administrados em 4 a 6 minutos e um bolo de 10 a 20 ml/kg de peso corporal de uma solução salina (0,9%) deve ser administrada para restaurar a circulação. Após isto, uma infusão de solução salina a 0,9% com destrose (5% a 10% como for necessário) deve ser mantida. Quando o paciente puder ingerir medicação por via oral, deve ser iniciada flurocortisona.

3 Aumento da pigmentação cutânea, especialmente das pregas palmares, genitália, mamilos e áreas expostas à luz solar, são conseqüências de um aumento da produção de melanina na insuficiência adrenal primária.

LEITURAS RECOMENDADAS

De Lonlay, P., Fournet, J.C., Touati, G. et al (2002) Heterogeneity of persistent hyperinsulinaemic hypoglycaemia. A series of 175 cases. *European Journal of Pediatrics* **161**, 37-48.

Dixon, M.A. & Leonard, J.V. (1992) Intercurrent illness in inborn errors of intermediary metabolism. *Archives of Disease in Childhood* **67**, 1387-1391.

Gregory, J.W. & Aynsley-Green, A. (eds) (1993) *Ballière's Clinical Endocrinology and Metabolism: Hypoglycaemia*. Ballière Tindall, London.

Matyka, K., Ford-Adams, M. & Dunger, D.B. (2002) Hypoglycaemia and counterregulation during childhood. *Hormone Research* **57(suppl 1)**, 85-90.

Mehta, A., Hawdon, J.M., Ward Platt, M.P. & Aynsley-Green, A. (1994) Prevention and management of neonatal hypoglycaemia. *Archives of Disease in Childhood* **70**, F54-F65.

Mitrakou, A., Ryan, C., Veneman, T. et al. (1991) Hierarchy of glycemic thresholds for counter-regulatory hormone secretion, symptoms and cerebral dysfunction. *American Journal of Physiology (Endocrinology and Metabolism)* **260**, E67-E74.

Morris, A.A.M., Thekekara, A., Wilks, Z., Clayton, P.T., Leonard, J. V. & Aynsley-Green, A. (1996) Evaluation of fasts for investigating hypoglycaemia or suspected metabolic disease. *Archives of Disease in Childhood* **75**, 115-119.

3

BAIXA ESTATURA

DEFINIÇÃO

Baixa estatura pode ser definida de forma ampla como um distúrbio do crescimento linear (percebido ou real), que pode resultar no encaminhamento de um paciente devido à presença de dificuldades físicas, psicológicas ou sociais. Na maioria dos pacientes, a causa da baixa estatura é mais uma variação da média fisiológica normal que um verdadeiro processo patológico. No entanto, visando facilitar ao pediatra a fazer um diagnóstico correto em casos de baixa estatura, faz-se necessário um processo lógico de avaliação, baseado em procedimentos clínicos e laboratoriais.

AVALIAÇÃO DA BAIXA ESTATURA

Fisiologia do crescimento

Crescimento linear normal

O crescimento humano linear pode ser dividido em três fases, ou seja: idade de lactação, infância e crescimento puberal. Estas não são entidades distintas já que o processo de crescimento é contínuo. No entanto, durante estes períodos de desenvolvimento, podem ser reconhecidas características distintas de crescimento, correspondendo a diferentes e sutis mecanismos regulatórios.

Lactentes ou tenra infância (N. do T.)

Na tenra infância o crescimento linear inicialmente é rápido, ou seja, de aproximadamente 25 cm nos primeiros 12 meses de vida. Esta é uma continuação do padrão de crescimento fetal. Contudo, a taxa de crescimento (velocidade de crescimento) mostra uma redução acentuada durante este período. A principal influência reguladora do crescimento na tenra idade é o estado nutricional.

Infância

O padrão do crescimento infantil começa a ocorrer aproximadamente aos 6 meses de idade e predomina até a idade de 3 anos. Durante este intervalo de tempo, a nutrição torna-se menos importante e influências hormonais, particularmente o efeito do hormônio de crescimento (GH) – semelhante à insulina (IGF), tornam-se o principal mecanismo regulador do crescimento linear. O estado tireóideo normal também é um requisito para o crescimento normal. Durante a infância, a velocidade de crescimento em altura varia entre 4 e 8 cm/ano.

Puberdade

Durante a puberdade, o padrão do crescimento humano varia dramaticamente, mas difere de maneiras importantes entre os sexos masculino e feminino (Fig. 3.1). O estirão do crescimento adolescente (AGS) é causado por níveis mais elevados da produção de andrógeno e estrógeno em meninos e meninas, respectivamente, como um resultado da ativação hipotalâmica-pituitária-gonadal, que resulta em um aumento significativo na secreção de GH.

Em meninas, o AGS inicia-se aproximadamente 2 anos antes que nos meninos. O início do AGS coincide com o início da puberdade clínica, ou seja, desenvolvimento das mamas. O ponto mais rápido de AGS, ou seja, o pico da velocidade de crescimento em altura (PHV) ocorre em média aos 12 anos de idade e o início da menstruação (menarca) segue o PHV em um intervalo variável, podendo estar próximo em adolescentes com desenvolvimento rápido e distante em adolescentes com desenvolvimento mais tardio. Conseqüentemente, a menarca ocorre quando a velocidade de crescimento em altura diminui e é seguida por 2 anos de crescimento gradualmente menos intenso. Outra diferença entre o sexo feminino e masculino é a amplitude do PHV que, em mulheres, alcança aproximadamente 8 cm/ano em comparação com 10 cm/ano no sexo masculino.

Em homens, o AGS inicia-se quando a puberdade está bem estabelecida e coincide com um volume testicular de 10 a 12 ml. PHV é alcançado com uma idade médica de aproximadamente 14 anos (15 ml de volume testicular). A média da diferença na altura adulta entre homens e mulheres é de 13 a 13,5 cm, de acordo com padrões do Reino Unido, sendo devida aos 2 anos adicionais de crescimento puberal, uma maior amplitude de AGS e uma altura pré-puberal maior em indivíduos do sexo masculino.

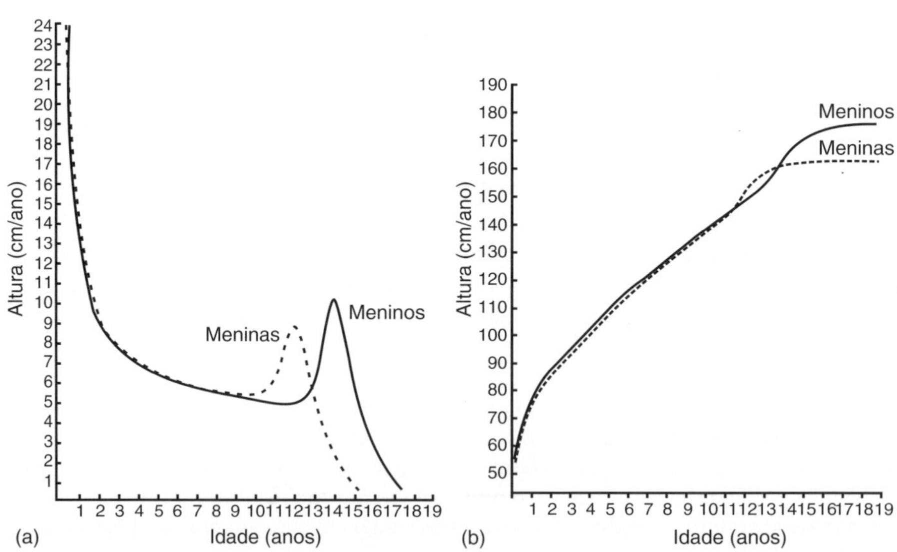

Fig. 3.1 (a) Velocidade de crescimento e (b) curvas de altura típicas individuais em meninas e meninos através da infância e adolescência. (Segundo Tanner, 1986.)

Controle endócrino do crescimento

Secreção do hormônio do crescimento

O hormônio do crescimento é o principal regulador endócrino do crescimento linear. GH é um polipeptídeo de cadeia simples, consistindo de 191 aminoácidos que circulam no sangue ligado a uma ou mais ligações protéicas (GHBP). A forma predominante de GH (75%) existe como uma proteína 22-kDa com 5% a 10% da liberação pituitária de GH representados por uma forma menor de 20-kDa que perde aminoácidos nas posições 32 a 46. GH é secretado pelas células somatotróficas da glândula pituitária anterior, sob a dupla regulação de dois peptídeos da pituitária anterior: hormônio liberado de GH (GHRH) estimula e a somatostatina inibe a síntese e liberação do GH. Estes dois peptídeos, por sua vez, são influenciados pelos neurotransmissores centrais. GH é secretado de uma maneira episódica ou pulsátil, refletindo a interação do GHRH e da somatostatina. A secreção de GH, principalmente através de seu controle hipotalâmico, é influenciada por uma grande variedade de fatores ambientais, genéticos e fisiológicos, incluindo nutrição, sono, exercícios e estresse.

Eixo do fator de crescimento similar à insulina (Fig. 3.2)

Os fatores de crescimento similares à insulina (IGF-I, IGF-II) são peptídeos aparentados, dos quais se acredita mediarem muitas das ações biológicas do GH. Os IGFs foram assim denominados devido à sua estreita relação estrutural com a pró-insulina e seus fracos efeitos metabólicos semelhantes à insulina.

IGF-I é um polipeptídeo de cadeia simples formado por 70 aminoácidos, sendo codificado por um gene complexo do cromossomo 12. IGF-I é o produto de ligação do GH ao cromossomo 12. IGF-I na circulação encontra-se intimamente ligado à secreção fisiológica de GH, apesar deste relacionamento poder ser perturbado por um grande número de estados patológicos. IGF-I interage especificamente com um número de proteínas solúveis denominadas proteínas de ligação do IGF (IGFBPs). A principal proteína transportadora para IGF-I é a IGFBP-3, cujo nível sistêmico depende do *status* de GH. Quando a IGFBP-3 apresenta uma molécula IGF atada a ela, pode ser associada a uma futura glicoproteína GH-dependente, conhecida como subunidade ácido lábil (ALS), para formar um complexo ternário.

Conseqüentemente, diferente da insulina, a maioria das IGF-I circulantes aumentam a vida média dos peptídeos IGF, transportando-os às células-alvo e modulando sua interação com seus respectivos receptores. IGFF-I liga-se ao tipo 1 do receptor IGF nos tecidos-alvo, tais como a placa de crescimento nas terminações dos ossos longos. Conseqüentemente, o eixo GH-IGF é, de acordo com nossos conhecimentos atuais, o eixo endócrino predominante relacionado com o crescimento e sua integridade influencia diretamente o crescimento linear durante a tenra idade, infância e puberdade.

Avaliação clínica do crescimento

Procedimentos para avaliar o crescimento

A Tabela 3.1 lista os procedimentos para a avaliação clínica do crescimento. A maioria destas técnicas encontra-se além do escopo de todos os profissionais de saúde que atendem crianças, incluindo médicos de família, enfermeiras de escolas e visitadores sanitários.

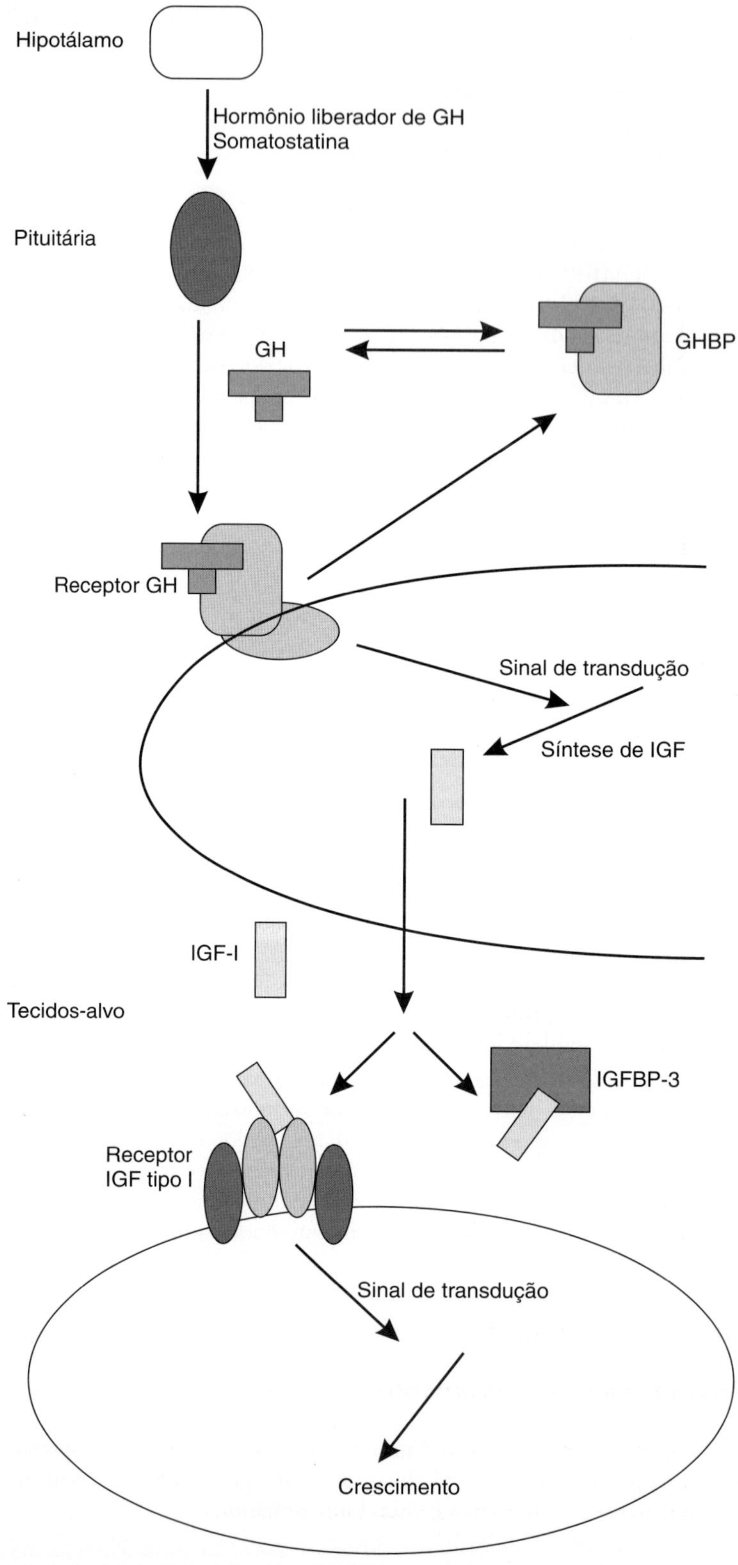

Fig. 3.2 O eixo de crescimento tipo hormônio de crescimento-insulina.

Tabela 3.1 Procedimentos a serem considerados quando uma criança com baixa estatura é avaliada ambulatorialmente

1	Altura, peso, altura sentado, velocidade de crescimento (quando disponível)
2	Idade decimal
3	Altura dos pais
4	Peso ao nascer, gestação
5	História de baixa estatura, história médica pregressa
6	História familiar, consangüinidade, história social, *performance* escolar
7	Questionário sistemático
8	Exame visando características dismórficas (com o paciente em pé)
9	Exame sistemático
10	Estagiamento do desenvolvimento puberal

Estudo do crescimento humano (Auxologia)

O termo "auxologia" (raiz grega "*auxien*" – aumentar) é utilizado para descrever o estudo do crescimento humano utilizando-se medidas repetidas do mesmo indivíduo por períodos de tempo sucessivos. O Professor James Tanner foi quem, nos anos 1970, estabeleceu a auxologia como uma disciplina científica e introduziu sua rotina como uma parte essencial da avaliação do crescimento clínico. Gráficos de crescimento são apresentados no Apêndice 2.

Técnicas de medida

Medidas precisas são essenciais para a avaliação do crescimento. Erros podem ser resultado de equipamento não-confiável, porém, mais freqüentemente os procedimentos de medida estão errados. O ideal é existir um *único* indivíduo treinado para executar as medidas ou, no máximo, dois, que procedam à medida das crianças em uma única clínica. A padronização das técnicas visam a minimizar os erros deste tipo. As seguintes técnicas permitem a coleta de dados confiáveis a partir de medidas comumente utilizadas.

Peso

O peso deve ser obtido com o indivíduo usando um mínimo de roupa; fraldas devem ser retiradas. Recomenda-se o uso de balanças eletrônicas do tipo balança de banheiro, que podem ser reguladas para peso zero. Visando a pesar um bebê, a escala é zerada enquanto um adulto fica em pé sobre a balança. Então, o adulto toma o bebê em seus braços, cujo peso é demonstrado pela balança.

Medidas de crianças desde o nascimento até os 2 anos de idade

Recém-nascidos e bebês que iniciam a deambulação são notoriamente difíceis de serem medidos de forma precisa. A mesa supina e o neonatômetro, ambos consistindo de uma superfície plana com uma cabeceira ficada e uma placa-base móvel, são dois dispositivos desenvolvidos para reduzir o erro nas medidas de bebês e de crianças muito novas para permanecerem em pé (Fig. 3.3). São necessárias duas pessoas para obtenção de uma medida confiável. O assistente segura a cabeça da criança firmemente em contato com a cabeceira, de modo que o plano Frankfurt seja vertical; para recém-nascidos, também é conveniente utilizar os dedos indicadores para fixar os ombros para baixo. Ao mesmo tempo, as pernas são estendidas e quando o examinador está seguro de que a cabeça encontra-se realmente em contato com a cabeceira, a medida pode ser tomada.

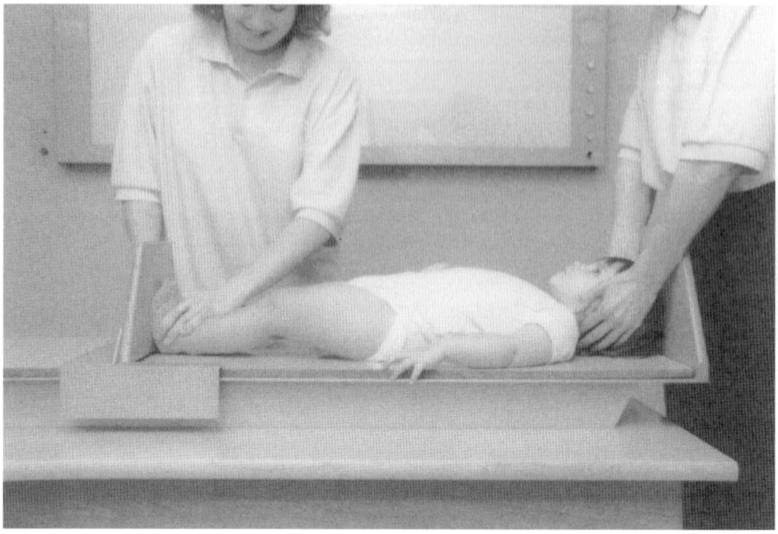

Fig. 3.3 A mesa utilizada para a medida da altura (extensão) na posição supina.

Altura

O custo do equipamento para medida da altura varia consideravelmente. A precisão da medida depende da habilidade do examinador. O estadiômetro é recomendado para uso com crianças a partir dos 2 anos de idade. O indivíduo fica de pé apoiado nos calcanhares (sem sapatos e sem meias), nádegas e ombros contra a placa posterior e o examinador assegura-se de que a linha imaginária a partir do meato auditivo externo até a borda inferior do olho (plano Frankfurt) seja horizontal. O examinador aplica então uma pressão sobre o processo mastóide e a medida é tomada com extensão máxima, sem que os calcanhares percam o contato com a base.

Altura do indivíduo sentado

Tecnicamente é mais difícil de medir a altura do indivíduo sentado do que em pé. A altura do indivíduo sentando é necessária para derivar o comprimento subisquial, uma maneira de avaliar a proporção corporal. Para isto, faz-se necessária uma mesa e o indivíduo senta-se sobre esta mesa com a parte posterior dos joelhos repousando sobre a borda, com o pé apoiado num degrau de altura variável, de modo que a superfície superior de sua coxa encontre-se na posição horizontal. Então é solicitado ao indivíduo que se sente ereto. A cabeceira, com um peso adequado, é locada sobre a cabeça do indivíduo, aplicando-se uma pressão dirigida para cima sobre o processo mastóide e toma-se a medida.

Medida da prega cutânea

Medidas da prega cutânea, tradicionalmente usando locais sobre o tríceps e subescapular, não são essenciais na prática clínica de rotina em pediatria e endocrinologia. Elas têm um valor em estudos de pesquisa sobre o *status* nutricional e de tratamento tais como de que maneira o hormônio de crescimento influencia a gordura subcutânea.

Circunferência do braço

A circunferência do braço também não é utilizada como prática clínica de rotina no mundo desenvolvido. O local para a medida é o ponto médio entre o acrômio e o processo olecraniano.

Circunferência da cabeça

A medida da circunferência craniana é importante e deve ser feita de rotina em crianças com menos de 2 anos de idade. A fita métrica é passada ao redor da cabeça e sobre a proeminência occipital. O objetivo é medir a circunferência craniana máxima e o exato posicionamento da fita métrica é vital para assegurar a confiabilidade da medida.

Confiabilidade

Todo examinador deve estar ciente de seus erros de medida. O erro de medida (Smeas) é calculado através do uso de uma pequena amostra de indivíduos, ou seja, no mínimo 10. Estes indivíduos são medidos duas vezes e a diferença entre as duas medidas pode ser utilizada para calcular o erro:

$$\text{Smeas} = \sqrt{\Sigma d^2 / 2n}$$

Sendo *d* a diferença entre as medidas e *n* o número dos indivíduos medidos.

Outros procedimentos práticos para avaliar o crescimento

Idade decimal

Expressão da idade como um decimal torna os cálculos, particularmente da velocidade de crescimento, muito mais simples. A Table of Decimals of Year, que normalmente acompanha gráficos de crescimento clínico, mostra qual a fração decimal de um ano que decorreu para cada dia. Por exemplo, 0,5 ocorre próximo do início de julho e 0,75 logo após o final de setembro. Assim, em 2 de julho de 1991, o ano 1991 passou 0,501 do limiar de 1992 e que a data pode ser expressa como 91.501.

Para calcular a idade decimal de uma criança observada na clínica em 9 de maio de 1986 e nascida em 26 de agosto de 1979, o aniversário decimal (79.649) é subtraído da consulta clínica decimal (86.351):

$$86.351 - 79.649 = 6.702$$

A idade decimal é de 6.702 anos.

Cálculo da velocidade de crescimento

Velocidade de crescimento em altura não deve ser calculada a partir de medidas de intervalos inferiores a 4 meses. Intervalos de 6 a 12 meses são preferíveis. A velocidade de crescimento é calculada dividindo-se a diferença em altura (cm) pela diferença em intervalo (anos). Por exemplo, uma criança nascida em 28 de março de 1972, medindo 132,6 cm em 3 de fevereiro de 1981 e 138,2 cm em 4 de janeiro de 1982, terá idades decimais nestas datas de 8.854 e 9.772, de modo que a velocidade de crescimento em altura é:

$$\frac{1382 - 1326}{9.772 - 8.854} = \frac{5,6}{0,918} = 6,1 \text{cm/ano}$$

Uma idéia da velocidade de crescimento em altura também pode ser obtida examinando-se a curva de crescimento construída a partir de séries de medidas precisas. Caso a curva da altura cruze as faixas de centis para baixo, a velocidade de crescimento em altura é anormal e a criança pode requerer investigação.

Altura média dos pais e variação-alvo

Quando um garoto é examinado em uma clínica, a altura do pai em centis deve ser indicada do lado direito do gráfico de crescimento. Se a altura em centis da mãe deve ser integrada a um gráfico masculino, isto é feito adicionando-se 14 cm à sua altura. A altura média dos pais (MPH) em centis é o ponto médio entre estes dois centis. A variação-alvo é calculada como MPH ± 8,5 cm, representando os limites de dois desvios-padrão.

Quando uma menina é atendida em uma clínica, subtraem-se 14 cm da altura de seu pai para a posição do percentil da altura paterna. A altura verdadeira da mãe é anotada no gráfico. Com pais normais e crianças sadias, as alturas finais da criança estarão normalmente distribuídas ao redor da MPH, com uma probabilidade de somente 5% de cair fora do variação-alvo.

Estagiamento puberal

O estagiamento do desenvolvimento puberal utilizando os critérios de Tanner e o orquidômetro de Prader em meninos é *essencial* na avaliação clínica de *todos* os pacientes independentemente da idade. Detalhes do estagiamento puberal são fornecidos no Capítulo 5.

Determinação do desvio-padrão de altura e velocidade de crescimento em altura

Altura para a idade cronológica e idade óssea podem ser expressas como escores de desvio-padrão (SDS) de acordo com a seguinte fórmula:

$$\text{SDS altura} = \frac{\text{altura da criança} - \text{altura média para a idade}}{\text{SD para a altura nesta idade}}$$

SDS da velocidade do crescimento pode ser calculado de acordo com a seguinte fórmula:

$$\text{SDS da velocidade do crescimento} = \frac{\begin{array}{c}\text{velocidade de crescimento da criança} - \text{média da velocidade de crescimento} \\ \text{(a média da idade pela qual foi medida a velocidade de crescimento)}\end{array}}{\text{SD para a velocidade de crescimento nesta idade}}$$

O SDS para a altura e velocidade de crescimento em diferentes idades pode ser obtido consultando-se as publicações originais das quais foram derivados os padrões de crescimento local.

A vantagem de se utilizar SDS para expressar valores de altura e de velocidade de crescimento é que os dados de grupos de crianças de ambos os sexos e de idades diferentes podem ser anotados e estatisticamente comparados. Quando os valores SDS são calculados para pacientes na puberdade, devem ser feitos ajustes para o estágio puberal da criança e a idade em que ocorreu o PHV.

Índice de massa corporal

A relação entre peso e altura de um indivíduo pode ser expressa através do cálculo do índice de massa corporal (IMC). IMC pode ser calculado utilizando a fórmula:

Peso corporal em quilogramas/(altura em metros)^2.

Este método foi criticado para a avaliação de obesidade em crianças porque os valores médios para IMC variam consideravelmente com a idade. Padrões normais para IMC em crianças britânicas foram publicados recentemente (veja Capítulo 11 e Apêndice 2).

Avaliação da maturidade esquelética

Idade esquelética

Foram desenvolvidos diversos métodos para avaliar a maturidade esquelética de crianças em crescimento a partir de uma radiografia do punho esquerdo, comumente conhecida como "idade óssea". Os dois métodos mais comumente utilizados são o "método do atlas" (p. ex., Greulich e Pyle) e o "sistema de escore osso-específico" (p. ex., Tanner-Whitehouse).

Método Greulich e Pyle. Para este método foi publicado um atlas sobre raios X típicos da mão e punho esquerdo de meninos e meninas normais em idades específicas durante a infância e a adolescência. O padrão geral que mais lembra o filme em questão é escolhido e torna-se a idade óssea. Críticos deste método queixam-se de que uma simples radiografia pode levar a idades ósseas que distam vários anos entre si quando a radiografia é avaliada por diferentes observadores. Os padrões, que foram derivados de crianças norte-americanas, também são relativamente avançados (6 a 9 meses) em comparação com crianças européias. No entanto, este método é o mais amplamente utilizado em todo o mundo, requerendo um treinamento pouco especializado para ser aplicado.

Método Tanner-Whitehouse. Neste método foram estabelecidos critérios para determinar estágios na maturação esquelética. O sistema mais comumente utilizado é o método TW2, que também incorpora uma metodologia para predizer a altura do adulto. O sistema é um método osso-por-osso, estágio-por-estágio e o assessor determina um escore para cada osso, de acordo com critérios escritos. O escore composto é a idade óssea. Este sistema geralmente é considerado por conhecedores como sendo superior ao método do atlas, uma vez que a subjetividade é praticamente eliminada. No entanto, faz-se necessário um treinamento específico do assessor e a utilização destes métodos fora do Reino Unido é relativamente limitada.

Investigações de base para a baixa estatura

Quando um paciente é avaliado em ambulatório, determinadas características clínicas sugerem a indicação de investigações. Claramente, faz-se necessário julgamento clínico e nem toda indicação pode ser listada abaixo. A maioria das crianças avaliadas devido à baixa estatura não apresentará qualquer anormalidade clínica. O manejo destes pacientes é uma questão de experiência; contudo, a Tabela 3.2 é apresentada como um guia.

Investigações laboratoriais para baixa estatura

Uma vez tomada a decisão de realizar investigações laboratoriais da criança com baixa estatura, é extremamente importante que neste estágio o médico proceda como um pediatra geral e não co-

Tabela 3.2 Características clínicas sugestivas da necessidade de investigações referentes à baixa estatura

Estatura extremamente pequena
Altura significativamente abaixo da estatura-alvo
Velocidade de crescimento subnormal
História de doença crônica
Síndrome dismórfica óbvia, por exemplo, síndromes de Turner e Noonan
Puberdade precoce ou anormalmente retardada
Preocupação paterna/materna extrema

Tabela 3.3 Investigações básicas para baixa estatura

Hemograma completo, ESR
Creatinina, uréia, eletrólitos
Cálcio, fosfato, testes de função hepática
Ferritina, anticorpos antiendomísio
Cariótipo (em meninas)
T4, TSH
Cortisol, prolactina
Inspeção esquelética em crianças dismórficas
Raios X para idade óssea (esta não é uma investigação diagnóstica)

ESR, taxa de sedimentação dos eritrócitos; T4, tiroxina; TSH, hormônio tireoestimulante.

mo um endocrinologista pediátrico. Caso a abordagem seja por demais especializada, distúrbios tais como anemia, má-absorção, doença renal, doença de Crohn ou até mesmo síndrome de Turner podem facilmente passar despercebidos. Note que nenhuma investigação do *status* do GH está incluída nesse momento. Investigações basais para baixa estatura são apresentadas na Tabela 3.3. Nem todas as indicações para investigações encontram-se listadas. A avaliação de pacientes com baixa estatura é uma questão de experiência; no entanto, a Tabela 3.3 é apresentada como um guia para esta avaliação.

A decisão de investigar a secreção de GH no paciente é feita somente depois que tenham sido realizadas as investigações abaixo e quando estas estiverem documentadas como normais. No momento da segunda e da terceira consultas adicionais, informação auxológica adicional, particularmente sobre velocidade de crescimento, estará disponível. Então se inicia um segundo estágio na investigação da criança. Indicações e procedimentos para investigação de possível insuficiência de GH encontram-se na seção relativa ao diagnóstico da insuficiência de GH, que discute este distúrbio detalhadamente.

DIAGNÓSTICO DIFERENCIAL DE BAIXA ESTATURA

O diagnóstico diferencial da baixa estatura é amplo e envolve um grande número de mecanismos patológicos diferentes que também podem coexistir. O pediatra necessita ter um bom conhecimento sobre o diagnóstico diferencial quando uma criança é encaminhada por baixa estatura. Sobretudo o médico necessita de uma ampla visão geral e deve ser capaz de pensar de forma não-linear. Uma classificação das principais categorias etiológicas é apresentada na Tabela 3.4. Todos os pacientes com baixa estatura podem ser classificados em uma dessas categorias. Cada categoria será descrita resumidamente abaixo.

CAUSAS DA BAIXA ESTATURA

Baixa estatura genética

Esta é, provavelmente, a causa mais comum para o encaminhamento de uma criança com baixa estatura. Essencialmente, a criança apresenta saúde perfeita, mas é portadora de gens de baixa

Tabela 3.4 Classificação da baixa estatura

Baixa estatura genética
Retardo constitucional do crescimento
Baixa estatura após retardo do crescimento uterino
Síndromes dismórficas (incluindo displasia esquelética)
Distúrbios endócrinos
Doenças crônicas
Privação psicossocial

estatura herdados de um ou ambos os pais ou, ocasionalmente, de um parente mais distante. Não existe anormalidade endócrina e a idade óssea geralmente não se encontra atrasada, a não ser que também exista um componente de retardo de crescimento. Algumas crianças com baixa estatura genética são extremamente pequenas e pode ser frustrante para o pediatra o fato de não encontrar uma etiologia precisa. Com o progresso dos estudos genéticos moleculares, é possível que sejam identificados novos genes do crescimento, assim como podem vir à tona novos e sutis defeitos do eixo GH-IGF-I.

Retardo constitucional do crescimento

O diagnóstico de retardo constitucional do crescimento pode ser feito quando outras causas para a baixa estatura tenham sido excluídas e a criança ou o adolescente apresente evidência de maturação tardia, o que seria a causa da baixa estatura. Maturação fisiológica lenta é a característica desta condição. Diz-se que ela é "constitucional", ou seja, é parte da aparência da criança. Contudo, na maioria dos casos, a verdadeira causa para este retardo é desconhecida. A condição é muito mais comumente observada em meninos e, em muitos casos, existe um componente genético de baixa estatura, uma vez que são as menores crianças que, adicionalmente à maturação lenta, apresentam baixa estatura. Uma história familiar de retardo da puberdade muitas vezes está presente.

Freqüentemente, a maturação lenta inicia-se na tenra infância e o retardo do crescimento físico torna-se evidente. Conseqüentemente, um menino de 11 anos de idade pode apresentar maturidade física, idade óssea e altura de um menino de 8 anos de idade. Retardo constitucional do crescimento pode causar muita ansiedade aos pais e também pode levar a distúrbios psicológicos no paciente, particularmente na época da puberdade normal. Consistente com o retardo na maturidade física, o desenvolvimento puberal é tardio e quando um garoto inicia seu estirão de crescimento este ocorre somente quando está bastante avançado na puberdade, com testículos de 10 a 12 ml, a combinação de crescimento lento e a falta de virilização significativa pode ser muito estressante. Felizmente, existe à disposição tratamento eficaz (veja abaixo).

Foram realizados estudos importantes sobre a história natural desta condição. A altura adulta final geralmente recai sobre o percentil médio dos pais e quase sempre fica abaixo da altura adulta final prevista, calculada com base na altura e idade óssea. Por este motivo, tais previsões podem ser ilusórias. Pacientes com retardo constitucional do crescimento e pais que requerem atendimento regular devem ser acompanhados em clínica pelo menos até quando o estirão do crescimento adolescente esteja firmemente estabelecido.

Baixa estatura conforme tamanho de nascimento

Pequeno para a idade gestacional (PIG) pode resultar de etiologias fetal, placentária ou materna. Os defeitos fetais podem ser de origem cromossômica ou relacionados com malformações estruturais ou síndromes genéticas. Infecção intra-uterina também pode causar distúrbios ao crescimento fetal. Causas maternas incluem doença crônica, tabagismo e consumo de álcool. A causa mais comum de PIG é distúrbio da função uteroplacentária que, dependendo da gravidade, pode causar má-nutrição fetal, hipoxemia e acidemia.

Retardo simétrico do crescimento fetal consiste de redução no peso, no comprimento e na circunferência craniana, sendo relacionado com a incapacidade de crescimento *precoce.* Insuficiência assimétrica do crescimento, com preservação do crescimento craniano, ocorre com a privação *tardia* de nutrientes e geralmente está associada à insuficiência placentária. O potencial para alcançar o crescimento pós-natal está reduzido em fetos com insuficiência de crescimento simétrico em comparação com a insuficiência de crescimento assimétrico.

A definição de PIG é variável. Uma definição de "peso de nascimento inferior ao 10° percentil" para a gestação inclui muitos bebês pequenos normais e, se for utilizada a definição de "menos do que o 3° percentil", será identificada uma maior porcentagem de lactentes com insuficiência de crescimento a longo prazo. Estudos de seguimento em lactentes PIG não-dismórficos indicam que 10% a 15% de todos alcançam o crescimento com a idade de aproximadamente 5 anos. Conseqüentemente, existe uma população de crianças PIG pequenas que apresentam baixa estatura. As mesmas regras aplicam-se a outras crianças pequenas com relação à investigação desses pacientes. Em termos gerais, estas crianças geralmente são endocrinologicamente normais. Contudo, o acompanhamento em uma clínica de crescimento é recomendado, uma vez que devem receber apoio e porque uma intervenção terapêutica com hormônio de crescimento pode ser benéfica (veja abaixo).

Síndromes dismórficas

O pediatra que atende crianças com baixa estatura deve obter experiência em reconhecer características físicas que podem ser a chave para o diagnóstico de uma síndrome dismórfica, na qual a baixa estatura é uma característica. O diagnóstico de tal tipo de síndrome é importante porque: em primeiro lugar, fornece um diagnóstico para a baixa estatura; segundo, permite a utilização de gráficos de crescimento específicos para a doença (p. ex., para as síndromes de Down e Turner) e, em terceiro lugar, porque permite a discussão do prognóstico e do resultado final em termos de altura final com os pais e com o paciente. No entanto, devemos lembrar que todas as síndromes dismórficas são heterogêneas.

O reconhecimento de características dismórficas é uma questão de experiência. O Professor James Tanner costumava dizer que a identificação de características dismórficas é mais fácil com o paciente em pé em frente ao médico, que se encontra sentado. Na clínica do Professor Tanner, cada paciente era fotografado, o que também acentua características não-usuais. Uma criança com uma síndrome dismórfica não é freqüentemente observada em uma clínica de crescimento; contudo, o exame de um paciente tendo em mente sinais dismórficos é uma parte essencial da consulta.

As mais comuns são as síndromes de Turner e Noonan, com as quais todos os pediatras deveriam estar familiarizados. Outras síndromes ocasionalmente observadas, mesmo que raras, são as síndromes de Russel-Silver, Williams e Aarskog. O diagnóstico da síndrome de Down geralmente já foi feito antes do encaminhamento devido à baixa estatura.

Síndrome de Turner

Crescimento

O distúrbio, que é causado por ausência parcial ou completa de um dos cromossomos X, ocorre em cerca de 1 entre 2.500 meninas nascidas vivas. A síndrome de Turner é identificada por três características clínicas principais: aspecto externo anormal e anormalidade de certos órgãos internos, malformação dos ovários e baixa estatura. Baixa estatura sempre está presente, independentemente do cariótipo e pode ser a única característica clínica. Ranke dividiu o crescimento na síndrome de Turner em quatro fases:

1 retardo do crescimento intra-uterino;
2 crescimento anormal durante a tenra infância e infância;
3 perda de 15 cm na altura em comparação com meninas normais entre as idades de 3 e 12 anos; e
4 ausência do estirão de crescimento puberal, com prolongamento da fase total de crescimento.

A altura adulta final na síndrome de Turner nas populações européias de cor branca varia de 142 a 147 cm. Existe uma correlação positiva entre a altura adulta final e a altura dos pais. A avaliação da maturidade esquelética na síndrome de Turner é particularmente difícil, devido às anormalidades estruturais dos ossos.

Outras características

A síndrome de Turner é um distúrbio caracterizado pela presença de anormalidades reconhecíveis (Fig. 3.4). Estas são variadas e apresentam-se com freqüência variada. As principais anormalidades fenotípicas são apresentadas na Tabela 3.5.

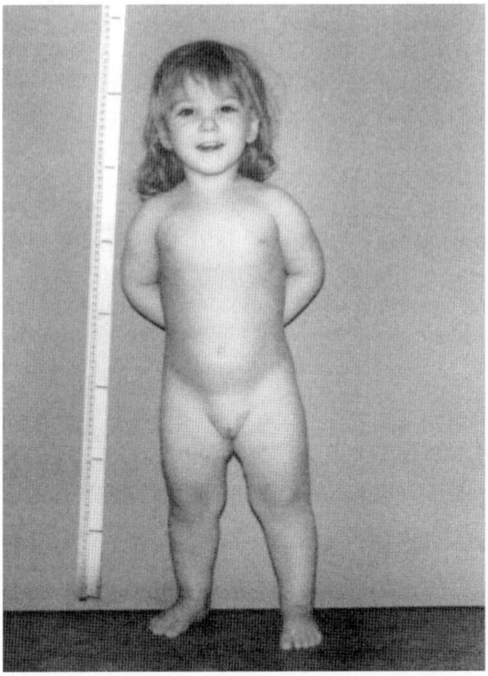

Fig. 3.4 Características clínicas típicas em uma menina de 3 anos de idade com a síndrome de Turner.

Tabela 3.5 Principais características fenotípicas da síndrome de Turner

Baixa estatura
Disgenesia gonadal
Implantação baixa dos cabelos
Hiperconvexidade das unhas
Pescoço curto
Cúbito valgo
Tórax largo (mamilos bastante separados)
Proporções corporais anormais
4º e 5º metacarpeanos curtos
Linfedema
Nevos cutâneos
Palato alto e arqueado
Defeito cardíaco (p. ex., coarctação da aorta)
Anomalia renal

Diagnóstico e acompanhamento

Devido à sutileza e incidência variável de muitas dessas características, a síndrome de Turner não pode ser diagnosticada ou excluída clinicamente. Conseqüentemente, uma análise do cariótipo é indicada em todas as meninas apresentando baixa estatura de origem desconhecida. O cariótipo 45,X está presente em aproximadamente 50% dos casos, sendo as outras anomalias cromossômicas mais freqüentes a 46, X,i(Xq) e 45,X/46,XX. É importante excluir complicações tardias, tais como tireoidite auto-imune, doença do ouvido médio, dificuldades de aprendizado e hipertensão durante o seguimento. Existe um crescimento do valor de clínicas especializadas em adolescentes e adultos com a síndrome de Turner. Terapia de reposição de esteróides sexuais geralmente é indicada para induzir o desenvolvimento de características sexuais secundárias (veja acima), conseqüentemente o acompanhamento é indicado por toda a infância e adolescência, seguido preferencialmente do encaminhamento para especialistas em adultos.

Síndrome de Noonan

A síndrome de Noonan é até mesmo mais heterogênea que a síndrome de Turner e, por esta razão, deve ser cuidadosamente considerada em meninos e meninas que apresentam baixa estatura. Sua freqüência na população geral é desconhecida; contudo, pode ser considerada como sendo de 1 para 1.000. A síndrome de Noonan é uma entidade completamente separada da síndrome de Turner, existindo igualmente em ambos os sexos. Não existe defeito específico do desenvolvimento gonadal. O crescimento geralmente é afetado por uma velocidade subnormal do crescimento. As quotas de altura adulta final são de aproximadamente 162 cm em homens e 152 cm em mulheres. A puberdade geralmente é retardada e o estirão de crescimento adolescente apresenta problemas. As principais anormalidades fenotípicas na síndrome de Noonan são apresentadas pela Tabela 3.6.

Tabela 3.6 Principais características fenotípicas da síndrome de Noonan

Hereditariedade dominante ou esporádica
Baixa estatura
Características faciais
ptose
hipertelorismo
orelhas de implantação baixa
Defeitos cardíacos do lado direito (geralmente estenose pulmonar)
Linha de implantação de cabelos baixa
Pescoço curto
Peito de pombo ou infundibuliforme (N. do T.)
Cúbito valgo
Criptorquidismo
Retardo na puberdade
Leve retardo mental
Defeito de coagulação
Mutação no gene PTPN11 em aproximadamente 50%

Síndromes de Russel-Silver, Williams e Aarskog

Estas três síndromes associadas a baixa estatura são raras. No entanto, é importante ter conhecimento de suas características clínicas, que podem ser confirmadas detalhadamente em livros-texto sobre dismorfologia. As principais características clínicas são apresentadas na Tabela 3.7.

Distúrbios endócrinos

Insuficiência de hormônio de crescimento

Características clínicas

Insuficiência de hormônio de crescimento é o distúrbio endócrino mais comum associado a baixa estatura. Na população em geral, sua freqüência foi estimada em 1 para cada 3.500 a 4.000. Conseqüentemente, a maior parte dos pediatras gerais observará somente poucos casos. No entanto, o fato de esta condição poder ser segura e eficazmente tratada significa que ela é de grande importância. Insuficiência de GH pode ser severa ou leve e estes dois extremos são essencialmente diferentes (Fig. 3.5). Insuficiência de GH "severa" e "leve" infelizmente não podem ser definidas quantitativamente – uma vez que nem mesmo dois endocrinologistas pediátricos apresentariam a mesma opinião! No entanto, parece ser razoável sugerir que insuficiência severa de GH está associada à concentração máxima estimulada de GH de < 5 mU/l. As características destas duas terminações do espectro são apresentadas na Tabela 3.8.

Causas de insuficiência de GH (Tabela 3.9)

Insuficiência idiopática isolada de GH. Na maioria (> 80%) dos casos, a insuficiência de GH é "isolada", ou seja, não está associada a outras deficiências de hormônio pituitário. A maior parte dos casos situa-se na faixa "leve" e não na faixa "severa" descrita acima. Atualmente, sabe-se que o defeito básico nesta categoria etiológica está relacionado com a síntese ou liberação do peptídeo hipotalâmico GHRH. A patogênese precisa é desconhecida. Contudo, estes pacientes respon-

Tabela 3.7 Principais características clínicas das síndromes de Russel-Silver, Williams e Aarskog

Síndrome de Russel-Silver
Hereditariedade dominante, dominante ligado ao X ou esporádica
Retardo do crescimento intra-uterino
Fronte proeminente
Face triangular
Diminuição da gordura subcutânea
Assimetria dos membros
Aumento do número de nevos
Síndrome de Williams
Hereditariedade autossômica dominante ou esporádica
Deleção do sete q11.23
Retardo no crescimento intra-uterino
Face de elfo
Estenose aórtica
Retardo mental
Loquacidade
Hipercalcemia
Síndrome de Aarskog
Hereditariedade dominante ligado ao X ou esporádica
Hipertelorismo, ptose
Nariz curto
Sindactilia parcial
Mãos largas, curtas
Braquidactilia
Anomalia escrotal

dem à administração de GHRH exógeno secretando GH, indicando que as células somatotróficas são funcionais e que o defeito primário situa-se no hipotálamo. Estes pacientes têm sido rotulados como "idiopáticos", pois não se identifica radiologicamente a presença de lesão ocupando espaço na região da pituitária ou do hipotálamo.

Com o desenvolvimento de melhores técnicas de imaginologia, passou a ser descrito um aspecto radiológico conhecido como *síndrome da interrupção da haste pituitária* em alguns pacientes com deficiência severa de GH. Isto se observa no final do espectro dos defeitos "idiopáticos" e freqüentemente está associada a deficiências pituitárias múltiplas.

Deficiências idiopáticas múltiplas do hormônio da pituitária anterior. Deficiência idiopática de GH pode estar associada a deficiência de outros hormônios da pituitária anterior. Deficiências múltiplas de hormônios pituitários geralmente apresentam-se na infância com hipoglicemia, como um resultado da combinação de deficiência do hormônio adrenocortipotrófico (ACTH), levando a hipocortisolemia e deficiência de GH. Icterícia colestática relacionada com cortisol baixo também é uma manifestação neonatal bem conhecida. A presença de micropênis – causada principalmente pela deficiência pré-natal do hormônio luteinizante (LH) – com icterícia e hipoglicemia é quase diagnóstico de hipopituitarismo congênito. Hipopituitarismo de origem pituitária pode estar presente, tornando-se manifesto mais tardiamente, mas geralmente sem distúrbio intelectual.

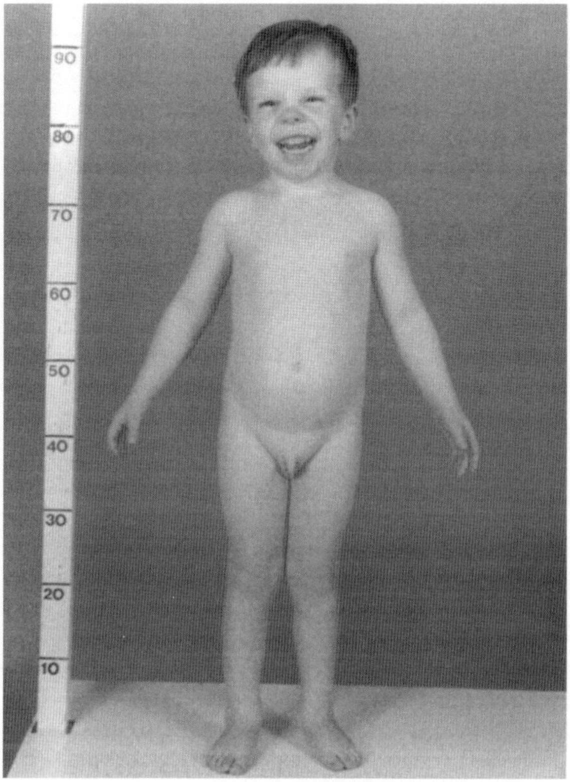

Fig. 3.5 Aspecto de um menino de 5 anos de idade com severa deficiência de hormônio do crescimento. Note o excesso de gordura subcutânea, aspecto imaturo e genitália pequena.

O tratamento de hipopituitarismo congênito é uma emergência neonatal. É crucial administrar hidrocortisona para prevenir hipoglicemia persistente. Caso isso não seja eficaz, deve ser adicionada uma terapia com GH e a reposição de tiroxina também pode ser indicada. A reserva de GH não deve ser testada, uma vez que os testes de estimulação do GH podem induzir hipoglicemia severa e com risco de vida. Níveis sorológicos baixos de IGF-I e IGFPB-3 podem ser sugestivos de deficiência de GH.

Deficiência de GH de origem genética. Com o avanço de estudos moleculares em pacientes com deficiência de GH, foram descritos muitos novos distúrbios genéticos resultando em deficiência severa de GH. A maioria destes defeitos foi relatada em famílias com diversos irmãos afetados. Devemos lembrar que são extremamente raros na população em geral.

Deleções do gen GH-1 parece resultar em quatro variantes de deficiência hereditária de GH (hGH). Estas são:

- tipo IA (recessivo, GH ausente, terapia de anticorpos hGH);
- tipo IB (recessivo, GH baixo, resposta à terapia hGH);
- tipo II (dominante, baixo GH, resposta à terapia hGH); e
- tipo III (ligado ao X, GH baixo, resposta à terapia GH).

Atualmente foram descritas mutações do gene receptor GHRH em diversas comunidades rurais, com alta incidência de consanguinidade. O resultado é uma deficiência severa isolada do GH.

Tabela 3.8 Características clínicas de insuficiência severa e leve de GH

Insuficiência severa de GH
Apresenta-se antes dos 3 anos de idade (a não ser que seja adquirida)
Baixa estatura óbvia
Velocidade de crescimento subnormal desde o nascimento, tornando-se mais anormal com a idade
Hipoglicemia
Micropênis
Deficiências de hormônios da pituitária anterior possivelmente associadas (TSH, ACTH, LH, FSH)
Excesso de adiposidade subcutânea, que aumenta com a idade
Leve hipoplasia médiofacial (somente em casos extremos)
Possíveis características de displasia septo-óptica
Maturação esquelética retardada
Concentração máxima estimulada de GH < 5 mU/l
Insuficiência leve de GH
Improvável de estar presente antes do início da escolaridade
Baixa estatura menos severa
Velocidade de crescimento subnormal, documentada por seguimento cuidadoso por um intervalo mínimo de 12 meses
Insuficiência isolada de GH
Tecido adiposo subcutâneo normal
Retardo na maturação esquelética
Retardo da puberdade

ACTH, hormônio adrenocórticotropico; FSH, hormônio foliculoestimulante; GH, hormônio do crescimento; LH, hormônio luteinizante; TSH, hormônio tireoestimulante.

Atualmente, encontram-se bem documentadas deficiências dos fatores de transcrição pituitários Pit-1 (deficiência de GH, ACTH, hormônio tireoestimulante (TSH), prolactina) e *Prop-1* (deficiência de GH, ACTH, TSH, LH, hormônio folículo estimulante (FSH)) em famílias com deficiências hereditárias múltiplas de hormônios pituitários.

Defeitos estruturais congênitos do SNC. Defeitos congênitos do SNC e que ocorrem na linha média podem causar insuficiência de GH, geralmente com deficiências múltiplas de hormônio pituitário. Contudo, estas lesões causam heterogeneidade endócrina considerável.

A mais freqüente é a síndrome de displasia septo-óptica, consistindo de hipoplasia do nervo óptico, que pode estar associada a ausência do septo pelúcido e disfunção hipotalâmica variável levando ao hipopituitarismo. Insuficiência de GH pode ocorrer com deficiências de ACTH, TSH, LH e FSH e, não infreqüentemente, da vasopressina. Apresenta-se geralmente na tenra infância, quando as anormalidades visuais se tornam aparentes. Foram descritos defeitos no gen HESX-1, principalmente em casos familiares.

Outros defeitos congênitos que podem causar insuficiência de GH são agenesia do corpo caloso, holoprosencefalia e cistos da aracnóide. Estas condições podem ser diagnosticadas através de ressonância magnética (RM), apesar da necessidade de se considerar cuidadosamente o risco de anestesia geral em um lactente com hipopituitarismo.

Tabela 3.9 Principais causas de insuficiência de GH

Genéticas
Mutações GH-1
Mutações receptor GHRH
Mutações Pit-1, Prop-1
Congênitas
Deficiência GHRH
Defeitos estruturais
displasia septo-óptica
agenesia do corpo caloso
incisivo central único
holoprosencefalia
Infecção intra-uterina
Adquiridas
Tumores do SNC
craniofaringioma
germinoma
glioma óptico
Histiocitose
Irradiação do crânio
Traumatismo craniano
Doenças inflamatórias/granulomatosas
Transitórias
Privação psicossocial
Pré-puberais
Hipotireoidismo

SNC, sistema nervoso central; GH, hormônio do crescimento; GHRH, hormônio liberado de GH.

Tumores do SNC: craniofaringeomas. Apesar de raro, este é o tumor mais comum na região hipotalâmica a causar deficiência pituitária na infância. Geralmente, o tumor origina-se na região do hipotálamo e, apesar de histologicamente benigno, é localmente invasivo, envolvendo estruturas adjacentes, que podem afetar a função pituitária. A apresentação clínica freqüentemente se deve ao aumento da pressão intracraniana ou distúrbio visual devido à proximidade com o quiasma óptico. Anormalidades bioquímicas endócrinas, das quais a deficiência de GH é mais freqüente, são muitas vezes detectáveis quando da apresentação à consulta. O tratamento do craniofaringeoma é complexo e controvertido. Estudos realizados por Stanhope no Great Ormond Street Hospital de Londres enfatizaram a devastadora morbidade endócrina e psiconeurológica da cirurgia radical com remoção do tecido hipotalâmico.

Tumores do SNC: germinoma, glioma do nervo óptico. Estes dois tumores freqüentemente envolvem o eixo hipotâlamo-pituitário. O germinoma pode apresentar-se com diabetes insípido somente por longos anos antes que o próprio tumor ou outras deficiências pituitárias se tornem manifestas. Conseqüentemente, o assim chamado diabetes insípido "idiopático" sempre deve ser observado como suspeito e investigado com imaginologia do SNC. O engrossamento da haste pituitária pode ser a primeira anormalidade radiológica. Elevação dos níveis de β-gonadotrofina coriônica humana (hCG) no soro e, possivelmente no líquido cerebroespinal pode ser utilizada como um marcador tumoral.

Glioma do nervo óptico, que ocorre mais comumente em pacientes com neurofibromatose, também pode estar associado a deficiência pituitária. Ambos os tumores podem ser tratados com radioterapia localizada, que pode levar à insuficiência de GH (veja Capítulo 12).

Histiocitose. A lesão infiltrativa da histiocitose envolve tipicamente o hipotálamo e causa diabetes insípido. Em um certo número de casos isso estará associado à insuficiência de GH.

Irradiação do crânio. O tópico de distúrbio endócrino relacionado com o tratamento do câncer infantil é abordado detalhadamente no Capítulo 12. É suficiente afirmar que todas as crianças que receberam irradiação do SNC, seja para profilaxia da leucemia, para tumores distantes ou adjacentes à região hipotálamo-hipofisária ou durante irradiação de corpo total, apresentam algum risco para o desenvolvimento de insuficiência de GH. Conseqüentemente, estes pacientes constituem um grupo importante que requer monitorização endocrinológica atenta e acompanhamento cuidadoso.

Diagnóstico de insuficiência de GH

Insuficiência de hormônio do crescimento não é uma condição de fácil diagnóstico. Claro, existem exceções, nas quais a criança de tenra idade exibe claramente evidências de falha de crescimento, e um teste diagnóstico para secreção do GH mostra de forma inequívoca a evidência de insuficiência de GH. No entanto, como foi indicado anteriormente, a maioria das crianças com insuficiência de GH não entra nessa categoria de insuficiência "severa" de GH (veja Tabela 3.8). Uma combinação de critérios de auxologia e critérios bioquímicos é necessária para fazer o diagnóstico. Terapia com GH não deve ser prescrita sem documentação da insuficiência bioquímica de GH.

Critérios de auxologia podem ser resumidos como:

- baixa estatura;
- altura inapropriadamente baixa em relação à altura alvo; e
- velocidade de crescimento subnormal (deve ser de < 25º percentil para a idade).

Diagnóstico bioquímico

Testes fisiológicos: perfil de GH. A secreção de GH é pulsátil, com picos ocorrendo aproximadamente a cada 3 horas. Pode-se obter um padrão da secreção de GH, demonstrando picos e quedas fisiológicos através de coleta de amostras venosas a cada 20 minutos, determinando-se os níveis de GH no soro. O assim chamado perfil de GH pode ser realizado por um período de 24 horas. A criança deve estar aclimatizada com o local onde se realiza o exame. A insuficiência de GH pode ser diagnosticada ou excluída examinando-se o pico do GH alcançado durante a coleta. Insuficiência de GH deve ser considerada caso o valor de pico do GH seja < 15 mU/l.

Um perfil de GH consome tempo, é trabalhoso além de ser um procedimento caro, não sendo recomendado para a prática clínica de rotina. É uma importante técnica para pesquisa, quando podem ser realizadas análises sofisticadas da dinâmica secretória do GH.

Testes fisiológicos: excreção urinária do GH. A determinação da concentração urinária do GH em uma coleta noturna de urina ou de uma coleta de urina de 24 horas pode ser utilizada mais como um teste de *screening,* para excluir insuficiência de GH e não como um teste definitivo para seu diagnóstico. O método foi criticado devido a sua baixa reprodutibilidade de um dia para o outro. Conseqüentemente, recomendam-se coletas seqüenciais e cada laboratório deve estabelecer sua própria variação normal.

Marcadores sorológicos da secreção ou ação do GH. IGF-I e IGFBP-3 sorológicos, como foi explicado na seção sobre fisiologia normal, são dois peptídeos que refletem o *status* da secreção GH, desde que o receptor GH esteja funcionando normalmente. Na deficiência severa de GH, os níveis de IGF-I e IGFBP-3 são baixos, enquanto na criança com crescimento normal eles são normais. O problema é que existe uma grande sobreposição em ambas variações na criança normal e na criança com deficiência menos severa de GH, ou seja, na maior parte das crianças com insuficiência de GH. Conseqüentemente, IGF-I e IGFBP-3, para os quais os ensaios são difíceis e caros, não apresentam um valor comprovado para o diagnóstico de maioria das crianças com insuficiência de GH.

Testes farmacológicos. Testes de estimulação do GH. Os níveis de GH são baixos durante grande parte de um período de 24 horas. Conseqüentemente, insuficiência de GH não pode ser diagnosticada através de um exame de sangue randomizado. O teste de estimulação do GH foi estabelecido para avaliar o nível sorológico máximo de GH que pode ser liberado em resposta a um estímulo farmacológico. Existem *muitos* agentes farmacológicos que podem induzir a liberação do GH. Aqueles que também estimulam a secreção de ACTH, causando um aumento no cortisol do soro, apresentam alguma vantagem teórica.

Um teste em particular geralmente é adotado como de uso rotineiro em uma unidade de endocrinologia pediátrica. Hidmarsh, do Middlesex Hospital de Londres, publicou amplamente as vantagens relativas dos diferentes testes. Cinco testes estão descritos na Tabela 3.10, seguidos de breves comentários sobre seus méritos.

Comentários e interpretação

Os dois testes mais comumente usados na prática endocrinológica pediátrica no Reino Unido são os testes do glucagon e da clonidina. O teste do glucagon estimula a secreção do cortisol, o que pode ser uma vantagem caso se suspeite de deficiências múltiplas de hormônios pituitários. Como foi indicado, o teste de glucagon pode causar hipoglicemia, particularmente em crianças de tenra idade. O teste de tolerância à glicose (ITT) está sendo gradualmente abolido na prática pediátrica no Reino Unido, devido aos riscos de hipoglicemia severa. Os testes nunca devem ser usados para crianças com menos de 5 anos de idade. Em mãos experientes, numa unidade de endocrinologia pediátrica de confiança, o ITT é seguro e provavelmente fornece o melhor estímulo validado para a secreção de GH. Não deve ser realizado em um ambiente onde se pratica a pediatria geral. O teste GHRH estimula diretamente a pituitária e, na nossa experiência, a resposta do GH pode não diferenciar a criança com deficiência de GH da criança portadora de baixa estatura normal.

Quantos testes de estimulação de GH são necessários para fazer um diagnóstico seguro de insuficiência de GH? No Reino Unido, consideramos que um teste tecnicamente satisfatório, quando combinado com observações auxológicas válidas, é suficiente. Certamente esta consideração não é o consenso no restante da Europa e nos Estados Unidos da América do Norte, onde são realizados pelo menos dois testes. Confiança no valor de auxologia de alta qualidade deve eliminar a necessidade de um segundo teste. O que constitui um teste de estimulação de GH normal – ou um teste anormal? Se somente os endocrinologistas pediátricos pudessem concordar! Correndo o risco de simplificar excessivamente a interpretação de um teste de estimulação:

- um pico do nível de GH durante um teste realizado de forma satisfatória (com todas as amostras coletadas) de < 15 mU/l é sugestivo de insuficiência de GH;
- um pico de GH de 15-25 mU/l pode ser consistente com insuficiência de GH caso os critérios de auxologia estejam presentes; e
- um pico de GH de > 25 mU/l dificilmente será consistente com insuficiência de GH.

Tabela 3.10 Detalhes de testes de estimulação do GH. Necessidades absolutas *antes* de qualquer teste de estimulação do GH são a documentação da concentração sorológica normal do cortisol (> 100 nmol/l). Stilboestrol (primeiramente 1 mg duas vezes ao dia por 2 dias) é administrado em alguns centros antes dos testes em pacientes com uma idade óssea > 10 anos

Teste do glucagon	
Dose	15 μg/kg intramuscular
Amostra	GH, cortisol, glicose aos 0, 30, 60, 90, 120, 150, 180 minutos
Complicação	Hipoglicemia, particularmente em crianças jovens; náusea
Necessidade	Médico disponível durante toda execução do teste
Contra-indicação	Epilepsia em crianças jovens
Teste da clonidina	
Dose	0,15 mg/m^2 por via oral
Amostra	GH aos 0, 30, 60, 90, 120, 150, 180 minutos
Complicação	Potencialmente hipotensão
Necessidade	Monitorização PA
Teste de tolerância da glicose	
Dose	0,15 unidades/kg intravenosamente
Amostra	GH, cortisol, glicose aos 0, 20, 30, 60, 90 e 120 minutos
Complicação	Hipoglicemia
Necessidade	Médico à beira do leite durante a execução de todo o teste, glicose sanguínea < 2,2 mmol/l
Conta-indicação	Idade < 5 anos, epilepsia
Teste da arginina	
Dose	0,5 g/kg intravenosamente por 30 minutos
Amostra	GH aos 0, 30, 60, 90, 120 e 150 minutos
Complicação	Náusea; irritação no local da injeção IV
Teste GHRH	
Dose	1 μg/kg intravenosa
Amostra	GH aos 0, 15, 30, 60, 90 e 120 minutos
Complicação	Leve rubor facial

GH, hormônio do crescimento; GHRH, fator de liberação do hormônio do crescimento.

Uma entidade conhecida como disfunção neurossecretora de GH foi descrita por Bercu nos anos de 1980. Isto refere-se à combinação de:

- secreção "normal" de GH em resposta à estimulação farmacológica;
- insuficiência clínica de GH com velocidade subnormal de crescimento;
- secreção espontânea subnormal de GH examinada num perfil de GH de 24 horas; e
- resposta ao tratamento com GH.

Esta entidade tem sido aceita de forma geral pela comunidade endócrina pediátrica, sendo importante lembrar sua existência. Pode explicar a combinação aparentemente anômala de resposta normal do GH à estimulação e de insuficiência clínica do GH. Em caso de dúvida, acredite na auxologia!

Outras causas endócrinas da baixa estatura

Hipotireoidismo

Quando não tratado, o hipotireoidismo congênito leva ao atraso severo do crescimento. Desde a introdução do *screening* neonatal, esta causa da baixa estatura foi amplamente eliminada. No entanto, hipotireoidismo adquirido causado por uma tireoidite auto-imune pode causar baixa estatura. Por isto, a necessidade de avaliar a função tireoideana em todas as crianças com baixa estatura que necessitam de investigação.

Síndrome de Cushing

Hipercortisolemia suprime o crescimento linear. Conseqüentemente, a maioria dos pacientes com síndrome de Cushing, caso a mesma esteja presente por muitos meses, desenvolverá crescimento anormal. Exceções são casos nos quais existe secreção excessiva de andrógenos adrenais, que podem contra-agir ao efeito supressor do crescimento apresentado pelo cortisol. Em crianças e adolescentes com doença de Cushing, a altura pode ser significativamente discrepante com o peso, situando-se abaixo do 3º percentil em aproximadamente 50% dos pacientes.

Resistência ao GH

Resistência ao GH é responsável por um número relativamente pequeno de pacientes com baixa estatura. Em sua forma severa, apresenta-se como síndrome de Laron, um distúrbio autossômico recessivo causado por uma mutação homozigótica do receptor GH. Estes pacientes são muito raros e a falha no crescimento é extrema, com uma altura adulta final de 120 a 130 cm. Existe alguma evidência de que formas mais leves de resistência ao GH podem ser causa de baixa estatura, mas isto ainda não foi estabelecido até o momento.

Displasias esqueléticas

Este é um grupo variado que combina distúrbios genéticos, dismorfológicos, radiológicos, ortopédicos e endocrinológicos. Estes pacientes são encaminhados porque apresentam estatura desproporcional e crescimento severamente afetado, com uma altura adulta bastante reduzida. A classificação de displasias esqueléticas é altamente complexa e situa-se além do escopo deste capítulo. Contudo, as características-chave de três formas – acondroplasia, hipocondroplasia e hipoplasia cartilaginosa capilar – são apresentadas na Tabela 3.11.

Doenças pediátricas crônicas

Atualmente reconhece-se que doença crônica perturba o crescimento linear na infância e adolescência, podendo ser causa não-suspeitada de baixa estatura. O grau de falha de crescimento varia consideravelmente de um efeito relativamente leve (p. ex., na asma, doença falciforme) a estatura severamente baixa na doença de Crohn e na artrite crônica infantil. Ingesta calórica reduzida e aumento do gasto energético provavelmente são fatores de contribuição. A patogênese da supressão do crescimento é pouco compreendida; no entanto, certos mecanismos tais como a má-nutrição (fibrose cística, doença de Crohn) (Fig. 3.6), inflamação sistêmica (artrite crônica), hipoxia (doença cardíaca congênita cianótica) e distúrbios metabólicos (doença do armazenamento de glicogênio, insuficiência renal) podem atuar influenciando. Resistência ao GH também pode estar presente (doença de Crohn, insuficiência renal). Retardo da maturação e da puberdade geralmente acompanham o distúrbio de crescimento. Algumas das causas mais comuns de falha de crescimento resultantes de doenças crônicas encontram-se representadas na Tabela 3.12.

Tabela 3.11 Características clínicas da acondroplasia, hipocondroplasia e hipoplasia capilar e de cartilagem

Acondroplasia
Mutação FGF receptor
Autossômica dominante
Encurtamento severo dos ossos longos
Cabeça grande
Face média hipoplástica
Lordose lombar
Anemia na infância
Altura infantil – 5 a – 6 SDS
Altura adulta aproximada:
masculino, 132 cm
feminino 125 cm
Hipocondroplasia
Mutação FGF receptor 3
Autossômica dominante
Acentuada variação quanto à severidade
Cabeça e face normal
Membros curtos
Falta radiológica da distância interpedicular lombar
Distúrbio do crescimento puberal
Altura aproximada do adulto:
masculino, 155 cm
feminino, 142 cm
Hipoplasia capilar e de cartilagem
Autossômico recessivo
Heterogeneidade fenotípica intrafamiliar
Membros curtos
Cabelo fino, esparso
Hipertelorismo
Imunidade celular defeituosa
Distúrbio do crescimento puberal
Altura adulta aproximada:
masculino, 131 cm
feminino, 123 cm

FGF, fator de crescimento dos fibroblastos; SDS, desvio-padrão.

Privação psicossocial

Também se sabe muito bem que um ambiente familiar e social adverso pode retardar o desenvolvimento físico de uma criança. Existe uma relação estabelecida entre *status* socioeonômico e crescimento físico. Conseqüentemente, a exclusão do *status* social de uma análise de privação psicossocial é muito difícil. Blizzard & Bulatovic (1992) dividiram a privação psicossocial em dois tipos. Tipo 1 refere-se a crianças com < 3 anos de idade com incapacidade não-orgânica de desen-

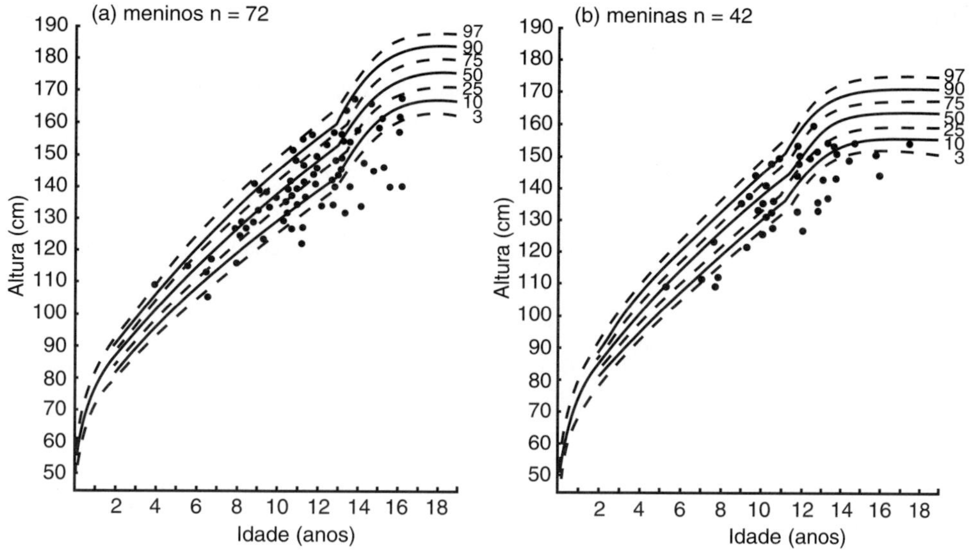

Fig. 3.6 Alturas em (a) meninos e (b) meninas com doença de Crohn encaminhadas ao Departamento de Gastroenterologia Pediátrica, St Bartholomew's Hospital, Londres.

Tabela 3.12 Distúrbios pediátricos crônicos causando distúrbio do crescimento linear

Sistema	*Distúrbio*	*Comentários sobre a patogênese*
Gastrointestinal	Doença celíaca, doença de Crohn, refluxo gastroesofágico, enteropatia com perda de proteína	Ingesta energética reduzida, citoquinas suprimindo a produção IGF-I, má absorção
Hematológico	Leucemia, doença falciforme, talassemia	Quimioterapia intensiva, deposição de ferro a partir de transfusões
Cardíaco	Grandes defeitos interventriculares ou de grandes artérias, cardiopatia cianótica, hipertensão pulmonar	Ingesta energética reduzida, aumento dos gastos energéticos, aumento da trabalho respiratório, hipoxemia
Respiratório	Asma, fibrose cística, displasia broncopulmonar	Aumento do gasto energético, esteróides inalados, redução da ingesta calórica, insuficiência pancreática
Renal	Insuficiência renal crônica, pós-transplante	Acido por má-nutrição proteico-energética, perda de sódio, baixa bioatividade IGF-I IGFBPs elevados, resistência GH, tratamento com esteróides
Metabólico	Diabetes melito, erros inatos do metabolismo	Deficiências de insulina e IGF-I, ingesta energética reduzida
Neurológico	Paralisia cerebral, hemiplegia, mielomeningocele	Ingesta energética reduzida, aumento do gasto energético, lesão neurológica, doença crônica associada

CHD, doença cardíaca congênita; IGF, hormônio de crescimento semelhante à insulina; IGFBP, proteína de ligação IGF.

volvimento, enquanto o tipo 2 descreve crianças mais velhas com baixa estatura e insuficiência de GH. Skuse *et al.* (1996) relatou uma variante conhecida como "baixa estatura hiperfágica", que descreve crianças que demonstram comportamento anormal com hiperfagia, polidipsia, falha de crescimento, insuficiência GH e resistência ao tratamento dom GH exógeno. A insuficiência de GH é reversível encaminhando-se a criança a um meio ambiente favorável.

Privação psicossocial sempre deve ser considerada quando uma criança é encaminhada por baixa estatura. Contudo, este diagnóstico raramente é feito no consultório. É mais provável que uma criança com este risco seja classificada como pequena e com baixo peso. O papel crucial do endocrinologista é insistir para que a criança seja cuidadosamente medida e sua altura documentada. Medidas seqüenciais de sua altura (e peso) podem fornecer a única evidência quantitativa da negligência e conseqüentemente são de enorme benefício para o desenvolvimento futuro da criança.

TRATAMENTO DA BAIXA ESTATURA

Na endocrinologia pediátrica é dada muita atenção ao tratamento da baixa estatura com diferentes preparados hormonais. Na verdade, temos uma escolha muito pobre no que diz respeito a terapias que promovem o crescimento e que estejam disponíveis para o uso clínico. O hormônio de crescimento é licenciado para o tratamento da insuficiência de GH na síndrome de Turner, síndrome de Prader-Willi, crianças com PIG baixa e crianças com insuficiência renal. Tratamento com esteróides sexuais está disponível para a estimulação do crescimento puberal. Outras terapias, tais como GHRH e IGF-I, são utilizadas na pesquisa, mas ainda estão longe de estarem disponíveis para a prática de rotina.

Conseqüentemente, o pediatra fica preocupado mais com o medicamento licenciado a usar do que *quando* este deve ser empregado. Nesta seção, serão discutidas *guidelines* para o uso seguro e eficaz de terapias hormonais estabelecidas.

Retardo constitucional do crescimento e da puberdade

O bem-estar físico e psicológico de uma criança ou adolescente com retardo do crescimento e da puberdade pode ser segura e eficazmente melhorado por meio de tratamento hormonal. De fato, esta é uma das condições de tratamento mais recompensadora para os pais, família e para o pediatra. De longe, a maioria dos pacientes atendidos com este problema são meninos. A sociedade parece favorecer indivíduos altos, em todas as idades; conseqüentemente, ser baixo e fisicamente imaturo pode criar estresse psicológico considerável, particularmente durante a adolescência. As indicações para consideração de um tratamento encontram-se resumidas na Tabela 3.13.

Metas do tratamento

Sexo masculino

As metas do tratamento dependem da idade do paciente. No menino de 10 a 13 anos de idade, a meta é induzir a aceleração do crescimento. No menino de 14 anos de idade ou mais, a meta é induzir a aceleração do crescimento juntamente com a virilização. Em ambos os grupos o tratamento deve evitar o excesso no avanço da idade óssea. O tratamento consiste de tratamento a curto prazo com andrógeno.

Tabela 3.13 Indicações para consideração de terapia hormonal no paciente com retardo constitucional de crescimento e puberal

Baixa estatura
Baixa velocidade de crescimento
Retardo no desenvolvimento sexual secundário
Proporções corporais anormais (pernas longas, tronco curto)
Densidade mineral óssea reduzida
Distúrbio psicológico relacionado com
uma auto-imagem pobre
ser diferente e sentir-se diferente de seus pares
falta de confiança
depressão
rejeição escolar
agressividade, delinqüência
poucas oportunidades de emprego
Preocupações dos pais

Oxandrolona

Oxandrolona é um derivado testosterona não-aromatizável com efeitos anabólicos e fraca atividade andrógena. Não está licenciada no Reino Unido, mas pode ser prescrita numa named-patient basis.

No grupo etário mais jovem acima mencionado, a aceleração do crescimento pode ser induzida com o uso de oxandrolona 1,25 a 2,5 mg/dia oralmente por 6 a 12 meses. Um guia útil para a dosagem é: 1,25 mg para < 12 anos, 2,5 mg para > de 12 anos. Este regime aumenta a velocidade de crescimento de aproximadamente 4 cm/ano para 7,5 cm/ano durante os 6 primeiros meses de tratamento. Não ocorrerá virilização e a idade óssea não avançará anormalmente. Se no final do tratamento o paciente apresentar evidência de aumento testicular de > 4 ml, pode-se esperar que o crescimento linear continue além da taxa pré-puberal.

Testosterona

Tratamento com testosterona deve induzir a aceleração do crescimento e a virilização. Conseqüentemente, seu uso é indicado no grupo etário mais velho conforme acima mencionado, no qual se faz necessário o crescimento e o desenvolvimento sexual secundário. Ésteres da testosterona estão licenciados como terapia de reposição.

Cipionato de testosterona (Sustanon) ou enathate (Primoteston Depot) 25 a 50 mg 2 semanas a 100 a 125 mg 4 semanas através de injeção intramuscular por 3 a 6 meses devem induzir a aceleração do crescimento e virilização. Deve-se finalizar um esquema de injeções de 3 a 6 meses para realizar uma reavaliação da altura, estágio puberal e idade óssea. Caso necessário, particularmente se o volume testicular for de < 5 a 6 ml, pode ser administrado um segundo esquema em data posterior. A altura final não é afetada, desde que a dosagem apropriada tenha sido utilizada.

Sexo feminino

Em meninas com retardo do crescimento e puberdade, etimilestradiol 2 μg/dia oralmente por 6 a 12 semanas pode induzir alguma aceleração do crescimento, que pode estar associada a desenvolvimento mamário precoce.

Insuficiência de hormônio de crescimento

Insuficiência de GH pode ser eficazmente tratada com hormônio de crescimento recombinante. Um tratamento com sucesso é potencialmente capaz de normalizar a altura, mas isto gera um custo significativo e utiliza uma forma de tratamento bastante invasiva com injeções subcutâneas diárias. Deve-se aceitar um princípio biológico fundamental que é: quanto mais severa a insuficiência de GH, maior o benefício advindo da terapia de reposição.

Cada criança considerada para um tratamento com GH deve ser avaliada detalhadamente, de modo que o tratamento fique reservado para aquelas que se beneficiarão de modo inequívoco com o aumento da altura adulta final. Atualmente, no Reino Unido o diagnóstico de insuficiência de GH é feito numa média de idade de aproximadamente 9 anos. Isto é muito tarde para a obtenção de um resultado ideal a longo prazo. Diagnóstico e início precoce do tratamento deve ser a meta de todos os envolvidos na avaliação do crescimento.

Guidelines ***para a terapia com GH***

Antes de iniciar o tratamento, a avaliação auxológica por 12 meses é essencial por diversos motivos.

1 Avaliação puberal e idade óssea devem indicar a existência de um potencial de crescimento.
2 A velocidade de tratamento deve ser subnormal antes de iniciar o tratamento.
3 Avaliação da velocidade de crescimento antes do tratamento, preferencialmente por 12 meses, é necessária para comparar a velocidade de crescimento sob tratamento 1 ano após o mesmo ter iniciado.
4 A família deve estar completamente comprometida depois de uma discussão detalhada.

No início do tratamento, e útil explicar que uma avaliação formal da resposta ao tratamento ocorrerá após 1 ano. Nesta época, um *aumento* na velocidade de crescimento > 2 cm/ano em comparação com o valor pré-tratamento é necessário para justificar a continuidade do tratamento. Caso tal incremento não ocorra, o tratamento deve ser interrompido. Caso ocorra uma resposta inequívoca, o tratamento deve ser continuado até que seja alcançada a altura final. Monitorização auxológica com ajuste da dosagem deve ser realizada a cada 6 meses.

O aumento da dosagem do GH durante a puberdade é controvertido. Caso o crescimento puberal normal esteja ocorrendo, recomendamos deixar a dose inalterada. Depois do crescimento linear completado deve-se tentar novamente a secreção de GH. Muitos pacientes não apresentarão uma resposta normal. Aqueles com resposta subnormal devem ser encaminhados para um seguimento endocrinológico de adultos.

Guidelines para a terapia com GH encontram-se resumidas na Tabela 3.14.

Eventos adversos

GH recombinante está consideravelmente livre de efeitos colaterais. A complicação da doença de Creutzfeldt-Jakob associada a GH extraído da pituitária foi amplamente publicada. Por este motivo, deve ser utilizado somente GH biossintético. Foi relatada leucemia associada a terapia com GH. Isto provocou grande alarme e recentemente um grande número de estudos epidemiológicos cuidadosos demonstraram que a incidência de leucemia, pelo menos na Europa e nos Estados Unidos da América do Norte, em pacientes recebendo hormônio de crescimento, não foi maior que na população em geral. Também não existe qualquer evidência convincente de que a terapia com GH estimula o recrescimento tumoral em crianças com câncer.

Tabela 3.14 *Guidelines* para terapia com GH em crianças com insuficiência de GH

Diagnóstico precoce e início precoce de tratamento
Dose: 0,025 a 0,05 mg/kg/dia
Via de administração: subcutânea
Horário de administração: à noite
Avaliação formal após 1 ano de tratamento
Avaliação semestral do crescimento/desenvolvimento
Monitorização do crescimento puberal
Descontinuar GH quando completar o crescimento (velocidade de crescimento < 2,0 cm/ano)
Testar novamente o GH antes da idade adulta

Baixa estatura genética

Existem cada vez mais evidências de que a terapia com GH não aumenta significativamente a altura final na maioria das crianças com baixa estatura genética ou naquelas classificadas como "normalmente baixas". Estas crianças não são GH-insuficientes e, conseqüentemente, não se espera que sejam sensíveis ao tratamento com GH. Terapia com GH pode aumentar a velocidade de crescimento no início, mas o benefício aparente logo é perdido devido à estimulação simultânea da maturação óssea. A única situação na qual pode ser indicada uma tentativa com GH é quando se suspeita de uma disfunção neurossecretora de GH. Caso as características clínicas de insuficiência de GH estejam presentes – baixa estatura e baixa velocidade de crescimento, combinada com secreção aparentemente normal de GH –, pode ser indicada uma tentativa de tratamento de 1 ano com GH em dosagem-padrão.

Tratamento com hormônio de crescimento em distúrbios sem deficiência de GH

A disponibilidade de GH recombinante, apesar de ser de alto custo, levou ao seu uso em diversos distúrbios sem deficiência de GH nas quais suas propriedades farmacológicas podem beneficiar o crescimento. Nestes distúrbios, situam-se as síndromes de Turner e Noonan, baixa estatura relacionada a PIG, doença renal e displasias esqueléticas. Cada uma destas categorias será brevemente discutida a seguir.

Síndrome de Turner

Como descrito acima, a altura final média na síndrome de Turner é de aproximadamente 145 cm. Conseqüentemente, se a terapia com GH pode melhorar esta altura significativamente, seu emprego rotineiro pode ser justificado. Um resumo da situação atual está demonstrado na Tabela 3.15. Deve ser lembrado que dados atuais sobre isto aparecem continuamente.

Atualmente, a síndrome de Turner é uma indicação licenciada para a terapia com GH, utilizando-se uma dosagem recomendada de 0,05 mg/kg/dia. A adição de estrogênio parece não melhorar a resposta. Informação recente sugere que a adição de oxandrolona em uma dosagem de 0,0625 mg/kg/dia pode aumentar a resposta ao tratamento.

Tabela 3.15 Resumo da terapia com GH na síndrome de Turner

Tratamento com GH aumenta a velocidade de crescimento na síndrome de Turner
O efeito é dosagem-dependente, sendo indicadas doses suprafisiológicas
Estatisticamente, a terapia com GH a longo prazo aumenta a altura final
O aumento médio parece ser de aproximadamente 7 a 9 cm
Recomenda-se uma dosagem de 0,05 mg/kg/dia
A resposta individual ao GH é altamente variável
A idade ideal para iniciar o tratamento não foi estabelecida

Terapia de reposição de esteróide sexual na Síndrome de Turner

A terapia de reposição com estrógeno pode ser iniciada por volta dos 11 anos de idade, utilizando o regime a seguir: 2 μg/dia por 1 ano, depois 4 μg/dia por 1 ano, depois 6, 8, 10 μg aumentando a cada 4 meses. Depois que a dosagem de 10 μg/dia tenha sido administrada por aproximadamente 6 meses, pode ser adicionado noretisterona 5 mg/dia, a ser tomada nos dias 1 a 14 de cada mês do calendário. Ao completar o desenvolvimento puberal, deve ser arranjada a transferência para um ginecologista e endocrinologista de adultos.

Síndrome de Noonan

Existem muito menos dados publicados sobre o efeito da terapia com GH na síndrome de Noonan. O grupo do St Bartholomew's Hospital de Londres publicou os resultados de 1 ano de tratamento usando a dosagem de 0,05 mg/kg/dia. Houve uma aceleração mantida do crescimento, com a velocidade de crescimento aumentando de 3,8 para 10,5 cm/ano. Não foram detectados efeitos deletérios sobre a espessura do músculo cardíaco. Benefícios a longo prazo com terapia de GH não foram estabelecidos e a síndrome de Noonan não é uma indicação licenciada para terapia com GH. Os pacientes devem entrar em experiências terapêuticas oficiais em vez de serem tratados em base *ad hoc.* Aguarda-se por dados a longo prazo.

Baixa estatura associada a PIG

Vários estudos mostraram que a terapia com GH causa um aumento dose-dependente na velocidade de crescimento neste grupo de pacientes. De Zegher *et al.* (1998) relatou que uma terapia com altas doses por um período de 2 anos induziu um *catch-up* do crescimento que pode ser mantido depois que o tratamento foi cessado. Um *catch-down* no crescimento foi relatado quando o tratamento é descontinuado na infância. Em 2003, uma licença européia foi concedida para o tratamento de crianças com PIG. Isto foi baseado em dados que mostravam a altura adulta final na variação-alvo normal. A dose recomendada é de 0,033 a 0,066 mg/kg/dia.

Doença renal

Crianças com insuficiência renal crônica geralmente crescem pouco e o tratamento com GH foi exaustivamente estudado. Estes pacientes geralmente apresentam algum grau de resistência ao GH e, conseqüentemente, requerem doses farmacológicas de GH para um efeito que promova o crescimento. Terapia com GH em uma dosagem de 0,05 mg/kg/dia foi capaz de aumentar significativamente a velocidade de crescimento na insuficiência renal crônica pré-terminal e, também, menos impressionantemente, na doença renal em estágio final. GH também pode ser utilizado após o transplante para contra-atuar o efeito da terapia esteróide. A otimização dos aspectos eletrolíticos e nutricionais também é importante no tratamento para promover o crescimento. O uso de GH na doença renal deve ser monitorado em um departamento especializado em doença renal com especialistas neste tratamento.

Displasias esqueléticas

Pacientes com displasia esquelética podem apresentar secreção normal de GH. Não parece provável que a terapia a longo prazo com GH aumente significativamente a altura final. Dados provenientes do Middlesex Hospital de Londres sugerem que GH pode ser eficaz na estimulação do crescimento puberal, particularmente na hipocondroplasia. Aguardam-se por dados adicionais sobre longo prazo.

Tratamento da baixa estatura em doenças pediátricas crônicas

A baixa estatura observada em doenças crônicas geralmente é o resultado de uma combinação de mecanismos patogenéticos. Por exemplo, na doença de Crohn existe má-nutrição e inflamação ativa. Na fibrose cística existe uma redução da ingesta energética combinada com um maior gasto energético e insuficiência pancreática. Não existe lógica de se esperar que um tratamento com um agente que promove o crescimento tal como o GH possa sobrepujar ou eliminar estes processos. A criança com doença crônica pode apresentar um *status* catabólico que induz à resistência de GH; conseqüentemente a terapia com GH não será eficaz.

Como descrito acima, a maioria das doenças crônicas causa um retardo na maturidade. É razoável tentar tratar o retardo da puberdade com esteróides sexuais, apesar do processo patológico poder resultar em alguma resistência a andrógenos e estrógenos. O tratamento mais eficaz da baixa estatura na doença crônica é o tratamento eficaz da doença primária. Isto tem sido demonstrado de forma dramática na doença de Crohn, na qual a ressecção do intestino delgado, realizada com sucesso, resulta em espetacular *catch-up* do crescimento (Fig. 3.7).

Privação psicossocial

Privação psicossocial também pode ser encarada como um estado de doença crônica. A melhor terapia para a falha de crescimento associada é corrigir ou reverter a condição domiciliar desvantajosa ou, se isto não é possível, remover a criança de casa para um ambiente de apoio. Neste contexto, o tratamento com GH não é indicado.

IGF-I

IGF-I recombinante foi desenvolvido no final dos anos 1980, sendo a única terapia disponível para o tratamento da resistência genética ao GH. É eficaz na estimulação do crescimento na síndrome de Laron e demonstrou melhorar o controle glicêmico no diabetes melito de adolescentes. No entanto, ainda está para ser encontrada uma indicação terapêutica principal para o IGF-I. Também foi desenvolvido um composto com complexos IGF-I e IGFBP-3. Esta abordagem fisiológica é lógica; contudo, sua eficácia clínica para o tratamento de distúrbios do crescimento ainda precisa ser demonstrada.

Uso de terapia com análogo de GnRH para melhorar o crescimento

Análogos do hormônio liberador da gonadotrofina (GnRH) são, atualmente, o tratamento estabelecido para a puberdade precoce central (veja Capítulo 5). São capazes de suprimir a secreção

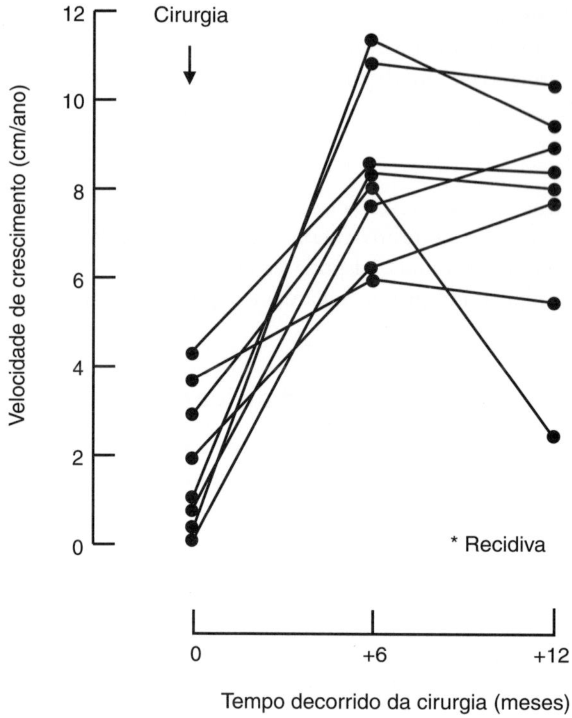

Fig. 3.7 Aumento na velocidade de crescimento após ressecção de intestino inflamado em pacientes pré-puberais e durante a fase precoce da puberdade portadores da doença de Crohn.

de gonadotrofinas e, conseqüentemente, retardar o desenvolvimento puberal. A possibilidade de seu uso em crianças com baixa estatura foi estudada como uma maneira de retardar a puberdade e prolongar o crescimento pré-puberal, o que pode aumentar a altura final.

Uma grande quantidade de literatura emergiu com este tópico, com o consenso geral de que qualquer benefício é marginal. Contudo, existe uma situação clínica na qual parecem ser benéficos. A criança com uma *combinação de puberdade precoce e insuficiência GH*, por exemplo após irradiação do crânio, requer tratamento para aumentar o crescimento antes que ocorra o fechamento epifisário. Nesta situação, nós recomendamos como terapia uma combinação de análogo GnRH e GH. A puberdade pode continuar em seu desenvolvimento numa idade mais apropriada.

Quando envolver um centro especializado

- Deficiência severa de GH ou resistência ao GH.
- Lesão do SNC causando deficiência GH.
- Síndromes dismórficas associadas a baixa estatura severa.
- Tratamento da síndrome de Turner.
- Baixa estatura severa associada a PIG.
- Irradiação craniana associada a deficiência GH.

DESENVOLVIMENTOS FUTUROS

- Métodos alternativos de administração de GH, incluindo um preparado de ação longa a ser desenvolvido.
- Preparados que promovem o crescimento, tais como IGF-I e IGF-I/IGFBP-3 foram testados como uma alternativa para o GH mas que não foram atualmente estabelecidos como melhores, exceto em resistência genética severa de GH.
- O uso de análogos GnRH para retardar a puberdade e possivelmente aumentar a altura final foram tentados neste tratamento, exceto em pacientes com deficiência severa de GH não foram estabelecidos como apresentando um melhor resultado a longo prazo.
- Devem ser desenvolvidos estudos genéticos para identificar a base molecular do distúrbio de crescimento. O componente clínico essencial para estes estudos é estabelecer o fenótipo clínico preciso em combinação com a análise genética.

PONTOS DE CONTROVÉRSIA

- Tratamento de crianças sem deficiência GH com hGH é uma importante questão de controvérsia relacionada com o benefício clínico, o risco de terapia e a saúde econômica.
- A forma ideal de *screening* de crescimento na comunidade é controvertida. Em geral, pediatras comunitários favorecem um pequeno número de medidas, enquanto endocrinologistas pediátricos e grupos de apoio ao paciente, tais como a Child Grow Foundation, favorecem medidas múltiplas durante todo o período pré-escolar e durante os anos de escola. Esta última abordagem provavelmente é a ideal; no entanto, não existem meios disponíveis para um *screening* detalhado e abrangente do crescimento.
- A análise genética de pacientes com baixa estatura está aumentando em freqüência. Apesar de ser difícil provar um benefício direto para o paciente, diferente dos distúrbios tais como neoplasia endócrina múltipla, a análise genética e identificação de mutações genéticas contribuem com a caracterização e compreensão da fisiopatologia dos distúrbios do crescimento.

ARMADILHAS POTENCIAIS

- Sobrediagnóstico de deficiência de GH focalizando-se resultados bioquímicos mais do que auxologia.
- Confiança excessiva na avaliação da idade óssea, que não é uma investigação diagnóstica.
- Relutância em utilizar terapia com testosterona para indivíduos do sexo masculino com retardo da puberdade. Em esquemas curtos, utilizando-se a dose apropriada, não existe efeito comprometedor sobre a altura final e os benefícios psicológicos são grandes.

RELATO DE CASOS

Caso 1

Um garoto de 4 anos de idade estava sendo acompanhado em uma clínica associada médico/cirúrgica por criptorquidismo e ao exame apresentava baixa estatura. Apresentava características dismórficas sutis, com uma face média pequena. Aparentemente era sadio. Ambos os testículos eram palpáveis, mas o pênis era pequeno. Sua altura situava-se abaixo do 3º percentil, peso no 10º percentil e a velocidade de crescimento era de 3,4 cm/ano.

Estes achados indicavam que ele era anormalmente pequeno (altura paterna média situava-se no 75º percentil) e ele necessitava de investigação. Os resultados foram os que seguem. Hemograma completo, eritrócitos, taxa de sedimentação eritrocitária (ESR), eletrólitos, creatinina, testes de função hepática e anticorpos antiendomísio eram normais.

Tiroxina total (T4)	48 nmol/l [0,37 microg/dl, NR 4,6-10,5]	[NR 58 a 174]
TSH	1,8 mU/l	[NR 0,3 a 5,0]
T4 livre	6,6 pmol/l [0,53 ng/dl, NR 0,8-2,4]	[NR 11 a 25]
Cortisol	255 nmol/l [9,3 microg/dl, NR 8,0-25,0]	[NR 09:00 h, 300 a 700]
Prolactina	286 mU/l	[NR acima de 360]

Pergunta

1 O que estes resultados significam?

Resposta

1 Eles mostram que ele apresenta hipotireoidismo de origem pituitária porque seu nível de TSH não está aumentado.

Pergunta

2 Qual o próximo passo?

Resposta

2 Ele necessita de um teste de estimulação do hormônio liberador da tireotrofina (TRH).

Resultados do teste de TRH (200 μg IV)

0 min	TSH 1,1 mU/l
20 min	TSH 4,2 mU/l
60 min	TSH 4,8 mU/l

Perguntas

3 Este teste está normal?

4 Ele agora deve passar por avaliação de sua secreção de GH?

5 Outras investigações serão necessárias antes de iniciar seu tratamento com GH?

6 Existem outras deficiências de hormônios pituitários?

Respostas

3 Não, porque o aumento na secreção de TSH é inadequado. Num teste TRH normal o nível de TSH de 20 minutos deve ser maior que o nível de 60 minutos.

4 Não, porque numa criança com hipotireoidismo de qualquer causa, a secreção de GH encontra-se suprimida. O próximo passo é tratar o hipotireoidismo com tiroxina 75 μg/dia.

Depois que o nível de tiroxina estiver normal, pode-se proceder a um teste de estimulação de glucagon (15 μg/kg IM), para avaliar a secreção de GH. Os resultados estão demonstrados na Tabela 3.16.

Todos os valores GH inferiores a 10 mU/l indicam deficiência severa de GH.

5 Sim, ele necessita uma RM da pituitária e hipotálamo para excluir uma causa orgânica para a deficiência de GH, tal como um craniofaringeoma. A RM apresentou uma fossa pituitária extremamente rasa, sem evidência de tecido pituitário. **O diagnóstico é hipopituitarismo idiopático com deficiência de GH e TSH.**

6 Ele apresenta criptorquidia e pênis pequeno. Isto pode ser causado pela deficiência de gonadotrofina, que pode requerer investigação na época da puberdade.

Ele iniciou terapia com GH em uma dosagem-padrão de 0,025 mg/kg/dia. Sua velocidade de crescimento aumentou em 6 meses de 4,9 para 19,2 cm/ano. Este foi um recorde para a clínica. Com a idade de 9,5 sua altura era de 139,6, ou seja, entre o 75º percentil e o 90º percentil e dentro da sua altura-alvo para a idade.

Tabela 3.16 Resultados do teste de estimulação do glucagon

Tempo (minutos)	*GH (mU/l)*
0	0,8
60	0,5
90	1,6
120	1,4
150	0,6
180	0,7

Caso 2

Uma menina de 6 anos de idade foi encaminhada com deficiência de crescimento, pouco apetite, dor abdominal recorrente, fezes gordurosas e vômitos.

Pergunta

1 Qual o diagnóstico para a baixa estatura nesta criança?

Resposta

1 Olhe a Tabela 3.4 e lembre-se de que o pediatra sempre deve abordar o problema da baixa estatura como um generalista e não como um endocrinologista. Ao exame sua altura estava abaixo do 0,4º percentil e seu peso encontrava-se no 2º percentil. Sua velocidade de crescimento era de 1,8 cm/ano (normal é de > 4 cm/ano).

Isto quer dizer que ela necessita de investigações de base para a baixa estatura (Tabela 3.3). Os resultados destas investigações foram os seguintes:

Hb	12,2 g/dl
Ferritina	8,0 μg/l [NR 15-300]
Anticorpos antiendomesial	Positivo
ESR	24 mm/hora

Pergunta

2 Qual é a próxima investigação necessária?

Resposta

2 Biopsia jejunal. Esta mostrou atrofia dos vilos e infiltrado linfocítico na lâmina própria com criptos hiperplásticos. Isto confirmou o diagnóstico de **doença celíaca**.

LEITURAS RECOMENDADAS

Blizzard, R.M. & Bulatovic, A. (1992) Psychosocial short stature: a syndrome with many variables. *Baillière's Clinics in Endocrinology and Metabolism* **6**, 687-712.

Borochowitz, Z.U. & Rimoin, D.I. (1998) Genetic and dysmorphic syndromes of short stature. In: *Growth Disorders: Pathophysiology and Treatment* (eds C.J.H. Kelnar, M.O. Savage, H.F. Stirling & P. Saenger), pp. 297-322. Chapman & Hall Medical, London.

Bourguignon, J.P. (1998) Constitutional delay of growth and puberty. In: *Growth Disorders: Pathophysiology and Treatment* (eds C.J.H. Kelnar, M.O. Savage, H.F. Stirling & P. Saenger), pp. 673-689. Chapman & Hall Medical, London.

Cowell, C.T. (1995) Short stature. In: *Clinical Paediatric Endocrinology* (ed. C.G.D. Brook), pp. 136-172. Blackwell Science, Oxford.

De Zegher, F., Francois, I., Van Helvoirt, M., Beckers, D., Ibanez, L. & Chatelain, P.G. (1998) Growth hormone treatment of short children born small for gestational age. *Trends in Endocrinology and Metabolism* **9**, 233-237.

Donaldson, M.D.C. & Paterson, W. (1998) Abnormal growth: definition, pathogenesis and practical assessment. In: *Growth Disorders: Pathophysiology and Treatment* (eds C.J.H. Kelnar, M.O. Savage, H.F. Stirling & P. Saenger), pp. 197-224. Chap-man & Hall Medical, London.

Hagenäs, L. (1998) Skeletal dysplasias. In: *Growth Disorders: Pathophysiology and Treatment* (eds C.J.H. Kelnar, M.O. Savage, H.P. Stirling & P. Saenger), pp. 338-355. Chapman & Hall Medical, London.

Hindmarsh, P.C. (1998) Endocrine assessment of growth. In: *Growth Disorders: Pathophysiology and Treatment* (eds C.J.H. Kelnar, M.O. Savage, H.F. Stirling & P. Saenger), pp. 237-250. Chapman & Hall Medical, London.

Hindmarsh, P.C. (1999) Evidence-based decisions in growth hormone therapy. In: *Current Indications for Growth Hormone Therapy* (ed. P.C. Hindmarsh), pp. 1-12. S. Karger, Basel.

Johnston, L.B. & Savage M.O. (2004) Should recombinant human growth hormone therapy be used in short small for gestational age children? *Archives of Disease in Childhood* **89**, 740-744.

Jones, K.L. (1997) *Smith's Recognizable Patterns of Human Malformation*. W.B. Saunders, Philadelphia.

Mullis, P.E. (1998) Genetic control of growth. In: *Growth Disorders: Pathophysiology and Treatment* (eds C.J.H. Kelnar, M.O. Savage, H.F. Stirling & P. Saenger), pp. 39-61. Chapman & Hall Medical, London.

Ranke, M.B. (1998) Turner and Noonan syndromes: disease specific growth and growth-promoting therapies. In: *Growth Disorders: Pathophysiology and Treatment* (eds C.J.H. Kelnar, M.O. Savage, H.F. Stirling & R. Saenger), pp. 623-639. Chapman & Hall Medical, London.

Skuse, D., Albanese, A., Stanhope, R., Gilmore, J. & Voss, L. (1996) A new stress-related syndrome of growth failure and hyperphagia in children, associated with reversibility of growth hormone insufficiency. *Lancet* **348**, 353-358.

Tanner, J.M. (1986) Normal growth and techniques of growth assessment. In: *Growth Disorders, Clinics in Endocrinology and Metabolism*, Vol. 3, pp. 411-451. W.B. Saunders, London.

Tonshoff, B. & Mehls, O. (1999) Growth retardation in children with chronic renal disease: pathophysiology and treatment. In: *Current Indications for Growth Hormone Therapy* (ed. R.C. Hind-marsh), pp.118-127. S. Karger, Basel.

Alta Estatura

Enquanto a alta estatura se torna mais prevalente e mais aceitável, especialmente garotas altas, os encaminhamentos devidos a este distúrbio tornam-se menos freqüentes. O encaminhamento de uma criança com alta estatura é freqüentemente o resultado de preocupações dos pais sobre o comprimento futuro final. No entanto, o conhecimento da patogênese, associações clínicas e bioquímicas e o potencial tratamento da alta estatura são clinicamente relevantes.

PATOGÊNESE E DIAGNÓSTICO DIFERENCIAL

A alta estatura geralmente está associada a uma de três categorias etiológicas. Na ordem de freqüência estas são: crescimento familial avançado; uma síndrome associada a uma alta estatura que normalmente esteve presente desde a infância e um aumento anormal da taxa de crescimento, de origem endócrina. O diagnóstico diferencial encontra-se demonstrado na Tabela 4.1.

AVALIAÇÃO DA CRIANÇA OU ADOLESCENTE DE ALTA ESTATURA

Medições repetidas da altura são essenciais para a avaliação da alta estatura. A combinação de exames auxiliares, tomada cuidadosa da história e exame físico excluirão a necessidade de investigações laboratoriais na maioria dos casos. Os procedimentos necessários para a avaliação clínica de uma criança ou adolescente encaminhado por alta estatura encontram-se na Tabela 4.2.

INVESTIGAÇÕES

Pacientes com retardo intelectual podem ter passado por investigações prévias. Caso o exame físico seja completamente normal e a criança seja proveniente de uma família alta, as investigações geralmente não são indicadas. Medições regulares da altura podem ser suficientes. Caso tenham sido detectadas anormalidades na história ou no exame, investigações basais são indicadas, como as demonstradas na Tabela 4.3.

Tabela 4.1 Diagnóstico diferencial da alta estatura

1 Alta estatura familial
2 Síndromes associadas a alta estatura:
defeitos cromossômicos
síndrome de Klinefelter
síndromes XXXY, XYY
síndromes de crescimento excessivo
Síndrome de Soto
Síndrome Weaver
Síndrome de Marshall-Smith
Síndrome de Beckwith-Wiedemann, hiperinsulinismo
Síndrome de Marfan
MEN 2B
Resistência ao ACTH
Homocistinúria
3 Alta estatura de origem endócrina:
Tumor pituitário secretor de GH
Puberdade precoce
Hipertireoidismo
4 Obesidade simples

ACTH, hormônio adrenocorticotrópico; GH, hormônio do crescimento; MEN, neoplasia endócrina múltipla.

Tabela 4.2 Procedimentos para a avaliação de um paciente com alta estatura

Peso, altura, velocidade de crescimento
Altura dos pais, irmãos
Peso ao nascer, comprimento, circunferência craniana
História do crescimento prévio, história médica pregressa
Desenvolvimento intelectual
Questionário sistemático
Exame para características dismórficas
Exame sistemático
Estagiamento do desenvolvimento puberal com medidas do volume testicular
Idade óssea e previsão da altura final

Tabela 4.3 Investigações básicas para alta estatura

Cariótipo
T4, TSH
IGF-I
Idade óssea e previsão da altura final

IGF-I, fator de crescimento semelhante à insulina; T4, tiroxina; TSH, hormônio estimulante da tireóide.

Investigações posteriores podem ser ditadas pelos resultados dos testes de base. Caso seja considerado o diagnóstico de secreção excessiva de hormônio de crescimento (GH), causado por um adenoma pituitário secretor de GH, a investigação pode seguir o que se encontra delineado na Tabela 4.4.

Tabela 4.4 Investigações para suspeita de adenoma pituitário secretor de GH

Teste de tolerância à glicose para secreção de GH
RM da pituitária
Campos visuais
Cortisol (9 horas da manhã)
Prolactina
Testosterona, LH, FSH (dependendo da idade)

FSH, hormônio folículo-estimulante; LH, hormônio luteinizante; RM, imagem por ressonância magnética.

Protocolo para o teste de tolerância à glicose

Administra-se 1,75 g de carboidrato oralmente (até um máximo de 75 g = dois copos de Lucozade). GH sorológico a: -30, 0, 30, 60, 90, 120 e 150 minutos. Supressão considerada normal de GH é um valor de < 4 mU/l em algum momento durante o teste.

CAUSAS DE ALTA ESTATURA

Alta estatura familial ou crescimento avançado constitucional

Esta é a causa mais comum de encaminhamento de pacientes devido à alta estatura. Se o paciente for uma menina, geralmente é a mãe que se preocupa com sua filha porque ela também foi uma criança e adolescente alta. Em grupos de crianças altas, a secreção de GH demonstrou ser estatisticamente elevada em comparação com crianças de estatura normal ou baixa. No entanto, numa criança individual a secreção excessiva de GH geralmente não é evidenciada.

A alta estatura geralmente é notada quando a criança inicia a escola. O exame físico é normal. Avaliação da idade óssea, que provavelmente é avançada e o cálculo preditivo da altura final podem ser úteis. Deve ser explicada a possibilidade de puberdade mais precoce que na média da população. Tranqüilizar e monitorizar o crescimento são os princípios básicos do cuidado destes pacientes.

Síndromes associadas a alta estatura

Estes distúrbios não serão descritos em detalhes. Todos são raros; contudo, as características fenotípicas principais de três importantes síndromes de alta estatura – as síndromes de Sotos, Marfan e Beckwith-Wiedemann – são apresentadas na Tabela 4.5.

Tabela 4.5 Principais características das síndromes de Soto, Marfan e Beckwith-Wiedemann

Síndrome de Soto
Comprimento ao nascer acima do normal
Circunferência craniana ao nascer maior que o normal
Fácies reconhecível
olhos inclinados para baixo
bossa frontal
mandíbula proeminente
Hipotonia, desajeitamento
Puberdade precoce
50% necessitam educação especializada
Raro, hereditariedade autossômica dominante
Síndrome de Marfan
Autossômica dominante
Defeito do fibrilina
Um em 10.000 nascimentos
Envergadura dos braços 8 cm > altura
Aracnodactilia
Características esqueléticas
cifoescoliose
frouxidão articular
peito escavado
pés planos
Palato alto, arqueado
Dilatação aórtica, anomalias da valva mitra
Miopia, deslocamento lenticular
Síndrome de Beckwith-Wiedemann
Peso e comprimento ao nascer acima do normal
Aumento da velocidade do crescimento e da idade óssea durante os primeiros 4 a 6 anos
Macroglossia
Hemi-hipertrofia
Sinais auriculares
crescimento do lobo da orelha (veja Cap. 2)
depressões na hélice auricular
Hipoglicemia
Onfalocele
Neoplasias malignas (p. ex., tumor de Wilms)
Dificuldades de aprendizado

Causas endócrinas da alta estatura

Após um exame físico, pode-se suspeitar das três causas endócrinas da alta estatura. Todas requerem investigações hormonais para confirmar a anormalidade. Neste estágio, recomenda-se o encaminhamento a especialista.

Tumor pituitário secretor de GH

Um tumor que secreta GH causa alta estatura e gigantismo na infância e adolescência e acromegalia na idade adulta. Reconhece-se uma associação com a síndrome de McCune-Albright. Devido a sua extrema raridade na infância, este distúrbio deve ser investigado juntamente com um endocrinologista de adultos, que deve ter mais experiência neste caso. Supressão da secreção de GH pode requerer cirurgia pituitária, radioterapia e terapia com análogo da somatostatina ou antagonista do receptor GH.

TRATAMENTO DA ALTA ESTATURA FAMILIAL (CONSTITUCIONAL)

Ocasionalmente, o grau de ansiedade devido ao crescimento avançado, geralmente em meninas, é tão elevado que é indicado o tratamento para reduzir o crescimento e, conseqüentemente, reduzir a altura final. Geralmente são utilizadas duas formas de tratamento: tratamento com esteróide sexual em alta dose e terapia supressora do GH, utilizando um análogo da somatostatina. No futuro, pode ser apropriada uma terapia com antagonista do receptor GH.

Tratamento com esteróide sexual

A indicação para o uso de esteróides sexuais para reduzir a altura final baseia-se na evidência de que níveis circulantes anormalmente elevados levam a um avanço da maturação esquelética e, eventualmente, causam uma fusão epifisária precoce. Nos Países Baixos, De Waal publicou os resultados mais extensivos. Em meninas, etinilestradiol 100 a 300 μg/dia por via oral, combinado com progesterona cíclica (ou seja, nertisterona 5 mg/dia durante o 1º ao 14º dia de cada mês do calendário), caso utilizados precocemente, reduzem a altura final em 7 cm. Em meninos, testosterona 250 a 1.000 mg por mês causa uma redução similar. Uma idade precoce de início do tratamento (idade óssea de 10 anos em meninas, 12,5 anos em meninos) foi associada a melhores resultados. Numa investigação intensiva, 10 anos após atingir a altura final, não foram identificados efeitos adversos ao tratamento.

Terapia com análogo da somatostatina

Supressão dos níveis de GH devem teoricamente reduzir o crescimento e, caso continuados por tempo prolongado, podem reduzir a altura adulta final. Hindmarsh, do Middlesex Hospital de Londres, relatou que o uso do análogo da somatostatina octreotide, numa dosagem de 37,5 a 50 μg 1 ou 2 vezes ao dia causa redução significativa da velocidade do crescimento, com redução da previsão de altura em 5 cm.

Octreotide, que é administrado através de injeção subcutânea, pode causar efeitos colaterais gastrointestinais. É provável que, para reduzir eficazmente a altura final, seja necessária a supressão completa do GH. Este tratamento deve ser mais bem organizado em estreita colaboração com um endocrinologista de adultos, que possua mais experiência com sua utilização.

DESENVOLVIMENTOS FUTUROS

- Análise molecular da alta estatura e das síndromes de crescimento excessivo pode identificar novas causas genéticas destes distúrbios.

Quando envolver um centro especializado
- Síndromes dismórficas associadas a alta estatura.
- Alta estatura associada com secreção excessiva de GH.
- Casos difíceis de alta estatura associados a hipertireoidismo ou puberdade precoce.
- Tratamento com antagonista de receptor de GH parece estabelecer-se como o tratamento de escolha para alta estatura constitucional.

PONTOS DE CONTROVÉRSIA

- O tratamento da alta estatura em meninas é controvertido. Tratamento com altas doses de estrógeno raramente é praticado nos dias de hoje. Tratamento com um análogo da somatostatina pode ser eficaz, mas é invasivo e associado a efeitos colaterais. Novo tratamento utilizando um antagonista do receptor GH parece promissor, mas até o momento não foi estabelecido como benéfico.
- Como a alta estatura é mais bem tolerada pela sociedade, parece existir menos indicação de tratamento.
- Raras condições, tais como tumores pituitários que secretam GH, são infreqüentemente observados na prática pediátrica. Estes pacientes devem ser tratados juntamente com uma unidade endocrinológica de adultos.

ARMADILHAS POTENCIAIS

- Falha em considerar o diagnóstico ou em examinar o paciente cuidadosamente visando características dismórficas sugestivas de síndrome de Marfan. Este diagnóstico pode ter sérias conseqüências, uma vez que estes pacientes necessitam controles cardiovasculares durante toda a sua vida.
- Falha em observar que alta estatura e retardo da puberdade são uma combinação incomum. Um importante diagnóstico diferencial é a síndrome de Klinefelter, que deve ser considerada.

RELATO DE CASOS

Uma menina de 9 anos de idade foi encaminhada devido à alta estatura. Ela encontrava-se em boas condições de saúde. Ao exame não foram notadas características dismórficas. Sua altura encontrava-se exatamente acima do percentil 97º e as alturas de seus pais encontravam-se nos percentis 90º e 97º. O desenvolvimento puberal era: mamas, estágio 2; pilificação axilar, estágio 2; pilificação púbica, estágio 3 e não havia ocorrido menarca.

Investigações de base (Tabela 4.3) eram todas normais. Conseqüentemente, uma causa endócrina para seu crescimento avançado não foi identificada. Sua idade óssea era de 12,4 anos e a previsão de sua altura final, de 188 cm. Os pais, particularmente a mãe, que sofreu os resultados de sua própria alta estatura, perguntaram sobre tratamento. A criança não estava particularmente preocupada.
O tratamento não foi recomendado.

Pergunta

Qualquer outra investigação posterior seria indicada?

Resposta

Provavelmente não. Ela apresentava cefaléias ocasionais, tendo sido realizado um exame de ressonância magnética (RM) da pituitária, que mostrou uma glândula pituitária normal, com uma borda superior convexa, mas sem extensão supra-selar.

Ela também apresentava uma velocidade de crescimento de 9,2 cm/ano. Conseqüentemente, foi submetida a um teste de tolerância à glicose oral para supressão de GH. Seus níveis de GH durante o teste de tolerância à glicose suprimiram a 0,5 mU/l, indicando que não havia evidência de aumento da secreção de GH.

Diagnóstico: crescimento familial (constitucional) avançado.

LEITURAS RECOMENDADAS

De Waal, W.J., Greyn-Fokker, M.H., Stijnen, T. et al. (1996) Accuracy of final height prediction and effect of growth reductive therapy in 362 constitutionally tall children. *Journal of Clinical Endocrinology and Metabolism* **81**, 1206-1216.

Drop, S.L.S. & Lamberts, S.W.J. (1998) Constitutional advanced growth and gigantism. In: *Growth Disorders: Pathogenesis and Treatment* (eds C.J.H. Kelnar, M.O. Savage, H.F.
Stirling & P. Saenger), pp. 775-789. Chapman & Hall Medical, London.

Hindmarsh, P.C., Pringle, P.J., Di Silvio, L. & Brook, C.G.D. (1990) Apreliminaryreport on the role of somatostatin analogue (SMS 201-995) in the management of children with tall stature. *Clinical Endocrinology* **32**, 83-91.

Patton, M.A. (1998) Genetic and dysmorphic syndromes with tall stature. In: *Growth Disorders: Pathogenesis and Treatment* (eds C.J.H. Kelnar, M.O. Savage, H.F. Stirling & P. Saenger), pp. 323-335. Chapman & Hall Medical, London.

5

PUBERDADE

FISIOLOGIA DA PUBERDADE NORMAL

A puberdade ocorre quando a secreção do hormônio liberador de gonadotrofina (GnRH) pelo hipotálamo, que se encontra bastante mas não completamente suprimido durante a infância, aumenta de modo a aumentar também a secreção pulsátil do hormônio luteinizante (LH), resultando na produção suficiente de esteróides sexuais para resultar no desenvolvimento sexual secundário (veja Fig. 5.1).

Nos meninos

- LH estimula as células de Leydig a produzirem testosterona, que induz a características do desenvolvimento sexual secundário. β-gonadotrofina coriônica humana (hCG) possui estrutura e ação similares ao LH.
- O hormônio folículo-estimulante (FSH) liga-se a receptores das células de Sertoli, aumentando a espermatogênese.
- A espermatogênese depende da interação complexa de vários fatores parácrinos; espermatogênese qualitativamente normal pode ocorrer sem FSH e LH, mas produção quantitativa requer gonadotrofinas.
- Testosterona modula a secreção de LH.
- Inibina B produzida pelas células de Sertoli exerce um efeito de *feedback* negativo sobre a secreção de FSH.
- Níveis de globulina que liga hormônios sexuais (SHBG) caem, de modo que os níveis de andrógenos livres aumentam.

Em meninas

- LH estimula a proliferação de células foliculares e tecais e durante a fase folicular do ciclo menstrual induz à secreção de andrógeno pelas células tecais.

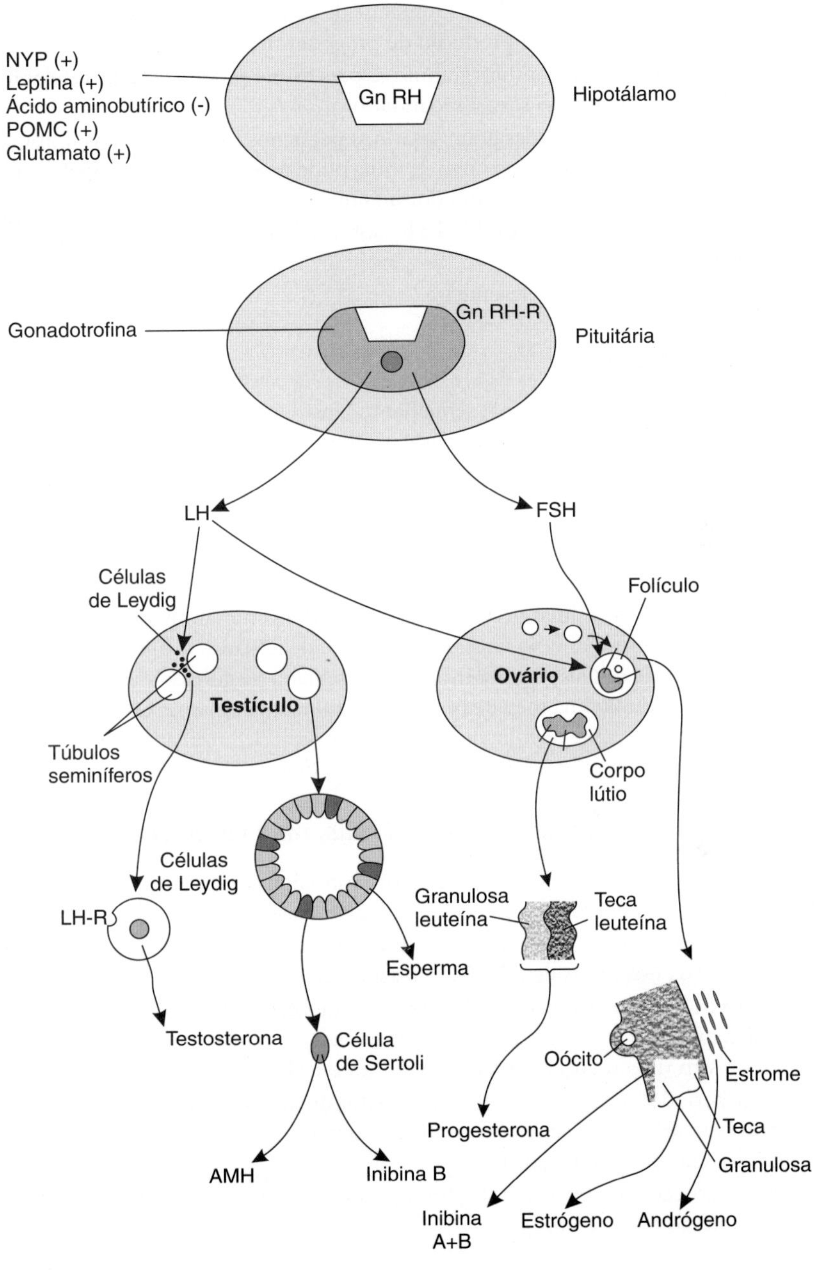

Fig. 5.1 Representação esquemática das vias hipotálamo-pituitária-gonadais.

- FSH induz à proliferação de células granulosas; aumenta a expressão dos receptores LH nas células granulosas; aumenta a atividade da aromatase de modo que a androstenediona é convertida em estradiol (E2) e aumenta a produção de progesterona (P).
- E2 atua nos receptores FSH das células granulosas para causar proliferação das células foliculares para induzir o desenvolvimento sexual secundário.
- Inibina B é produzida pelas células granulosas nos pequenos folículos antrais, inibina A pelos grandes folículos antrais e pelo corpo lúteo. Inibina pode desempenhar um papel na inibição da secreção de FSH e na seleção de folículo dominante.
- Ovulação resulta da interação de LH, FSH e E2 sobre o folículo primordial em desenvolvimento (veja a seguir).
- Níveis de SHBG caem somente levemente.

Em ambos os sexos

- Secreção de GH e fator de crescimento semelhante à insulina (IGF-I) são incrementados devido aos níveis aumentados de esteróides sexuais e insulina.
- Secreção de insulina aumenta sendo acompanhada por um aumento na resistência à insulina.

FISIOLOGIA DO CICLO MENSTRUAL

Durante a embriogênese as células germinativas primordiais migram para o ovário e desenvolvem-se em folículos primordiais. No feto, o contingente de folículos primordiais atinge um pico de cerca de 7 milhões de células germinativas na 20ª semana de gestação, caindo para 1 a 2 milhões ao nascimento, 500.000 na menarca e cerca de 100 na menopausa. Os níveis de FSH refletem o tamanho do contingente de folículos primordiais num determinado momento. Cada folículo contém um oócito captado na prófase da primeira divisão meiótica.

Fase folicular (aproximadamente 14 dias, mas variável em sua duração)

- No início do ciclo menstrual, 15 a 20 folículos primordiais desenvolvem-se, sendo que somente um se desenvolve ultimamente para um folículo de Graaf, os demais tornam-se atróficos.
- No dia 1 da fase folicular, os níveis de FSH aumentam como resultado de diminuição da inibição devida à queda dos níveis de E2 e P no final do ciclo precedente.
- FSH estimula os folículos a secretarem E2 através do aumento da secreção de androstenediona pelas células tecais e induzindo a expressão da aromatase nas células granulosas. Níveis aumentados de E2 causam uma redução na secreção de LH e FSH.
- Durante este período, um folículo emerge como dominante, com mais receptores FSH que os demais; conseqüentemente, ele recruta uma porção maior do suprimento de FSH que está diminuindo, secretando mais e mais E2.
- No momento crucial o *feedback* de E2 sobre a pituitária altera-se de negativo para positivo, induzindo à explosão pré-ovulatória do LH.

Fase lútea (sempre 14 dias)

- Estimulação do LH resulta no ovo entrando na fase final da primeira divisão meiótica para receber um oócito secundário. O folículo incha e rompe-se, liberando o ovo para dentro da cavidade abdominal e, de lá, para a trompa de Falópio.

- LH induz à luteinização das células granulosa e tecal do folículo para formar o corpo lúteo. Isto resulta num aumento da síntese de P, que induz ao edema e secreção do endométrio.
- Níveis de P atingem um pico entre o 5° e o 7° dia após a ovulação, exercendo um efeito negativo sobre GnRH e assim causando um decréscimo na freqüência de pulso.
- Com a queda da freqüência de pulso do GnRH, a secreção de FSH e LH diminui, levando o corpo lúteo a perder seus receptores.
- Na ausência de gestação, o corpo lúteo torna-se atrésico (corpo *albicans*), os níveis de P e E2 caem e os níveis de FSH voltam a aumentar com o início de um novo ciclo.

Início da puberdade

Os neurônios secretores de GnRH encontram-se sob a influência dos neurônios controladores de natureza excitatória (glutamato) e inibitória (GABA). Adicionalmente, encontram-se sob o controle de células gliais (excitatórias). Na época da puberdade, alterações na neurotransmissão transináptica e impulsos gliais (tais como os fornecidos pelas prostaglandinas liberadas pelos astrócitos), resultam na secreção pulsátil de GnRH e a seguir do desenvolvimento puberal.

Os seguintes pontos devem ser notados:

- Em meninas, o hipotálamo é mais inclinado a "tornar-se livre" da supressão que em meninos. Logo, puberdade precoce idiopática é mais comum em meninas e meninas expostas à irradiação craniana e distúrbios do SNC, tal como hidrocefalia, e apresentam uma tendência de entrar na puberdade mais precocemente que os meninos.
- Exposição do hipotálamo a altos níveis de esteróides sexuais (p. ex., mau controle do gasto salino deficiência de 21 hidroxilase) pode ativar a puberdade; este fenômeno é conhecido como *priming*.

ASPECTOS CLÍNICOS DA PUBERDADE NORMAL

Estagiamento puberal

Isto envolve uma avaliação do desenvolvimento mamário (B) em meninas, desenvolvimento genital (G) e do volume testicular em meninos e desenvolvimento da pilificação púbica (P) e axilar (A) em ambos os sexos. Sempre que possível, é preferível que o estagiamento de meninos seja feito por examinadores do sexo masculino e estagiamento de meninas seja feito por examinador do sexo feminino. Médicos do sexo masculino devem assegurar que esteja presente um membro feminino da equipe durante o exame de uma menina.

Estagiamento mamário

B1 Pré-puberal
B2 Broto mamário
B3 Desenvolvimento do verdadeiro montículo mamário (em meninas obesas é difícil distinguir entre B1 e B3)
B4 Aréola projeta-se em um ângulo do montículo mamário
B5 Configuração adulta da mama

Estagiamento genital

G1 Pênis pré-puberal (comprimento sem estiramento 2,5 a 6 cm), escroto e testículos (volume ≤ 3 ml)

G2 Testículos ≥ 4 ml ± frouxidão escrotal sem aumento do tamanho do pênis
G3 Alongamento peniano com posterior desenvolvimento dos testículos e escroto
G4 Alongamento e engrossamento peniano, posterior desenvolvimento dos testículos (volume geralmente de 10 a 12 ml)
G5 Genitália adulta, testículo geralmente 15 a 25 ml

Nota: O volume testicular deve ser medido ustilizando-se um orquidômetro de Prader. O tamanho do pênis (útil para o estagiamento seriado e importante, caso se suspeite de hipogonadismo) é medido desde a base peniana até a ponta da glande (não do prepúcio). Algumas vezes indivíduos obesos são encaminhados devido ao pequeno tamanho do pênis. No entanto, a firme compressão da gordura pubiana revela um pênis de tamanho normal na maioria dos casos.

Estagiamento da pilificação púbica

P1 Sem pilificação púbica
P2 Lanugem sobre o montículo púbico e/ou escroto, lábios maiores
P3 Pilificação do tipo adulto (grossa, crespa), mas distribuição confinado ao púbis
P4 Extensão da pilificação para um padrão próximo ao adulto
P5 Pilificação adulta

Estagiamento da pilificação axilar

A1 Sem pilificação axilar
A2 Presença de pêlos, mas não totalmente adultos.
A3 Pilificação adulta

Marcos e padrões de crescimento puberal em meninas e meninos

Em meninas (Tabela 5.1), o brotamento mamário faz-se acompanhar de uma aceleração da taxa de crescimento com PHV em B2-3 e geralmente desaceleração acentuada na velocidade de crescimento após a menarca. Meninos (Tabela 5.2) entram na menarca cerca de 6 meses mais tarde que as meninas. Nos meninos, uma taxa de crescimento G2 é a mesma ou inferior do que em G1. O aumento na taxa de crescimento coincide com volumes testiculares de 6 a 10 ml.

Tabela 5.1 Idades médias dos estágios da mama (B) em meninas com as correspondentes velocidades de crescimento em altura, incluindo pico de velocidade de crescimento em altura (PHV). Dados segundo Tanner *et al.* 1966

	Idade (anos)	*Velocidade de crescimento em altura (cm/ano)*
B1	Pré-puberdade	Aproximadamente 4 a 7 a partir de 7 anos
B2	11,2	7
PHV	12,1	8,3 (6,2 a 10,4)
B3	12,2	8,2
B4	13,1	5
Menarca	13,5	3,6
B5	15,3	= 1

O brotamento mamário faz-se acompanhar de uma aceleração da taxa de crescimento com PHV em B2-3 e geralmente desaceleração acentuada na velocidade de crescimento após a menarca.

Tabela 5.2 Idades médias de estágios genitais (B) em meninos com as correspondentes velocidades de crescimento em altura, incluindo pico de velocidade de crescimento em altura (PHV). Dados segundo Tanner *et al.* 1966

	Idade (anos)	*Velocidade de crescimento em altura (cm/ano)*
G1	Pré-puberdade	Aproximadamente 4 a 7 cm a partir de 7 anos
G2	11,6	5
G3	12,9	6,3
G4	13,8	9,3
PHV	14,0	9,5 (7,2 a 11,7)
G5	14,9	6,2

A taxa de crescimento G2 é aproximadamente a mesma ou menor que em G1. Aumento na taxa de crescimento coincide com volumes testiculares de 6 a 10 ml.

Em ambos os sexos, a idade de início e a duração do desenvolvimento puberal estão sujeitas a acentuada variação individual. Puberdade precoce está associada a um PHV mais alto e retardo na puberdade com PHV mais baixo.

A diferença de altura de 12,5 a 14 cm entre a altura de homens e mulheres adultos relaciona-se com três fatores:

1 A diferença na idade do PHV – 12 anos em meninas e 14 anos em meninos – quer dizer que um menino tem 2 anos extras de crescimento "infantil".
2 A intensidade do estirão de crescimento em meninos é maior que em meninas.
3 Meninos são levemente mais altos que meninas durante os anos de infância.

Avaliação puberal

Clínica

- Altura do adolescente.
- Altura média dos pais e variação-alvo.
- Velocidade de crescimento.
- Estagiamento puberal.
- Idade óssea.

Ultra-som pélvico

- Avaliação do tamanho e formato uterino e o eco endometrial refletem o efeito do estrogênio.
- Volumes ovarianos e o tamanho/número de folículos identificados refletem o efeito da gonadotrofina.

Bioquímica

Esta se faz necessária quando o diagnóstico é incerto e/ou quando se pondera um tratamento. A investigação bioquímica da puberdade é apresentada abaixo. Dados normativos são demonstrados pela Tabela 5.3.

- Cariótipo.
- LH e FSH basais.
- LHRH 2,5 μg/kg (máximo 100 μg) IV com amostras de LH e FSH aos 0, 15, 30 e 60 minutos.
- Testosterona/estradiol séricas e SHBG.

Tabela 5.3 Dados normativos para LH e FSH antes (basal) e após (pico) estimulação com 100 μg LHRH intravenoso, derivados de 85 indivíduos com idades entre 3 a 17 anos, sem evidência de doença endócrina (Tawfik, Galloway e Donaldson). Variação de referência para testosterona e estradiol provém do Institute of Biochemistry, Glasgow Royal Infirmary

Estágio Tanner	*LH (unidades/l)*		*FSH (unidades/l)*		*Testosterona (nmol/l)*	*Estradiol (pmol/l)*
	Basal	*Pico*	*Basal*	*Pico*		
Meninas						
B1	0,5 (0,5-2,4)	2,4 (0,5-4,9)	2,0 (0,2-5,0)	12,0 (2,2-26,4)		< 50
B2	0,55 (0,5-2,6)	9,7 (1,6-16,4)	3,3 (0,5-8,9)	9,9 (6,8-22,2)		
B3-4	1,6 (0,5-4,8)	23,6 (6,1-50,6)	5,8 (2,5-7,0)	14,3 (12,0-26,7)		
Meninos						
G1	0,5 (0,2-0,5)	2,0 (0,5-5,11)	1,0 (0,2-4,7)	4,4 (1,0-11,6)	< 0,3	
G2	1,1 (0,5-2,0)	8,3 (4,4-13,8)	1,7 (0,3-4,2)	2,5 (0,9-11,2)		
G3-5	1,9 (1,9-4,0)	16,6 (10,4-21,1)	3,2 (1,8-10,6)	6,3 (2,8-17,0)		
Adulto					8,7-35,0	180-1.500

- Em meninos, medida da testosterona 4 dias após injeção única SC de hCG 100 unidades/kg (máximo 1.500 unidades).
- Medidas da androstenodiona no soro, 17 OHP e DHEAS juntamente com testosterona e estradiol antes e após estimulação com synacthen e urina de 24 horas para perfil esteróide são importantes na avaliação de casos selecionados.
- Gonadotrofinas basais tem um valor limitado no diagnóstico puberal, mas elevação de FSH (> 10 unidades/l) indica insuficiência gonadal primária.
- Exame do hormônio liberados pré-puberal luteinizante (LHRH) mostra um pico < 5 unidades/l, com resposta LH menos acentuada que a resposta FSH. Um teste LHRH puberal mostra um pico KH > 5 unidades/l, resposta LH geralmente maior que a resposta FSH.
- Um teste LHRH pré-puberal não se distingue do hipogonadismo central com GnRH ou deficiência de LH ou FSH.

PRECOCIDADE SEXUAL

Definições

Precocidade sexual: um termo generalizado que significa desenvolvimento sexual precoce.

Puberdade precoce central verdadeira (TCPP): puberdade normal, resultando da ativação do hipotálamo seguindo uma seqüência normal, mas ocorrendo muito precocemente. No Reino Unido isto é definido como antes dos 8 anos em meninas e antes dos 9 anos em meninos.

Pseudopuberdade precoce: precocidade sexual causada pela secreção anormal de esteróides sexuais, independentemente do controle hipotálamo-pituitário.
Telarca: desenvolvimento isolado das mamas, comumente em lactentes e crianças em idade pré-escolar, na ausência de outros sinais e sintomas de precocidade sexual.
Variante da telarca: um termo descritivo para meninas nas quais a telarca é persistente ou lentamente progressiva, muitas vezes associada ao aumento moderado da velocidade de crescimento e idade óssea e, algumas vezes, com sangramento sexual, mas com um teste LHRH pré-puberal.
Adrenarca exagerada: em alguns indivíduos, adrenarca (puberdade adrenal ocorrendo entre 6 e 8 anos) está associada com secreção suficiente de andrógeno para levar a sinais e sintomas de precocidade sexual. Este fenômeno muitas vezes é erradamente interpretado como sendo uma "**adrenarca prematura**", um termo que deve ficar confinado à adrenarca ocorrendo antes dos 6 anos de idade.
Menarca prematura: sangramento uterino cíclico (confirmado pela identificação de um eco endometrial ao ultra-som pélvico na época de sangramento vaginal) na ausência de outros sinais e sintomas de precocidade sexual.

AVALIAÇÃO CLÍNICA E DIAGNÓSTICO DE MENINOS E MENINAS COM PRECOCIDADE SEXUAL

As Tabelas 5.4 e 5.5 apresentam tipos e causas de precocidade sexual em meninos e meninas. Os dados ilustram que:

- TCPP idiopática é muito rara em meninos;
- pseudopuberdade precoce é rara;
- na puberdade precoce secundária a causa de base geralmente é auto-evidente (p. ex., distúrbio conhecido do SNC); e
- adrenarca exagerada é mais comum em meninas que em meninos.

Tabela 5.4 Tipos de precocidade sexual encontrados no Royal Hospital for Sick Children, Glasgow 1989-2004

	Meninas	*Meninos*
Puberdade precoce central verdadeira		
Idiopática	106	2
Secundária	29	13
Pseudopuberdade precoce	9*	6†
Adrenarca	190	29
Telarca	89	
Telarca variante	39	
Menarca prematura	24	
Não-classificada	5	

*Adenoma adrenal feminilizante (1); tumor ovariano feminilizante (1); tumor ovariano virilizante (1); síndrome de McCune-Albright (2); deficiência de 11 hidroxilase (1); causa desconhecida (2). †Virilização simples por deficiência de 21-hidroxilase (2); testotoxicose (1); adenoma adrenal virilizante (1); oximetalona (2).

Tabela 5.5 Etiologia da puberdade precoce central verdadeira (início < 8 anos em meninas e < 9 anos em meninos) observadas no RHSC, Glasgow 1989-2004

	Meninas	*Meninos*
Idiopática	106	2
Irradiação craniana		
ALL	2*	0*
Meduloblastoma	1	0
Outro tumor	1	0
NHL	0	0
Tumor		
Glioma do nervo óptico (NF)	6 (4)	5 (3)
Craniofaringeoma	1	1
Hamartoma hipotalâmico	0	1
Germinoma	0	1
Cisto do terceiro ventrículo	1	1
Distúrbio neurológico		
Dificuldade de aprendizado + epilepsia	8†	3†
Hidrocefalia/espinha bífica	7	1
Meningite tuberculosa	1	0
Paralisia cerebral	2	0
Priming		
11-OHD	1	0
SV 21-OHD	0	2
Oximetolona	0	1
Testotoxicose	0	1

ALL, leucemia linfoblástica aguda; NF, neurofibromatose; NHL, linfoma não-Hodgkin; SV21-OHD, deficiência virilizante simples de 21 hidroxilase. *Entre 1989-2004 foram observados adicionalmente 28 meninas e 3 meninos com puberdade precoce relacionada com irradiação craniana devida à ALL. †Entre 1989 e 2004 foram observados adicionalmente 34 meninas e 9 meninos com puberdade precoce associada a distúrbio do SNC/dificuldade de aprendizado.

História

Dois aspectos-chave devem ser abordados:

1 Sintomas relativos à produção de esteróides sexuais.
2 Características sugerindo etiologia da precocidade sexual.

Sintomas relacionados com produção de esteróides sexuais

Relacionados com andrógeno

- Pele oleosa.
- Acne.
- Cabelo oleoso.

- Odor corporal.
- Pilificação púbica e/ou axilar.
- Aumento do tamanho do pênis ou clitóris.
- Engrossamento da voz.
- Aumento da taxa de crescimento.
- Flutuações do humor/problemas comportamentais ± agressão.

Relacionados com estrógeno

- Sensibilidade mamária e desenvolvimento mamário (muitas vezes inicialmente assimétrico).
- Flutuações do humor/problemas comportamentais.
- Corrimento vaginal.
- Sangramento vaginal cíclico.

Flutuações do humor e alterações comportamentais, importantes na decisão de tratar ou não a puberdade precoce, devem ser avaliadas cuidadosamente e, se possível, diferenciadas de comportamento normalmente difícil.

Características sugestivas de precosidade sexual

- História familiar de puberdade precoce.
- História de cefaléia, vômito ou distúrbio visual, sugestivos de tumor intracraniano.
- Problemas perinatais resultando em hemorragia periventricular com hidrocéfalo.
- Déficit neurológico (p. ex., paralisia cerebral).
- Irradiação craniana (p. ex., para profilaxia do SNC na leucemia).
- Terapia medicamentosa, p. ex., oximetolona.

Avaliação física

- Altura.
- Peso.
- Idade óssea.
- *Status* puberal, incluindo exame da genitália em meninas com história sugestiva de excesso de andrógenos.
- Pressão sanguínea.
- Exame de fusdoscopia.
- Exame sistemático incluindo sistema nervoso.
- Exame buscando por manchas café-com-leite (observadas na neurofibromatose (Fig. 5.2) e na síndrome de McCune-Albright) e sardas na região axilar (observadas na neurofibromatose).

DIAGNÓSTICO E TRATAMENTO DA PRECOCIDADE SEXUAL EM MENINAS

Precocidade sexual mediada por estrógenos

Puberdade precoce central verdadeira *(Tabela 5.5)*

Características clínicas

Num caso bastante avançado, existirá história de desenvolvimento mamário seguido por outras características de puberdade normal, incluindo aumento na taxa de crescimento, desenvolvimento de pilificação púbica e axilar, corrimento vaginal, flutuações do humor e algumas vezes sangramento vaginal. O exame mostrará uma menina que parece ser mais velha que sua idade cronológica,

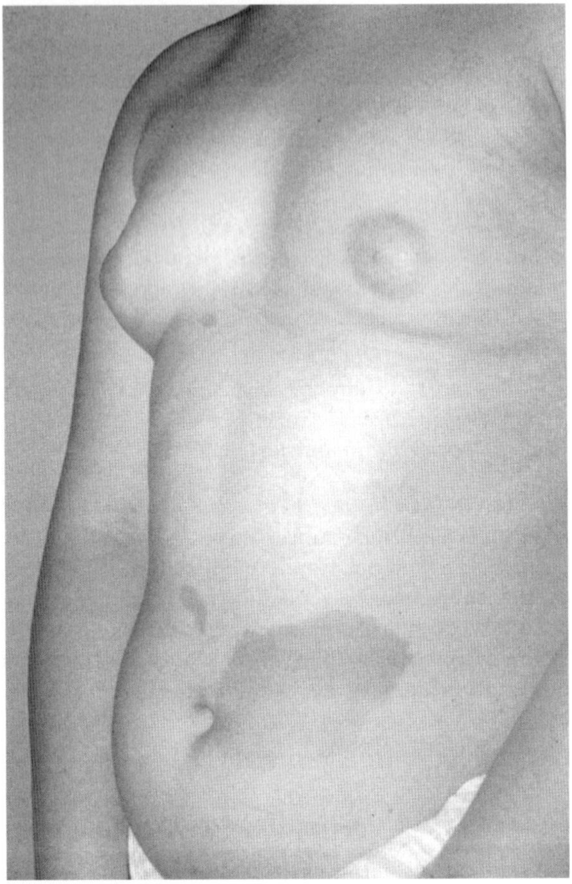

Fig. 5.2 Puberdade precoce com desenvolvimento B4 em uma menina de 7 anos de idade com neurofibromatose e glioma do nervo óptico.

com um percentil de altura acima da variação-alvo dos pais, características de puberdade normal e idade óssea avançada em mais de 2 anos. Um ultra-som pélvico confirmará o efeito estrogênico – útero aumentado em tamanho, mostrando inchaço do fundo (configuração "em forma de coração"), muitas vezes com um eco endometrial de vários milímetros e um efeito da gonadotropina – ovários com um volume em geral acima de 3 ml com diversos folículos de 6 mm.

Investigações (adicionalmente à idade óssea e avaliação pélvica ultra-sonográfica)

- Teste LHRH para confirmar resposta puberal.
- Estradiol no soro.
- Em casos selecionados, testes da função tireóide, determinação de esteróides na urina e soro para excluir pseudopuberdade precoce.
- Imaginologia da pituitária caso seja confirmado TCPP.

Imagem por ressonância magnética (RM) é a investigação de escolha, uma vez que a resolução é melhor do que o escaneamento por TC. Atualmente, exames por imagem são encarados como uma boa prática em crianças com TCPP, incluindo meninas, podendo-se assegurar aos pais que uma anormalidade que requeira intervenção através de cirurgia ou radioterapia dificilmente será encontrada numa menina que está saudável em outros aspectos, sem sinais clínicos que apontem para uma lesão de base.

Tratamento

O objetivo do tratamento é a prevenção do fechamento epifisário prematuro, com comprometimento da altura final e o alívio do estresse psicológico da menina e sua família. Em alguns casos, o progresso da puberdade é tão indolente que o tratamento não é indicado. Caso seja feito um tratamento, a droga de escolha é um análogo de GnRH que, administrado em doses farmacológicas, regula para baixo os receptores GnRH, inibindo assim a secreção LH e FSH. Preparados disponíveis são:

- buserelina *spray* 400 μg quatro vezes ao dia;
- goserelina 3,6 mg SC ao mês ou preparados de ação prolongada administrando-se 10,8 mg SC a cada 3 meses;
- leupeorrelina 3,75 mg SC mensalmente; e
- triptorelina 3,75 SC ou 4,2 mg IM a cada 3 a 4 semanas ou preparados de ação prolongada administrando-se 11,25 mg IM.

Note que:

1 Preparados à base de *sprays* nasais requerem administração freqüente, tendo sido amplamente substituídos por injeções tipo depot.
2 Goserelina de ação prolongada (Zoladex LA) administrada como uma dose subcutânea de 10,8 mg a cada 9 a 12 semanas tem sido o preparado de escolha em Glasgow desde 1996. Demonstrou ser eficaz e bem tolerado, sem efeitos colaterais registrados.
3 O preparado triptorelina na forma de Gronapeptylro® 3,75 mg (Ferring) foi licenciado recentemente para o uso na puberdade precoce e até o momento é o único análogo GnRH a ser licenciado para o uso em crianças no Reino Unido.

Acompanhamento

É indicada a avaliação clínica e auxológica a cada 3 ou 4 meses inicialmente, depois a cada 6 meses quando os sintomas já se resolveram. Ultra-som pélvico é útil para a avaliação clínica. A idade óssea deve ser determinada anualmente. Raramente se obtém a supressão total dos sintomas, mas um controle razoável com cessamento da menstruação pode ser obtido. Ocasionalmente, a adição de acetato de ciproterona 25 a 50 mg/dia é necessária para meninas que sejam particularmente difíceis de serem suprimidas. Contudo, esta droga pode causar mal-estar, ganho de peso e fadiga, e nós relutamos em utilizá-la.

A questão sobre quando interromper a terapia supressiva LHRH deve ser discutida mais detalhadamente com a família.Utilizando goserelina por 3 meses, verificamos que a menstruação ocorre 12 a 18 meses após a descontinuidade das injeções. Isto nos levou a recomendar interromper o tratamento ao final do penúltimo ano da escola primária, de modo que a menstruação tende a iniciar durante o primeiro ano da escola secundária. Famílias cujas meninas tenham dificuldade de aprendizado podem desejar a continuidade do tratamento por mais tempo, mas esta continuidade da terapia supressora por volta dos 11 aos 12 anos traz consigo o risco teórico de prevenir a captação normal do cálcio pelo esqueleto, por isso alertamos contra a continuidade do tratamento por volta dessa idade.

Pseudopuberdade precoce-feminilizante (Tabela 5.4)

Suspeita-se deste diagnóstico quando existe uma progressiva feminilização precoce, associada a um teste LHRH pré-puberal. As causas incluem adenoma adrenal, tumor de célula granulosa do ovário e a síndrome de McCune-Albright. O último distúrbio pode apresentar-se com desenvolvimento mamário e sangramento vaginal em uma menina portadora de manchas café-com-leite e sintomas ósseos ou sinais ao raios X.

Investigações

Podem ser necessárias imagens dos ovários através de ultra-som pélvico, TC/RM adrenal, análise dos esteróides urinários, teste LHRH, avaliação dos marcadores tumorais α fetoproteína e β hCH e uma avaliação de todo o esqueleto.

Tratamento

Cirurgia é o tratamento de escolha para tumores adrenais e ovarianos. Tratamento medicamentoso para pseudopuberdade precoce está direcionado para restrição ou antagonização da produção de esteróides sexuais. Agentes úteis incluem:

- Bloqueadores dos receptores de andrógenos – acetato de ciproterona, flutamida e espironolactona.
- Inibidores da 5α-redutase – finasteride.
- Inibidores da biosíntese da testosterona – cetoconazole.
- Inibidores da aromatase – testolactona, anastrozole.

Puberdade secundária verdadeira, resultante do *priming* do hipotálamo requer terapia adicional GnRH.

Telarca

Características clínicas

Telarca prematura geralmente é observada em meninas em idade pré-escolar (Fig. 5.3). Algumas vezes o desenvolvimento mamário está presente desde o nascimento. Mais comumente, a mãe nota o desenvolvimento das mamas, muitas vezes assimétrico e com tendência a aumentar a partir da idade de 6 a 12 meses. Não existem outras características de precocidade sexual e a velocidade de crescimento é normal. A idade óssea e o ultra-som pélvico são consistentes com a idade cronológica.

Investigações

Idade óssea e ultra-som pélvico podem ser evitados em casos leves de telarca prematura. Em casos mais exuberantes, estes exames, juntamente com um teste de LHRH, devem ser realizados. A resposta FSH muitas vezes é pronunciada, com valores de 30 ou 60 minutos de até 25 unidades/l, enquanto os valores de LH estão abaixo de 4 unidades/l. Estradiol plasmático geralmente não é registrado quando se utilizam ensaios-padrão.

Tratamento

Não se faz necessário.

Acompanhamento

Consultas clínicas a cada 3 ou 4 meses por um período de 1 ano, para confirmar que o desenvolvimento mamário está estático ou em regressão.

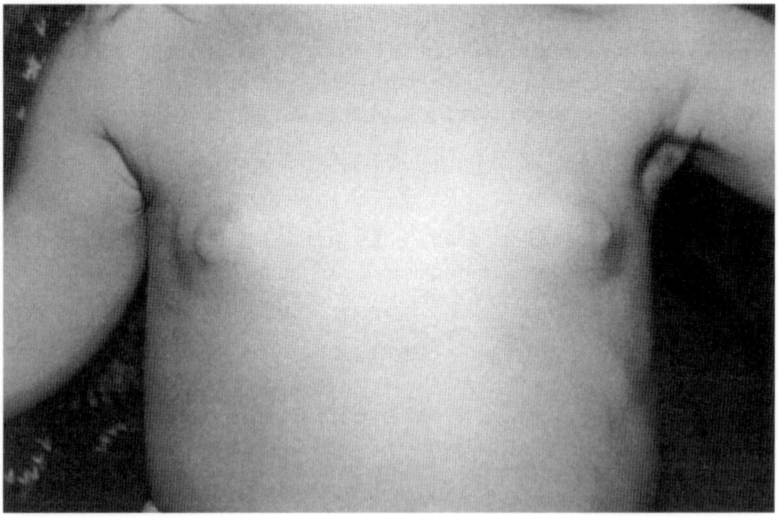

Fig. 5.3 Telarca prematura com desenvolvimento mamário estágio 2-3.

Telarca variante

Meninas com telarca variante geralmente têm entre 5 e 8 anos de idade e apresentam desenvolvimento mamário que persiste e pode progredir levemente com aumento na velocidade de crescimento e modesto avanço na idade óssea. Algumas vezes ocorre sangramento vaginal. Ultra-som pélvico pode sugerir um efeito estrogênico sobre o útero, mas é menos acentuado que para TCPP. Os ovários podem demonstrar algum aumento em tamanho com uma maior atividade folicular.

Diagnóstico

Telarca variante é diagnosticada no contexto clínico e de um padrão ultra-sonográfico pélvico, juntamente com um teste LHRH pré-puberal, representação imaginológica normal das glândulas adrenais e uma evolução clínica indolente. Telarca variante provavelmente inclui uma variedade de condições incluindo TCPP muito leve para ser detectada no teste LHRH e alterações sutis na responsividade dos ovários aos níveis pré-puberais normais de LH e FSH.

Tratamento

Usualmente, não se faz necessário tratamento, mas as meninas devem permanecer sob vigilância além de passarem por auxologia seriada, estagiamento puberal e exame de ultra-sonografia pélvica. Raramente, meninas podem apresentar progressão inaceitável de sinais e sintomas, de modo que o tratamento se faz necessário. Sob estas circunstâncias, é recomendável o encaminhamento a especialistas. Antagonistas periféricos tais como ciproterona podem ser tentados.

Menarca prematura

Esta condição ocorre em meninas, geralmente entre os 4 e 8 anos de idade, nas quais ocorre sangramento vaginal cíclico, na ausência de outras características de precocidade sexual. O diagnóstico é feito com base na identificação de um eco endometrial ao ultra-som pélvico, quando a criança está apresentando um sangramento vaginal.

Diagnóstico

É essencial não diagnosticar menarca prematura a não ser que os critérios acima estejam presentes e outras causas de sangramento vaginal tenham sido excluídas. Estas incluem vulvovaginite recorrente, corpo estranho, abuso sexual em crianças, outras causas de traumatismo e tumores vaginais (p. ex., rabdomiossarcoma).

Investigações

Exame de ultra-som pélvico geralmente é suficiente, mas um teste LHRH pode ser necessário caso exista qualquer suspeita de sintomas outros que o sangramento vaginal.

Tratamento

Nenhum tratamento é necessário.

Acompanhamento

Revisões a cada 3 ou 4 meses para confirmar auxologia normal e ausência de desenvolvimento de outras características de precocidade sexual.

Precocidade sexual mediada por andrógeno

Adrenarca exagerada

Características clínicas

Esta é, de longe, a causa mais comum de androgenicidade em meninas, apresentando-se a partir dos 6 anos de idade com uma história de odor corporal, pele e cabelo oleosos, ganho de peso e, algumas vezes, distúrbios do humor, geralmente em associação ao desenvolvimento de pilificação púbica e/ou axilar.

Diagnóstico

Adrenarca deve ser diferenciada da virilização simples e da deficiência não-clássica de 21-hidroxilase, e de tumores das glândulas adrenais ou ovarianos secretores de andrógeno. Isto geralmente é fácil com bases clínicas, uma vez que os sinais e sintomas de adrenarca são relativamente leves e, em particular, não existe clitoromegalia. A idade óssea pode estar avançada em 1 ano, algumas vezes mais, caso a obesidade seja uma característica acompanhante.

Investigações

Em todos os casos, até nos mais leves, devem ser realizados exames para testosterona no soro, androstenodiona, 17-hidroxi progesterona (17-OHP) e sulfato desidroepiandrosterona (DHEAS) (veja Capítulo 8 ref. valores normais). Recomenda-se determinação dos valores antes e após estimulação com synacthen, caso as características clínicas sejam particularmente acentuadas.

Tratamento e acompanhamento

Tratamento não é necessário. Recomenda-se uma revisão a cada 3 ou 4 meses para confirmar a taxa de crescimento e a ausência de virilização progressiva. Apesar de ter sido descrita uma ligação entre baixo peso de nascimento e pequeno tamanho para a idade gestacional, adrenarca exagerada e subseqüente hiperandrogenismo (p. ex., síndrome do ovário policístico) a maioria das meninas apresenta peso e tamanho normais ao nascer e as características de excesso de andrógeno são leves. Conseqüentemente, não recomendamos tratamento a longo prazo nestas pacientes.

Pseudopuberdade precoce-virilizante (Tabela 5.4)

A deficiência de 21-hidroxilase variedade de virilização simples é sugerida pela combinação de crescimento avançado, clitoromegalia. Desenvolvimento de pilificação púbica/axilar e avanço da idade óssea, especialmente quando a menina tem mais do que 6 anos de idade. Tumores virilizantes da adrenal e ovário são sugeridos por uma história mais curta, de modo que características tais como baixa estatura podem não ter tido tempo de se tornarem manifestas (Fig. 5.4).

Investigações

Determinação da testosterona no soro, 17-OHP, androstenodiona e DHEAS sob condições basais e após estimulação com synacthen devem confirmar elevação anormal dos andrógenos plasmáticos. Análise dos esteróides urinários ajuda a identificar defeitos enzimáticos. TC adrenal ou RM adrenal devem ser realizados, assim como cuidadosa avaliação ultra-sonográfica dos ovários. Se, a despeito de imaginologia, um tumor não seja identificado, devem ser executadas determinações dos andrógenos no soro através de amostras seletivas venosas a partir de veias adrenais obtidas em um centro especializado.

Tratamento e monitorização

Virilização simples por deficiência de 21-hidroxilase é discutida no Capítulo 8. Tumores virilizantes das glândulas adrenais e ovários são tratados cirurgicamente.

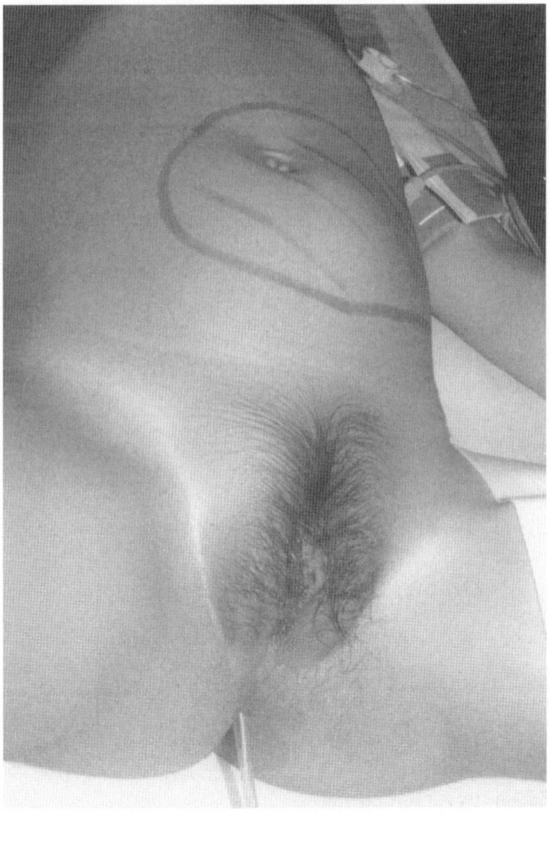

Fig. 5.4 Tumor ovariano virilizante (contornos delineados sobre a pele), causando pilificação púbica e clitoromegalia em uma menina de 3 anos de idade. Sua altura era normal.

Acompanhamento

Seguimento envolve a avaliação a cada 3 a 4 meses para observar a regressão das características de precocidade sexual e uma taxa de crescimento normal. Dependendo da disponibilidade, devem ser realizados RM ou TC das adrenais e ovários a cada ano. O acompanhamento a longo prazo é necessário para prevenir o desenvolvimento de TCPP devido ao *priming*.

DIAGNÓSTICO E TRATAMENTO DA PRECOCIDADE SEXUAL EM MENINOS

Precocidade sexual mediada por andrógenos

Puberdade precoce central verdadeira *(Tabela 5.5)*

Esta condição é rara em meninos e sua ocorrência deve levar à pronta pesquisa da causa de base (Fig. 5.5). Sintomas clínicos incluem rápido crescimento, distúrbios do comportamento, uma voz mais grave e aumento de tamanho da genitália. Exames mostrarão aumento de tamanho simétrico dos testículos a volumes > 4 ml.

Diagnóstico

A combinação de precocidade sexual com aumento do tamanho bilateral dos testículos tornam fácil o diagnóstico de TCPP em meninos. Caso os testículos apresentem um volume pré-puberal e/ou sejam assimétricos, devem ser procuradas as causas da pseudopuberdade precoce (veja abaixo).

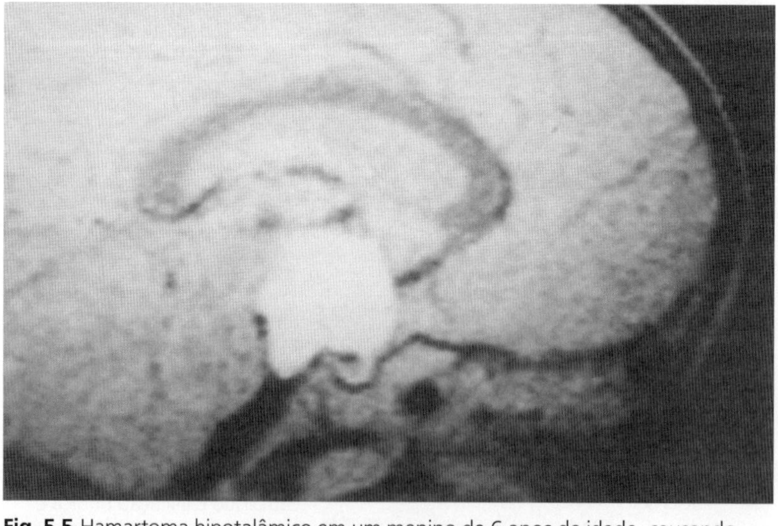

Fig. 5.5 Hamartoma hipotalâmico em um menino de 6 anos de idade, causando convulsões *gelastic* e puberdade precoce central verdadeira.

Investigações

Teste LHRH para confirmar puberdade verdadeira, com determinação da testosterona no soro; representação imaginológica da área hipotálamo-pituitária através de RM (ou TC, caso a RM não esteja disponível). Os marcadores tumorais β-hCG e β-fetoproteína devem ser determinados para detectar germinomas.

Tratamento

Tratamento é feito com um análogo LHRH como foi descrito para meninas com TDPP. Qualquer causa de base deve ser tratada.

Monitorização

A mesma que para meninas com TCPP. Nos casos em que não seja encontrado tumor na imagem inicial, uma representação do cérebro através de imagens seriadas deve ser feita a cada 6 a 12 meses, por um período de 2 a 3 anos para detectar lesões em desenvolvimento.

***Pseudopuberdade precoce** (Tabela 5.4)*

Virilização simples por deficiência de 21-hidroxilase resultará em excessiva secreção de andrógeno pelas glândulas adrenais. Tumores adrenais podem ser andrógeno-secretores. Nos testículos, uma mutação ativadora do receptor LH afetando as células de Leydig (linha germinativa) causa a condição conhecida como testo-toxicose. Uma mutação ativadora do receptor LH afetando somente um grupo de células (somáticas), resulta em um tumor de células de Leydig (Fig. 5.6). Pseudopuberdade precoce pode ser observada em meninos recebendo o esteróide anabólico oximetolona, que exerce um efeito androgênico direto, assim como *priming* do hipotálamo e causando puberdade precoce verdadeira.

Comum a todas estas condições raras são testículos que são pré-puberais em volume (no caso de distúrbios adrenais ou uma causa exógena), modesta e simetricamente aumentados (ou seja, 3 a 4 ml na testo-toxicose e tumores secretores de hCG) ou unilateralmente aumentados em tamanho com atrofia contralateral (no caso de tumores das células de Leydig). Contrastando com TCPP, ambos testículos são > 4 ml em volume.

Investigações

O teste LHRH mostrará valores suprimidos de LH e FSH na pseudopuberdade precoce, a não ser que o distúrbio primário tenha ativado o hipotálamo. Investigações da causa de base podem incluir determinações da β-hCG e α-fetoproteína; testosterona no soro, 17-OHP, androstenodiona e DHEAS antes e após estimulação com synacthen; análise dos esteróides urinários; ultra-som testicular e TC adrenal.

Tratamento

A cirurgia é o tratamento de escolha para tumores. Tratamentos medicamentosos incluem cetoconazola, ciproterona, testolactona e flutamida.

Adrenarca

Adrenarca é menos comum em meninos que em meninas, mas é a causa mais comum de androgenicidade. O diagnóstico clínico, investigações e tratamento são os mesmos que para meninas.

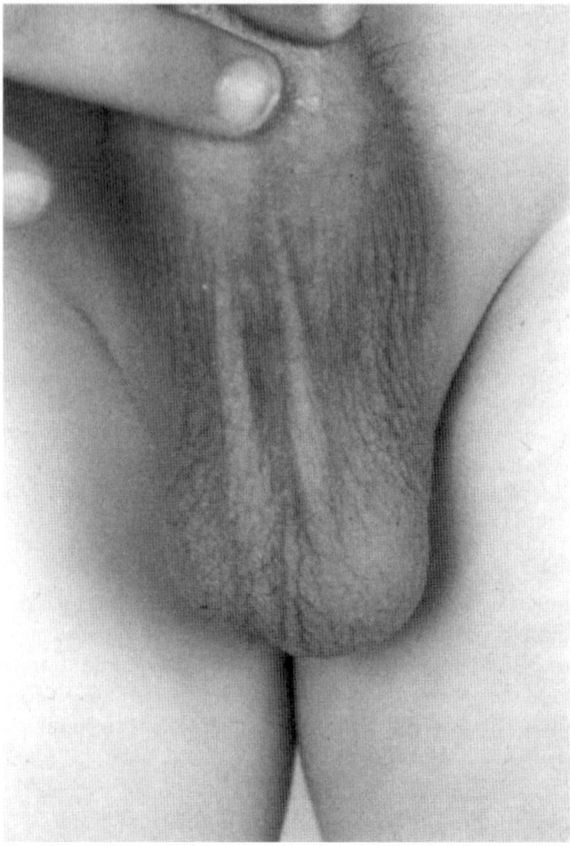

Fig. 5.6 Tumor de células de Leydig causando leve aumento do testículo esquerdo com atrofia contralateral e pseudopuberdade precoce em um menino de 5 anos de idade.

Precocidade sexual mediada por estrógenos

Tumores feminilizantes das glândulas adrenais e testículos são extremamente raros. Ginecomastia, causada por aumento da produção de estrógeno devido à aromatização da testosterona na puberdade ou por aumento da sensibilidade tissular aos níveis circulantes normais de estrógenos, é um problema relativamente comum em meninos, sendo discutido abaixo.

RETARDO PUBERAL E NÃO-DESENVOLVIMENTO PUBERAL

Definições

Retardado puberal: este é arbitrariamente definido pela ausência de sinais de desenvolvimento sexual secundário em uma menina de 13 anos ou em um menino de 14 anos de idade. Uma definição mais prática é atraso no início, progressão ou desenvolvimento completo da puberdade, suficiente para causar preocupação ao adolescente, seus pais ou ao médico.

Não-desenvolvimento puberal: puberdade que falha por não iniciar ou, tendo iniciado, falha em completar-se (neste caso, o termo parada no meio do desenvolvimento puberal é freqüentemente usado).
Menarca retardada: primeiro período menstrual depois dos 15 anos de idade.
Amenorréia primária: falha em iniciar os períodos menstruais.
Amenorréia secundária: cessamento de menstruações estabelecidas.
Oligomenorréia: períodos menstruais infreqüentes (< 6/ano).

Classificação

Retardo puberal é descrito como **central** ou **periférico**, dependendo de o problema situar-se no eixo hipotálamo-pituitário ou nas gônadas. Retardo puberal central pode ser ainda subdivido em retardo com eixo hipotálamo-hipofisário intacto e retardo causado por distúrbios deste eixo. A Tabela 5.6 fornece uma classificação do retardo puberal e suas causas.

AVALIAÇÃO CLÍNICA DE MENINOS E MENINAS COM RETARDO PUBERAL

Praticamente todos os meninos e a maioria das meninas com retardo puberal apresentam um simples retardo constitucional de crescimento e da adolescência (CDGA). No retardo puberal patológico, a causa pode ser menos óbvia a partir da história médica pregressa. O desafio é diagnosticar a causa ocasional do retardo patológico da puberdade, no qual a causa não é evidente, assim como casos mais complicados, com uma etiologia multifocal (p. ex., constitucional, nutricional, social).

História

- *Padrão de crescimento.* A história de baixa estatura de longa duração, seguida por um intervalo amplo no *status* da altura entre o paciente e seus pares a partir da entrada na escola secundária é sugestiva de CDGA.
- *Saúde geral.* Deve ser feito um questionário visando quaisquer sintomas de doença crônica. Asma pode estar associada com retardo puberal, especialmente quando são utilizados esteróides por via inalatória.
- *Características/associações com distúrbio gonadal.* Isto inclui uma história prévia de criptorquidia, orquidopexia e irradiação gonadal. Uma idéia do sentido do olfato pode ser determinada perguntando ao adolescente se ele é capaz de sentir o cheiro de torradas queimadas ou de odores desagradáveis tais como de ovos podres.
- *Padrões familiares.* Deve ser feito um questionário sobre a idade da menarca da mãe e retardo do estirão de crescimento/mudança de voz no pai. Sempre que disponíveis, deve-se procurar pelos dados puberais de irmão/irmã.
- *Aspectos sociais e educacionais.* Um questionário cauteloso sobre a ocupação e estilo de vida da família pode ser indicado quando exista ou não uma desvantagem social. A presença de dificuldade de aprendizado é estabelecida perguntando-se sobre a necessidade de aulas de recuperação ou atividades de apoio para o aprendizado ou educação em escola especial. Dificuldade de aprendizado pode ser um componente de síndromes dismórficas associadas ao retardo puberal (p. ex., síndrome de Noonan).

Tabela 5.6 Classificação de puberdade retardada e anormal (incluindo retardo/ausência de menarca)

Central (ambos os sexos)		
Eixo H-P intacto	CDGA	
	Doença sistêmica crônica	
	Déficit nutricional (incluindo anorexia nervosa)	
	Privação psicossocial	
	Terapia com esteróides	
	Hipotireoidismo	
Eixo H-P com alterações	Tumores adjacentes ao eixo H-P	
	Craniofaringioma	
	Glioma óptico	
	Germinomas, astrocitomas	
	Anomalias congênitas	
	Displasia septo-óptica	
	Pan-hipopituitarismo congênito	
	Irradiação	
	Tumor pituitário/glioma óptico	
	Eixo cranioespinhal para meduloblastoma	
	Traumatismo	
	Cirurgia, p. ex., para craniofaringioma	
	Traumatismo da cabeça	
	Deficiência GnRH/LH/FSH	
	Congênita idiopática	
	Síndrome de Kallmann	
	Síndrome de Prader-Willi	
	Síndrome de Laurence-Moon-Bardet-Biedl	
Periférica	*Meninos*	*Meninas*
	Lesão testicular bilateral	Disgenesia gonadal
	Criptorquidismo	Síndrome de Turner
	Falha da orquidopexia	Disgenesia gonadal pura
	Atresia	
	Torção	
	Síndromes associadas com criptorquidismo	Irradiação/quimioterapia
	Noonan	Irradiação abdominal (para tumor de Williams)
	Prader-Willi	Irradiação de corpo total
	Laurence-Moon-Bardet-Biedl	Ciclofosfamida/busulfan
	Disgenesia gonadal	Distúrbios intersexo
	Klinefelter	Incluindo CAIS
	Outras síndromes com aneuploidia XY	
	XO/XY	Síndrome do ovário policístico
	Irradiação/quimioterapia	Lesão tóxica
	Irradiação testicular	Galactosemia
	Irradiação de corpo total	Sobrecarga de ferro (talassemia)
	Ciclofosfamida	

CAIS, síndrome da insensibilidade andrógena completa; CDGA, retardo constitucional no crescimento e adolescência; FSH, hormônio folículo-estimulante; GnRH, hormônio liberador da gonadotrofina; H-P, hipotálamo-pituitário; LH, hormônio luteinizante.

Exame

- Altura, peso.
- Medida ou (muito menos confiável!) referências sobre das alturas dos pais.
- Medida ou referências sobre as alturas de irmãos/irmãs.
- Estagiamento puberal.
- Nutrição.
- Características dismórficas.
- Exames gerais com atenção especial para *clubbing*, pressão arterial e fundoscopia.

Investigações

(Caso indicadas)

- Idade óssea.
- Cromossomas.
- FSH e LH basais, estradiol/testosterona no soro.
- Ultra-som pélvico em meninas.
- Teste LHRH.
- Testosterona no soro 4 dias após administração de hCG 100 unidades/kg (máximo 1.500 unidades).
- Análise urinária visando hematúria e proteinúria.
- Teste do sentido do olfato.

CAUSAS DE RETARDO PUBERAL E NÃO-DESENVOLVIMENTO PUBERAL

Retardo central com eixo intacto

Retardo constitucional no crescimento e adolescência em meninos

De longe a causa mais comum de retardo puberal, a CDGA geralmente é facilmente diagnosticada pela história de baixa estatura de longa duração/baixa estatura *borderline* durante a infância. Depois da entrada na escola secundária por volta dos 11 anos de idade, existe um declínio no *status* da altura, de modo que o menino se torna progressivamente mais baixo para a idade. Comumente existe uma história familiar de retardo puberal.

Freqüentemente, o menino expressa seu desagrado para os pais, algumas vezes relacionado com provocações, porém, mais freqüentemente devido ao desconforto de ser pequeno e ter uma aparência mais jovem. Freqüentemente existem queixas sobre embaraços ao tomar um banho de chuveiro na escola. Em meninos de 13 anos de idade ou mais, os testículos geralmente apresentam algum aumento em tamanho (4 ml), nas não ocorre um aumento do tamanho peniano (estágio G2 de Tanner).

Diagnóstico

CDGA geralmente deve ser um diagnóstico positivo e não de exclusão. No entanto, a presença de possíveis fatores de contribuição como má-nutrição, dificuldades socioeconômicas e psicológicas e doença crônica (p. ex., asma grave) podem tornar a avaliação difícil. Distúrbio endócrino é sugerido quando a baixa estatura e o retardo puberal estão fora do contexto do padrão familiar, quando os testículos não descem ou são anormais, quando existem sinais e sintomas como dor de cabeça ou atrofia óptica sugestivos de craniofaringeoma, ou quando o pênis e os testículos são hipoplásicos, especialmente em associação a distúrbio do olfato (síndrome de Kallmann).

Investigação

Nada é necessário na CDGA exceto a estimativa da idade óssea, que geralmente mostra um retardo.

Tratamento

O menino deve receber orientação de que é normal e que somente seu desenvolvimento será mais tardio. Prever a altura final é útil, desde que um único observador experiente realize a avaliação da idade óssea. No Reino Unido, o método RUS (TW2) de Tanner e Whitehouse é o preferido. Os seguintes tratamentos medicamentosos podem ser oferecidos, visando aumentar a taxa de crescimento e acelerar o desenvolvimento de características puberais sem afetar o resultado da altura final:

- Em meninos entre 11,5 e 13,5 anos de idade, oxandrolone 1,25 a 2,5 mg à noite por 3 a 6 meses pode ser útil na manutenção de uma velocidade de crescimento pré-puberal razoável (4 a 6 cm/ano). Ocasionalmente, tal tratamento pode aumentar a velocidade de crescimento para 6 a 7 cm/ano.
- Em meninos com mais de 13,5 anos de idade, pode ser oferecido um tratamento com testosterona. Esta pode ser administrada na forma de Sustanon 100 mg intramuscular uma vez ao mês, durante 3 meses ou como undecanoato de testosterona 40 mg ao dia durante 3 meses. Este tratamento somente deve ser administrado quando o médico está convencido de que o retardo puberal é fisiológico e não uma manifestação de doença de base (p. ex., doença de Crohn).

Acompanhamento

Consultas na clínica a cada 6 meses podem ser úteis para dar segurança a meninos não-tratados. Meninos tratados com oxandrolone ou testosterona devem ser observados a cada 6 meses por 2 vezes após o tratamento, para assegurar progresso satisfatório. Ocasionalmente é indicada uma repetição do esquema de testosterona. Caso exista alguma dúvida com relação ao diagnóstico de CDGA, é prudente manter o menino sob observação até que o volume testicular seja > 10 ml.

***Retardo constitucional no crescimento e adolescência em meninas** (Fig. 5.7)*

CDGA em meninas é menos comum que em meninos, mas permanece sendo a causa mais comum de retardo puberal. Caracteristicamente, o desenvolvimento puberal, quando se inicia, é mais lento, observando-se mais um aumento gradual na altura do que um estirão do crescimento (Fig. 5.7).

Diagnóstico

CDGA em meninas deve ser distinguida da síndrome de Turner assim como de outras causas patológicas de retardo puberal. Em casos duvidosos, devem ser checados os cromossomos e as gonadotrofinas basais, devendo ser realizado um ultra-som pélvico. Note-se que a não-identificação de um ou de ambos os ovários pode ocorrer em meninas normais.

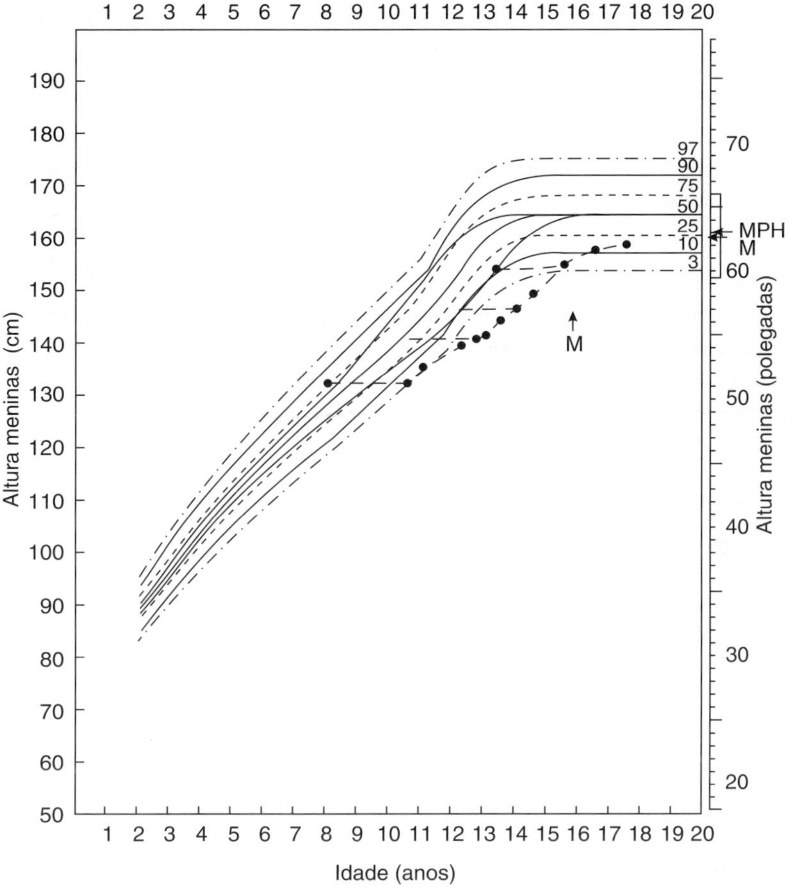

Fig. 5.7 Diagrama de crescimento de menina com retardo do crescimento e adolescência, mostrando estirão de crescimento atenuado e tardio, com menarca aos 15 anos de idade. A altura final é igual à altura média dos pais (MPH). M, menarca.

Tratamento

Diferente dos meninos, aos quais pode ser administrada uma dose considerável de testosterona que não exercerá um efeito nocivo sobre a altura final, em meninas a terapia com estrógeno é menos eficaz e mais capaz de levar a um fechamento epifisário prematuro. Ocasionalmente, retardo puberal é tão acentuado e a taxa de crescimento tão lenta, que existe a necessidade de tratamento. Nestas circunstâncias, devem ser medidos os níveis do hormônio de crescimento. Pode ser administrado diariamente etinilestradiol 2 μg por 1 a 2 anos, com administração concorrente de hormônio de crescimento, caso o exame de estimulação mostre deficiência de hormônio de crescimento.

Retardo puberal causado por doença crônica

Algumas vezes a doença crônica é óbvia e a criança é encaminhada simplesmente para confirmar que não exista outra patologia responsável, além de permitir um possível tratamento. O médico deve avaliar a severidade da doença crônica e confirmar que a gravidade do retardo do crecimento e da adolescência está compatível com a condição crônica. Caso isto não se verifique, é indicada investigação posterior.

Uma pequena proporção de meninas e meninos apresentando retardo puberal apresentará doença crônica como causa de base. Condições gastrointestinais tais como doença celíaca e doença de Crohn podem ser notoriamente silentes. As seguintes investigações de *screening* são valiosas em casos selecionados:

- Cromossomos.
- TFT, LH e FSH, cortisol, prolactina (*screening* para doença endócrina).
- Hemograma completo, ferritina, folato eritrocitário, taxa de hemossedimentação (*screening* para doença gastrointestinal).
- Anticorpos IgA antitransglutaminase (*screening* para doença celíaca).
- Creatinina, uréia e eletrólitos, cálcio, fosfato, fosfatase alcalina, análise urinária e cultura, ultra-som renal (*screening* para doença renal).

Distúrbio do eixo hipotálamo-pituitário-gonadal em meninos

Central (Tabela 5.6)

Alguns adolescentes podem apresentar evidência clara de lesão do eixo hipotálamo-pituitário (p. ex., craniofaringeoma) e claramente não entram na puberdade ou não completam o desenvolvimento puberal sem tratamento. Adolescentes com retardo puberal que não preenchem os critérios de CDGA oferecem alguma dificuldade, pois o teste LHRH não consegue distinguir entre retardo fisiológico central e deficiência verdadeira de GnRH ou gonadotrofina.

Deve ser pesquisada uma história sobre distúrbio do olfato, não-deiscência testicular e/ou cirurgia e avaliação do desempenho acadêmico. O exame inclui a pesquisa de características dismórficas, exame sistêmico e detalhado da genitália externa. As investigações são detalhadas acima.

Tratamento

Em casos duvidosos, é melhor induzir a puberdade com testosterona a partir dos 13 aos 14 anos até que se tenha atingido o completo desenvolvimento sexual secundário ou até que tenha ocorrido o desenvolvimento testicular espontâneo de > 10 ml (indicando secreção endógena intacta de gonadotrofina). Caso o desenvolvimento testicular espontâneo não tenha ocorrido até a idade de 16 a 18 anos, a terapia de reposição deve ser descontinuada e o eixo gonadal completamente reavaliado.

Periférico (Tabela 5.6)

Hipogonadismo primário é sugerido pela combinação de:

- história compatível com lesão testicular (criptorquidismo bilateral, cirurgia testicular, irradiação testicular, irradiação de corpo total, torção bilateral);
- dificuldades comportamentais e do aprendizado (lembrando distúrbio cromossômico tal como a síndrome de Klinefelter);
- exame genital anormal com um ou ambos os testículos criptorquídicos ou anormalmente pequenos; e
- volumes testiculares que podem ser inapropriados para o estágio genital e para o estágio da pilificação púbica (p. ex., testículos de 4 ml no contexto de G4,P4).

Investigações

Estas mostrarão níveis elevados de FSH (acima de 10 unidades/l), com resposta exagerada de LH e FSH ao LHRH (FSH muitas vezes acima de 50 unidades/l). O teste da gonadotrofina coriônica humana pode apresentar um distúrbio do aumento da testosterona e, em casos severos, nenhum aumento.

Tratamento

Indivíduos sem testículos claramente necessitarão de tratamento, assim como indivíduos com pouca progressão no desenvolvimento sexual secundário, particularmente se os níveis de testosterona são baixos sem resposta ao hCG. Em contrapartida, meninos com volumes testiculares baixos, porém desenvolvimento genital e desenvolvimento de pilificação normais além de aceleração do crescimento linear, não requerem tratamento. Assim como no hipogonadismo central, é melhor tratar os casos duvidosos em vez de aguardar, o que traz consigo o risco de o desenvolvimento não progredir satisfatoriamente, resultando em desconforto para o paciente.

Tratamento do hipogonadismo

Nós recomendamos a administração intramuscular da testosterona como a seguir:

- Sustanon 100 mg a cada 6 semanas, durante o primeiro ano de tratamento.
- Sustanon 100 mg a cada 4 semanas, durante o segundo ano de tratamento.
- Sustanon 250 mg a cada 4 semanas, durante o terceiro ano de tratamento, posteriormente, 250 a 500 mg a cada 3 a 4 semanas, dependendo de fatores clínicos e dos níveis de testosterona no soro.

Alternativas incluem undecanoato de testosterona por via oral 40 mg/dia durante o primeiro ano de tratamento, 80 mg/dia durante o segundo ano de tratamento e 120 mg/dia após. *Pellets* de testosterona implantados a cada 3 a 6 meses podem ser utilizados desde que o desenvolvimento sexual secundário esteja estabelecido, mas não são correntemente utilizados para induzir a puberdade. Para adultos existem à disposição *patches* de testosterona, mas existe experiência limitada com este método para indução da puberdade.

Distúrbio do eixo hipotálamo-pituitário-gonadal em meninas

Central

As causas da deficiência hipotalámica e da deficiência de goandotrofina pituitária em meninas são similares àquelas de meninos, apesar de serem mais raras deficiências isoladas de GnRH e da gonadotrofina. Investigações mostrarão níveis baixos de LH e FSH. Assim como para meninos, o tratamento envolve a indução da puberdade em casos duvidosos (veja a seguir).

Periférica

Disgenesia gonadal como um resultado da síndrome de Turner ou lesão iatrogênica devida à irradiação corporal total são as causas principais de insuficiência gonadal primária em meninas.

Investigação

FSH e LH basais estarão elevados com franco distúrbio ovariano. Um teste LHRH pode ser necessário para demonstrar lesões mais leves de célula germinativa. Ultra-som pélvico pode mostrar um útero menos desenvolvido que o esperado para o estágio puberal, enquanto os ovários podem ser pequenos ou não-identificáveis.

Tratamento

Em casos de dúvida, deve ser oferecida indução puberal a partir dos 13 anos de idade.

É importante que a reposição estrogênica seja gradual, não somente para evitar fusão prematura das epífises, mas também para prevenir desenvolvimento areolar inadequado. Recomendamos os regimes de tratamento a seguir:

- Etinilestradiol 2 µg/dia durante 1 ano, seguidos de 4 µg/dia por mais 1 ano.
- Etiniestradiol 6, 8 e 10 µg/dia durante o terceiro ano, escalonados a cada 4 meses.
- Noretisterona 5 mg/dia durante os 5 primeiros dias de cada mês do calendário assim que a dosagem de etinilestradiol atinja 10 µg/dia ou antes caso ocorra um sangramento intermediário.
- Pílula contraceptiva de baixa dosagem combinada, por exemplo, Loestrin 20 (21 dias com e 7 dias sem) durante o quarto ano.
- Envolvimento de um ginecologista uma vez completa a indução puberal de modo que possam ser discutidas futuras administrações de reposição estrogênica (tal como *patches* transdérmicos).

OUTROS DISTÚRBIOS PUBERAIS

Problemas menstruais

A queixa mais comum é de sangramento irregular, prolongado e intenso, algumas vezes associado a desconforto considerável. Isto está relacionado com a imaturidade do eixo hipotálamo-pituitário-ovariano durante os primeiros anos após o início das menstruações, devendo ser considerado um fenômeno normal. Usualmente não é necessário nenhum tratamento além de analgesia simples. No entanto, algumas vezes os sintomas são tão importantes que a família solicita tratamento. Sob tais circunstâncias, as seguintes estratégias podem ser úteis:

- Noretisterona 5 mg/dia nos primeiros 5 a 10 dias do sangramento menstrual. Isto é para ajudar a eliminação do revestimento endometrial após ciclos anovulatórios (nos quais não há produção de corpo lúteo).
- Pílula anticoncepcional de baixa dosagem por um período de 1 ano.
- Em casos nos quais a pílula contraceptiva isoladamente não resolve sangramento uterino irregular, pode-se adicionar nerthisterone 5 mg/dia aos dias 10 a 20 antes do ciclo.

Amenorréia e oligomenorréia são comumente observadas como parte do atraso puberal normal, sendo mais prováveis de ocorrer no contexto de massa corporal baixa causado por treinamento físico extremo, déficit nutricional e distúrbios alimentares tais como a anorexia nervosa.

Amenorréia primária é observada em meninas com insuficiência puberal, distúrbios anatômicos do trato reprodutor e na síndrome de insensibilidade androgênica completa (veja capítulo referente a Intersexo).

Investigação

Não é necessária nenhuma quando a história e o exame indicam o diagnóstico. Avaliação pélvica através de ultra-sonografia e amostras de sangue para exames cromossômicos, gonadotrofinas e esteróides sexuais são úteis em casos selecionados.

Hirsutismo e hipertricose

Existe uma sobreposição entre hirsutismo (crescimento capilar inapropriado/excessivo em locais andrógeno-dependentes tais como á área do bigode e barba, tórax etc.) e hipertricose (aumento generalizado da pilificação corporal).

Hirsutismo pode ser observado nas seguintes instâncias:

- certos grupos étnicos, p. ex., mediterrâneo, subcontinente índico;
- causado pela secreção de andrógeno por tumores ovarianos ou adrenais e distúrbios adrenais enzimáticos;
- com parte da síndrome dos ovários policísticos (PCOS); e
- idiopática, provavelmente causada pelo aumento na sensibilidade do órgão final.

Hipertricose pode ser observada em:

- certos grupos étnicos assim como para o hirsutismo;
- hipotireoidismo primário;
- síndrome de Cushing, especialmente iatrogênica;
- certas síndromes dismórficas;
- secundária a drogas tais como diazóxido e ciclosporina A; e
- idiopática.

Diagnóstico e tratamento

Excesso de andrógeno pode ser avaliado através do acompanhamento de características tais como alta estatura, avanço na idade óssea, clitoromegalia etc. PCOS é sugerida pela oligomenorréia e/ou obesidade acompanhantes.

Investigações

Desnecessárias se o hirsutismo for moderado e a causa for óbvia (p. ex.: racial). Em casos selecionados, seriam realizadas investigações para PCOS.

Tratamento

O tratamento é dirigo à causa de base e, caso isto não seja possível, estratégias cosméticas incluindo clareamento da pilificação facial, remoção dos pêlos por meio de eletrólise e encaminhamento a um dermatologista para considerar um tratamento a *laser*.

Síndrome do ovário policístico

Síndrome do ovário policístico (PCOS) é definida como hiperandrogenismo com disfunção ovulatória, geralmente não sendo observada antes da terceira década de vida, mas podendo ocorrer em adolescentes após a menarca e, muito ocasionalmente, em meninas pré-menarca. As características clínicas da PCOS incluem obesidade, hirsutismo, pele e cabelos oleosos, oligo/amenorréia e subfertilidade. Ovários policísticos são diagnosticados caso existam 10 ou mais cistos foliculares medindo 2 a 8 mm em diâmetro e arranjados perifericamente ao redor de um local denso do estroma ou espalhados em uma quantidade maior de estroma. Ovários policísticos foram relatados em mais de 20% de mulheres voluntárias e, conseqüentemente, não são diagnóstico de PCOS. Mais ainda: ovários policísticos nem sempre estão presentes em mulheres com PCOS. Características laboratoriais de PCOS incluem andrógenos sorológicos elevados (particularmente testosterona e androstenediona), hipersecreção de LH, hiperinsulinismo e SHBG baixo. Freqüentemente, somente uma das características clínicas e laboratoriais está presente.

A causa de PCOS é controvertida. Resistência à insulina parece ser uma característica inerente, mesmo em pacientes não-obesas. Uma hipótese da fisiopatologida de PCOS diz respeito ao tipo de fosforilação do receptor de insulina. Sob circunstâncias normais, o receptor de insulina é ativado pela autofosforilação da *tirosina,* levando ao aumento da atividade da tirosina quinase. Existe evidência de que em algumas pacientes com PCOS ocorre a fosforilação da *serina* nos receptores insulínicos, resultando em uma inibição da sinalização da insulina com conseqüente hiperinsulinemia e resistência insulínica. Contudo, como o receptor da insulina nas células esteroidogênicas normalmente é fosforilado, o aumento dos níveis de insulina resulta em hiperandrogenismo através de aumento da atividade enzimática da 17-hidroxilase e 17,20-desmolase. O hiperandrogenismo ovariano resultante leve, por sua vez, à hipersecreção de LH e ovários policísticos aumentados.

Diagnóstico e tratamento

Em uma menina com história sugestiva de PCOS e ovários aumentados em tamanho ao ultra-som, as investigações devem ser direcionadas para a confirmação do diagnóstico e exclusão de condições tais como a deficiência não-clássica de 21 hidroxilase e outras causas de hiperandrogenismo. A completa investigação de PCOS com exclusão da deficiência de 21 hidroxilase é a seguinte:

- ultra-som pélvico;
- LH basal e estradiol;
- insulina plasmática em jejum e medida de SHBG;
- androstenediona sorológica basal, testosterona, DHEAS e 17-OHP;
- caso 17-OHP esteja aumentado, é indicado um teste padrão de Synacthen (250 μg) e uma urina 24 horas para análise de esteróides urinários, para excluir CAH não-clássica.

Tratamento

Casos leves não requerem tratamento. A pedra fundamental do tratamento não-medicamentoso é a redução do peso, o que reduz o hiperinsulinismo. Tratamento medicamentoso é direcionado para a hiperinsulinemia e hiperandrogenismo. Metformina 500 mg uma, duas ou três vezes ao dia é utilizado em meninas hiperinsulinêmicas, especialmente no contexto da obesidade. A dose pode requerer um ajuste de acordo com os efeitos colaterais tais como diarréia. Diane (contendo ciproterona e etinilestradiol) é útil no combate aos sinais do excesso de andrógenos. É importante tratar PCOS em colaboração com um médico endocrinologista de adultos ou com um ginecologista com experiência nesta área.

Problemas mamários

Problemas mamários podem ser divididos em ginecomastia em meninos e em crescimento assimétrico ou simétrico (mamas pequenas ou aumentadas em tamanho) em meninas.

Meninos com ginecomastia

Uma ênfase desafortunada da distribuição de gordura em direção à área mamária na obesidade simples causa ginecomastia aparente. Desenvolvimento mamário exagerado na puberdade é a causa mais comum de ginecomastia verdadeira em meninos. Desenvolvimentos genital e testicular normais devem ser verificados. Em casos severos ou duvidosos, devem ser checados os cromossomos para síndrome de Klinefelter, gonadotrofinas basais e estradiol no soro. Ocasionalmente, drogas como a espironolactona podem causar ginecomastia.

Tratamento

Caso a ginecomastia seja grave e cause problemas desagradáveis (Fig. 5.8), p. ex., o menino não quer mais participar de atividades físicas ou tomar banho junto com seus pares, então recomenda-se o encaminhamento para a cirurgia plástica, visando redução mamária por lipoaspiração ou incisão subareolar e remoção do excesso de tecido adiposo.

Meninas com aumento ou redução assimétrica ou simétrica do tamanho das mamas

Aumento de tamanho simétrico

Ocasionalmente, o tamanho das mamas é inaceitavelmente grande para a menina e sua família e neste caso é indicado o encaminhamento para a cirurgia plástica, tendo em vista a mamoplastia redutora.

Redução simétrica do tamanho mamário

Meninas com atraso na puberdade apresentarão mamas menores que seus pares e podem ser tranqüilizadas a respeito. Desenvolvimento mamário pobre pode ocorrer em meninas que tenham recebido irradiação torácica devido a câncer (p. ex., metástases pulmonares).Uma vez atingido o tamanho mamário ideal, seja aguardando o completar da puberdade endógena, seja através de administração de estrogênio em meninas com insuficiência gonadal, deve ser discutido com a

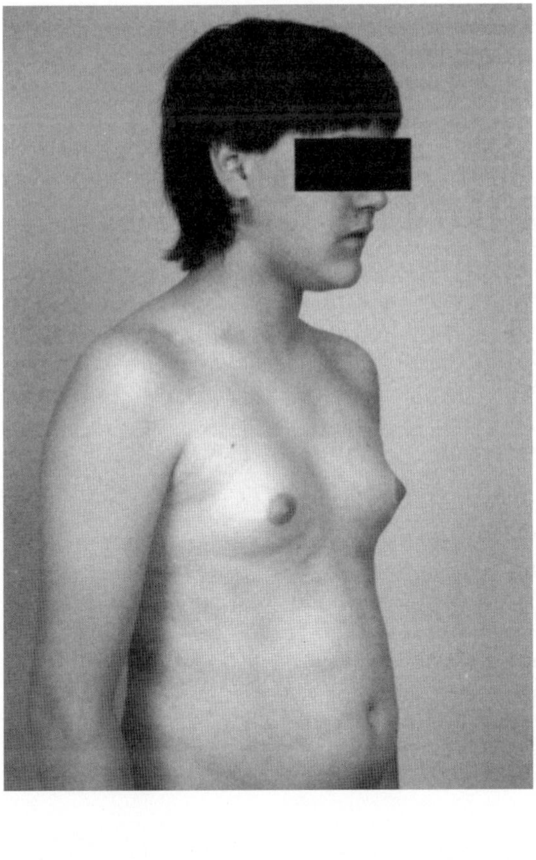

Fig. 5.8 Ginecomastia idiopática em um menino adolescente.

família o encaminhamento para uma mamoplastia visando aumentar o tamanho mamário. Caso exista relutância em injetar material estranho tal como o silicone nas mamas de meninas adolescentes por parte do cirurgião plástico, deve-se considerar a cirurgia reconstrutiva.

Aumento de tamanho ou tamanho reduzido assimétrico das mamas

Desenvolvimento assimétrico das mamas é muito comum nos estágios iniciais da puberdade, particularmente em meninas com precocidade sexual. Ocasionalmente, meninas pós-puberais apresentam uma discrepância inaceitável no tamanho mamário. Investigação não auxilia em nada e o encaminhamento para um cirurgião plástico é indicado seja para mamoplastia redutora unilateral ou mamoplastia para aumento da mama no lado contralateral.

DESENVOLVIMENTOS FUTUROS

- É necessária uma abordagem mais fisiológica para liberação de reposição de esteróides sexuais. A forma mais comum de reposição de manutenção em meninas adolescentes e adultas jovens continua sendo a pílula anticoncepcional, que não libera estrógeno por 3 meses do ano.
- Medidas da adequação da reposição de esteróides sexuais em adolescentes e adultos jovens inclui densidade óssea mineral, fatores de risco cardiovascular e, em mulheres, morfologia uterina.
- Existe interesse em oferecer a pacientes do sexo masculino com hipogonadismo central e que tenham completado indução puberal com testosterona, um tratamento com LH e FSH para aumentar o volume testicular.
- A avaliação psicológica e aconselhamento de adolescentes e adultos jovens com hipogonadismo e infertilidade é uma importante área para desenvolvimento futuro.

ARMADILHAS POTENCIAIS

- Meninas com desenvolvimento mamário aparente, em associação ao ganho de peso, alta estatura e pilificação púbica, podem ser consideradas como portadoras de puberdade precoce quando o diagnóstico verdadeiro é adrenarca exagerada em associação à obesidade simples (causando aumento da taxa de crescimento) e dando a impressão de desenvolvimento mamário verdadeiro. Ultra-som pélvico é útil na demonstração de um útero pré-puberal, mas em alguns casos pode ser necessário um teste GnRH para esclarecimento o diagnóstico.
- O diagnóstico de puberdade precoce verdadeira não pode ser feito por meio de medidas das gonadotrofinas basais. É necessário um teste de estimulação com GnRH. Nos estágios iniciais da puberdade precoce verdadeira, o teste de GnRH pode mostrar uma resposta pré-puberal.

PONTOS DE CONTROVÉRSIA

- Qual é a opção preferida para o tratamento hormonal de CDGA em meninos?
- Qual o regime hCG (dose, número de injeções e escala de tempo) que deve ser usado na avaliação gonadal de meninos?
- Qual o regime ideal de tratamento em meninas com CDGA?
- Não existe consenso entre sobre os métodos mais fisiológicos e aceitáveis de reposição de esteróides sexuais a longo prazo em meninos e meninas com hipogonadismo.

Quando envolver um centro especializado

- Meninas com precocidade sexual quando: (a) o diagnóstico não está claro ou (b) tratamento contemplado.
- Todos os meninos que apresentem precocidade sexual.
- Hipogonadismo.
- Síndrome do ovário policístico deve ser tratada em conjunto com endocrinologista de adultos/especializado em reprodução ou ginecologista.

RELATO DE CASOS

Caso 1

Uma menina de 7 anos de idade apresenta aumento do tamanho das mamas e leve corrimento vaginal, juntamente com distúrbios do humor e odor corporal. Não existe história pregressa relevante e ela está bem de saúde, sem cefaléias, distúrbios visuais ou polidipsia. A mãe e duas irmãs mais velhas apresentaram menarca cedo, aos 10 a 11 anos de idade. Com a idade de 7,8 anos, a menina parecia ter 11 anos de idade e a idade óssea estava avançada em 10,8 anos. Sua altura situava-se no 90º percentil e a altura média dos pais no 50º percentil. O exame mostra um estágio de Tanner B3, P2, A1. Ultra-som pélvico mostra um útero em formato de coração com um eco endometrial de 4 mm, comprimento uterino de 5 cm. Os ovários apresentavam um volume de 3,5 ml com cinco ou seis folículos de 6 mm em cada. Teste GnRH mostra valores basais/estimulado de 2,6/20 unidades/l para LH e 3,2/15 unidades/l para FSH.

Pergunta

Qual é o diagnóstico, quais investigações futuras devem ser realizadas e qual o tratamento que deve ser oferecido?

Resposta

A menina apresenta puberdade precoce verdadeira – início do desenvolvimento puberal antes dos 8 anos de idade em uma menina com um teste LHRH puberal. TCPP idiopática é a causa mais provável, mas atualmente se tem como boa prática executar representação imaginológica com RM em meninas assim como em meninos com TCPP. Dada a idade da menina, a intensidade do tempo puberal e os distúrbios comportamentais, a maior parte clínicos recomendaria uma terapia de supressão com um análogo LHRH, mas isto deveria ser cuidadosamente discutido com a família.

Caso 2

Um menino de 14 anos de idade é encaminhado por baixa estatura e preocupações quanto a seu desenvolvimento puberal. Ele é um pouco reticente quanto a sua história, mas um questionamento sistemático revela uma queda na freqüência e desempenho escolares durante o ano passado. Questionamento posterior indica que ele apresentou diarréia e dor abdominal. Ao exame o menino não tem aparência doentia, mas seu peso nos últimos 3 meses caiu de 42 kg para 39,2 kg. Sua altura de 138 cm encontra-se abaixo do 3º percentil (altura média dos pais no 25º percentil). Existe um leve achatamento dos dedos. Os testículos então aumentados (4 ml) com frouxidão escrotal, porém o pênis é pré-puberal e não há pilificaçao púbica ou axilar. O restante do exame não apresenta dados dignos de nota, a pressão arterial é de 110/70. A idade óssea está atrasada (11,2 anos).

Pergunta

Em qual estágio puberal encontra-se o menino? Qual o diagnóstico clínico? Quais investigações devem ser realizadas (se é que são necessárias?). Qual o tratamento que deve ser oferecido?

Resposta

O estágio puberal é G2, P1, A1. Enquanto o retardo puberal fisiológico é, de longe, a causa mais comum de baixa estatura e de retardo puberal em meninos, os sintomas abdominais vagos, a baixa desempenho escolar e o achatamento dos dedos sugerem que o menino deve ser investigado para doença crônica. Exame contrastado com bário mostrou extensa anormalidade no intestino delgado, particularmente no íleo terminal e o diagnóstico de doença de Crohn foi subseqüentemente confirmado.

Este caso ilustra a importância da história bem elaborada e do exame geral na prática endocrinológica. Neste menino, seria inapropriado fazer uma previsão quanto à altura final, pois seu retardo puberal foi causado por doença. O tratamento da doença de base é mais indicado neste caso que um tratamento com testosterona.

Caso 3

Uma menina de 14 anos de idade é examinada na clínica conjunta de oncologia/endocrinologia com queixas devido a retardo da menarca. Ela desenvolveu leucemia linfoblástica aguda aos 10 anos de idade, apresentou uma recaída 18 meses após o tratamento e foi tratada com sucesso com um transplante autólogo de medula óssea. Irradiação de corpo total com uma dose de 1.400 *centigray* e ciclofosfamida foram administrados como parte de seu condicionamento pré-transplante. Ao exame ela encontra-se no 25º percentil de altura (altura média dos pais no 75º percentil), estágio de Tanner B3, P3, A2. Ultra-som pélvico mostra um útero cilíndrico medindo 3,2 cm sem eco endometrial, ovários 1,2 e 1,8 ml em volume, não foram observados quaisquer folículos. FSH basal é de 58 unidades/l, LH 20 unidades/l, estradiol < 50 pmol/l.

Pergunta

Qual o diagnóstico, quais outros dados são necessários e como esta menina deve ser tratada?

Resposta

Esta garota apresenta uma insuficiência ovariana primária, causada pela irradiação corporal total, resultando num bloqueio mediopuberal. Ultra-som pélvico mostrou redução do tamanho uterino e configuração imatura atribuível à insuficiência estrogênica. Ela irá requerer reposição estrogênica, mas antes disso, devem ser examinadas sua idade óssea e o nível de hormônio de crescimento estimulado. A idade óssea foi de 11,6 anos e o pico de GH de 14 mU/l após hipoglicemia por insulina. O tratamento com hormônio de crescimento foi rejeitado pela menina e sua família, mas ela aceitou iniciar com etinilestradiol em baixa dose visando a uma dose de reposição completa em 18 meses.

LEITURAS RECOMENDADAS

Carr, B.R. (1998) Disorders of the ovaries and female reproductive tract. In: *Williams Textbook of Endocrinology* (eds J.D. Wilson, D.W. Foster, H.M. Kronenberg & P.R. Larsen), 9th edn, pp. 751-818. W.B. Saunders.

Griffen, J.E. & Wilson, J.D. (1998) Disorders of the testes and male reproductive tract. In: *Williams Textbook of Endocrinology* (eds J.D. Wilson, D.W. Foster, H.M. Kronenberg & P.R. Larsen), 9th edn, pp. 819-876. W.B. Saunders.

Griffin, I.J., Cole, T.J., Duncan, K.A., Hollman, A.S. & Donaldson, M.D.C. (1995) Pelvic ultrasound measurements in normal girls. *Acta Paediatrica* **84**, 536-543.

Kelly, B.P., Paterson, WE, Donaldson, M.D.C. (2003). Final height outcome and value of height prediction in boys with constitutional delay in growth and adolescence treated with intramuscular testosterone 125 mg per month for 3 months. *Clinical Endocrinology* **58**, 267-272.

Marshall, W.A. & Tanner, J.M. (1969) Variations in pattern of pubertal changes in girls. *Archives of Disease in Childhood* **44**, 291-303.

Marshall, W.A. & Tanner, J.M. (1970) Variations in the pattern of pubertal changes in boys. *Archives of Disease in Childhood* **45**, 13-23.

Paterson, WE, Hollman, A.S., McNeill, E. & Donaldson, M.D.C. (1998) Use of long acting goserelin in the treatment of girls with precocious and early puberty. *Archives of Disease in Childhood* **79**, 323-327.

Tanner, J.M. (1962) *Growth at Adolescence*, 2nd edn, Blackwell, Oxford.

Tsilchorozidou, T., Overton, C. & Conway, G.S. (2004) The pathophysiology of polycystic ovarian disease. *Clinical Endocrinology* **60** (1):1-17.

Distúrbios da Tireóide

6

EMBRIOLOGIA, ANATOMIA E FISIOLOGIA DA GLÂNDULA TIREÓIDE

Embriologia e anatomia

A glândula tireóide desenvolve-se a partir do assoalho da faringe na 4ª semana gestacional, na forma de um divertículo que se dirige para baixo, deixando o trato tiroglossal no pescoço. Este último normalmente desaparece mais tarde, mas cistos podem remanescer e formar um cisto tireoglosso. O divertículo torna-se bilobulado e funde-se com o aspecto ventral da quarta bolsa faríngea. Organogênese encontra-se sob controle genético e os fatores de transcrição TTF1, TTF2 e Pax8 desempenham um papel crucial.

Fisiologia

A principal função da glândula tireóide é sintetizar tiroxina (T_4) e triiodotironina (T_3).

Controle do metabolismo da tireóide

O hipotálamo secreta o hormônio liberador da tirotrofina (TRH), que estimula a pituitária anterior a secretar o hormônio tireoestimulante (TSH). TSH atua sobre a célula da tireóide através da ligação com um receptor específico (TSH-R), como se encontra representado na Figura 6.1. O receptor ocupado ativa a proteína estimuladora que, então, estimula o metabolismo da tireóide via adenilato ciclase, e através do cálcio e fosfolipase C.

Síntese da tiroxina

A Figura 6.2 mostra os principais passos para a síntese de T_4. O iodo da dieta é ativamente assimilado pelas células foliculares da tireóide e oxidado para o iodeto. Resíduos tirosil da molécula tireoglobulina são então iodados para formar monoiodotireosina (MIT) e diiodotirosina (DIT). Estas moléculas iodadas de tirosina são acopladas para formar as iodotironinas, seguindo-se a clivagem dos resíduos da molécula de tireoglobulina para liberar MIT, DIT, T_3 e T_4. As moléculas de tirosina são então submetidas à desiodinização para formar o iodeto. A glândula tireóide é a única produtora de T_4 e produz 20% de T_3. A maioria do T_3 é produzido pela deiodinização nos tecidos periféricos. T_3 é 3 a 4 vezes mais potente que T_4 sendo responsável pela maior parte da atividade da tireóide. Podem ocorrer mutações genéticas de codificação de várias enzimas da tireóide, por exemplo, da tireóide peroxidase, resultando em dis-hormonogênese. Estas mutações são herdadas de modo autossômico recessivo.

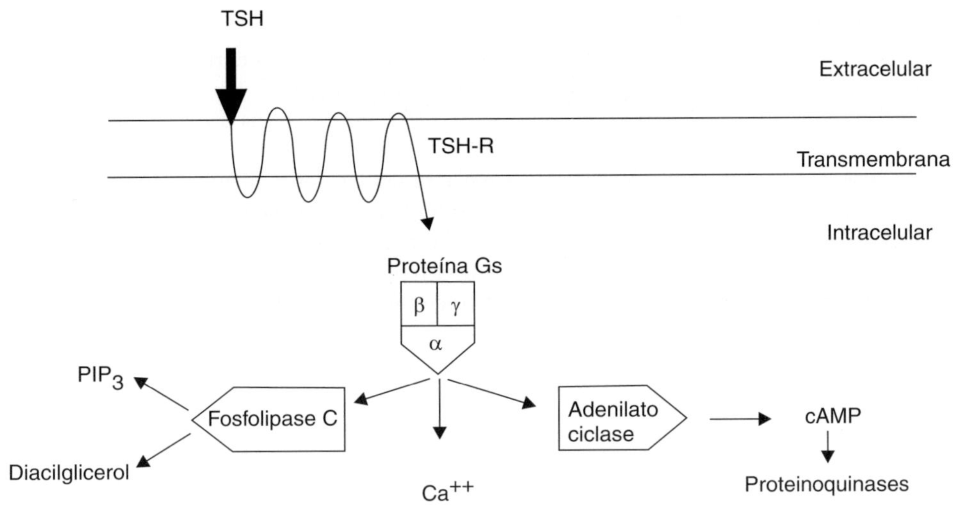

Fig. 6.1 Representação esquemática do receptor TSH (TSH-R) e das vias intracelulares. Gs-proteína, G proteína estimulatória; PIP_3, fosfatidil inositol trifosfato.

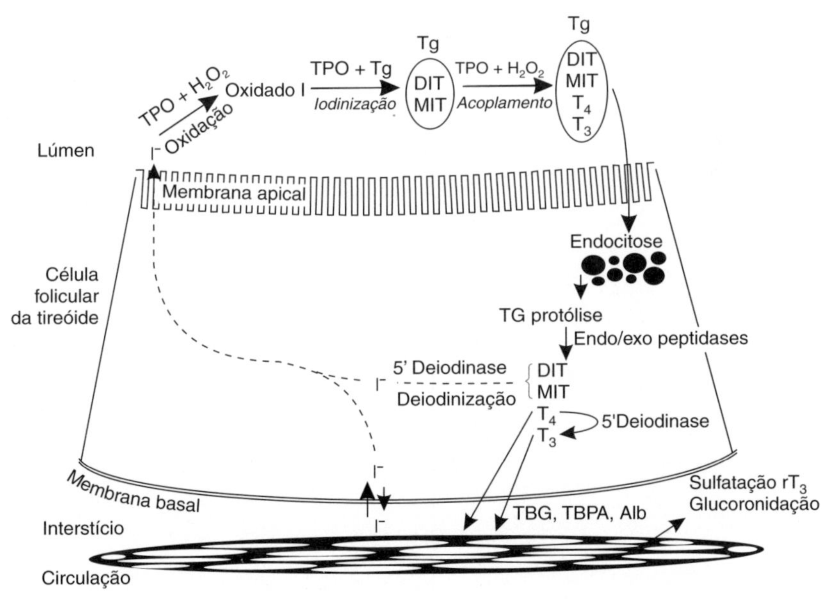

Metabolismo da tiroxina

Depois que T_4 é secretado pela glândula tireóide, é metabolizado pelas enzimas tissulares deiodinase tipo I, II e III. Deiodinase tipo II catalisa a conversão de T_3 para T_4 através da deiodinização do anel externo (ORD) (Fig. 6.3). Deiodinase tipo III converte T_4 na T_3 reversa inativa (rT_3) através da deiodinização do anel interno (IRD) enquanto a deiodinase tipo I catalisa ORD e IRD. 70% de T_4 circulante e 50% de T_3 circulante são ligados à globulina que liga tiroxina (TBG), o resíduo de outras proteínas, primariamente albumina. Somente 0,03% de T_4 circulante e 0,3% de T_3 não estão ligados. Assim, as concentrações totais de T_4 e T_3 refletem a concentração de TBG, enquanto medidas de hormônio livre representam os hormônios ativos e, conseqüentemente, são exames mais precisos da função da tireóide.

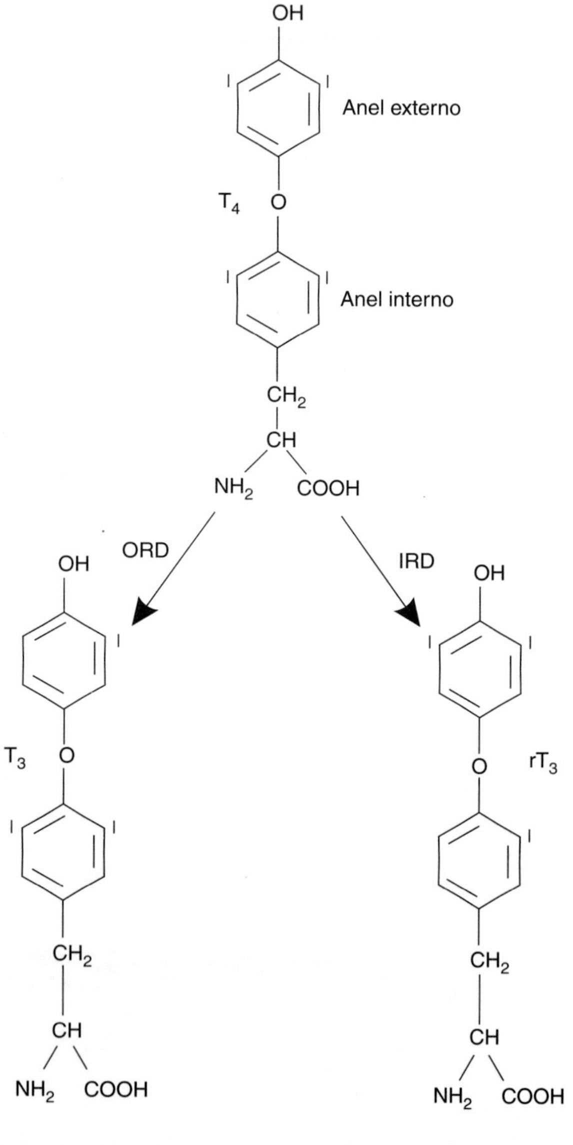

Fig. 6.3 Conversão de T_4 através da deiodinização do anel externo (ORD) em T_3 e deiodinização do anel interno (IRD) em T_3 reversa (rT_3).

Ação de hormônios tireoidianos

Os hormônios tireoidianos apresentam profundos efeitos sobre o crescimento, desenvolvimento neurológico, metabolismo e função cardiovascular. T_4 e T_3 ligam-se a receptores α, β2 e β2 nos tecidos-alvo, por exemplo, pituitária e hipotálamo (β2), fígado (β1 e β2), coração (α) e cérebro (α e β1). Isto resulta em um aumento do consumo de oxigênio, alterações do metabolismo dos carboidratos e lipídios e potencialização da ação das catecolaminas.

METABOLISMO FETAL E NEONATAL DA TIREÓIDE

Metabolismo fetal da tireóide

Durante o primeiro trimestre, o feto é muito dependente de pequenas quantidades de T_4 e T_3 maternos que cruzam a placenta. Os níveis de TSH começam a aumentar a partir do segundo trimestre. Em resposta a isso o T_4 total aumenta, assim como em resposta a níveis crescentes de TBG. Contudo, os níveis plasmáticos de T_3 e T_4 são baixos na vida fetal em comparação com altos níveis T_3 inativos, devido à predisposição fetal à inativação dos hormônios tireoidianos. Apesar do T_4 e T_3 plasmáticos serem baixos, estes hormônios estão presentes em concentrações relativamente altas nos tecidos-alvo, tais como o cérebro. Além disso, enquanto somente pequenas quantidades de T_4 e T_3 maternos cruzam a placenta, as quantidades são significativas de modo que a tiroxina é mensurável em bebês com agenesia da tireóide logo após o nascimento. Deficiência materna de iodo e o hipotireoidismo materno estão associados a distúrbio intelectual da criança, prova da importância vital da contribuição materna com a função tireoidiana fetal.

Função da tireóide em recém-nascidos a termo

Ao nascer existe uma liberação aguda de TSH. Este aumento no TSH resulta em altos níveis de T_4 e T_3 (Fig. 6.4). A proporção de T_4 e o aumento de T_3 para rT_3 corresponde a ORD preferencial em T_4 e redução da inativação dos hormônios da tireóide. Níveis de T_4 e T_3 são altos durante 7 dias, caindo após, de modo que aos 14 dias de idade as concentrações são similares àquelas encontradas em lactentes e crianças.

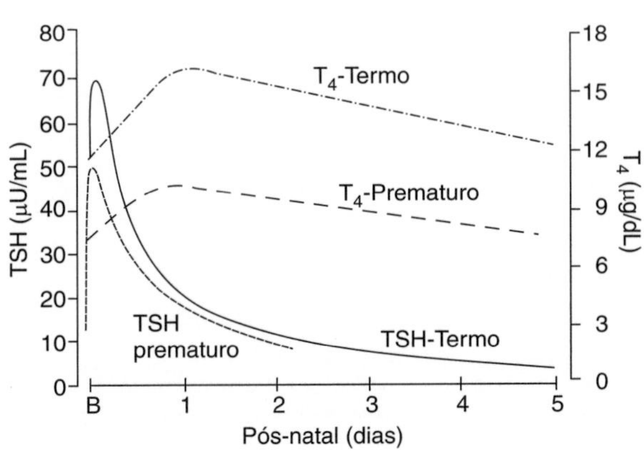

Fig. 6.4 Alterações nas concentrações sorológicas de TSH e T_4 em lactentes a termo e lactentes prematuros durante os 5 primeiros dias de vida. (De Fisher & Klein 1981, copyright 1981 Massachusetts Medical Society. Todos direitos reservados).

Função tireoidiana em recém-nascidos a termo

O lactente pré-termo, especialmente abaixo de 34 semanas gestacionais, apresenta o padrão fetal de baixo T_3 e T_4 plasmático com alto rT_3. Fatores que contribuem para este padrão incluem imaturidade do eixo hipotalâmico-pituitário, cessamento prematuro da pequena, porém significativa contribuição de hormônios tireoidianos circulantes e persistência da tendência fetal em direção à inativação de T_4 e T_3. Até agora não está claro se o *status* tireóideo pré-termo deve ser encarado como fisiológico ou patológico e se requer intervenção. A situação é complicada pelo conhecimento de que as concentrações de hormônios tireoidianos nos tecidos podem ser substancialmente diferentes do que aqueles encontrados no plasma. A questão sobre os baixos níveis de T_4 em lactentes pré-termos é discutida posteriormente abaixo.

TESTES DA FUNÇÃO TIREOIDIANA

A Tabela 6.1 mostra os valores normais dos testes da função tireóide normalmente mensurados. T_4 livre (FT_4) ou T_4 e TSH são as pedras fundamentais para a avaliação do hipotireoidismo, sendo o TSH o indicador mais sensível da doença primária. No hipertireoidismo primário, TSH é suprimido e existe uma conversão preferencial de T_4 para T_3, de modo que o último deve ser determinado em casos suspeitos. Determinação de TBG é útil para distinguir entre hipotiroxinemia falsa e verdadeira, mas é redundante caso FT_4 seja medido. Determinações dos anticorpos da tireoperoxidase (previamente foram medidos anticorpos antimicrossomais e antitireoglobulina) são utilizadas no diagnóstico da tireoidite auto-imune. Anticorpos do receptor estimulador do TSH são positivos na doença de Graves. Na doença pituitária e hipotalâmica, os níves de TSH serão inapropriadamente baixos para o nível baixo de FT_4 (ou T_4). O teste TRH foi tradicionalmente usado para ajudar a diferenciar entre hipotireoidismo secundário e terciário. Melhoras recentes na qualidade da RM hipotalâmica e pituitária forneceram outra possibilidade de avaliação.

Teste TRH

Preparação: sem jejum.

Precauções: pode provocar leve rubor e desejo de micção.

Protocolo: T = 0,7 μg/kg TRH (protirelin), 200 μg máx., intravenosamente durante 1 minuto.
T = 0,20,60 minutos: TSH soro.

Interpretação: picos normais de TSH a 10 a 30 mU/l aos 20 minutos com uma queda aos 60 minutos. Na doença pituitária, os níveis de TSH caem para aumentar normalmente em resposta ao TRH. Em contrapartida, na doença hipotalâmica, pode haver uma resposta TSH retardada, com TSH mais alto aos 60 que aos 20 minutos.

Tabela 6.1 Valores normais para os testes da função da tireóide

T_4 livre	10-26 pmol/l	0,8-2,4 mg/dl
T_3 livre	2,5-5,3 pmol/l	2,0-4,0 pg/ml
T_4 total	58-140 nmol/l	4,6-10,5 microgm/dl
T_3 total	1,1-2,2 nmol/l	80-185 ng/dl
TSH	0,5-6,0 mU/l	

T_3, triiodotironina; T_4, tiroxina; TSH, hormônio tireoestimulante.

DEFINIÇÃO E CLASSIFICAÇÃO DOS DISTÚRBIOS DA TIREÓIDE

O termo **hipotiroxinemia** descreve o fenômeno de baixos níveis de tiroxina no contexto de níveis plasmáticos de TSH normais. É encontrada no lactente pré-termo, na doença não-tireoidiana aguda (p. ex., durante má-nutrição, traumatismo e cetoacidose diabética) e em associação a certas drogas. Durante a recuperação, os níveis de hormônios tireoidianos retornam espontaneamente ao normal.

Hipertireotropinemia refere-se à leve elevação do TSH (p. ex., 7 a 15 mU/l) no contexto de concentrações de FT_4 (ou T_4) normais.

Hipotireoidismo é um estado no qual o eixo hipotalâmico-pituitário é falho ou está prestes a falhar em produzir T_4 suficiente. Hipotireoidismo pode ser classificado de acordo com:

- local da anormalidade: tireóide (primário), pituitária (secundário), hipotálamo (terciário);
- *timing* da anormalidade: pré-natal (congênito) ou pós-natal (adquirido); e
- gravidade: eixo tireóideo em risco, mas capaz de produzir níveis normais de T_4 (hipotireoidismo compensado); eixo tireóideo incapacitado de manter níveis normais de T_4 (hipotireoidismo descompensado).

Hipertireoidismo refere-se à superprodução de T4 e quase invariavelmente é primário.

O termo **bócio** refere-se ao aumento de tamanho da tireóide. Um bócio é mais bem examinado com o pescoço da criança levemente estendido. Solicitar que a criança engula tornará o bócio mais evidente. O melhor meio de palpar a glândula é o examinador colocando-se atrás da criança, podendo a glândula ser descrita quanto a seu tamanho. Textura (p. ex., lisa ou nodular), consistência e simetria. Um bócio pode ser subclassificado de acordo com a função tireoidiana – bócio hipotireóide, hipertireóide ou eutireóide.

HIPOTIROXINEMIA NEONATAL, HIPERTIREOTROPINEMIA E HIPOTIREOIDISMO NEONATAL TRANSITÓRIO

Hipotiroxinemia neonatal

Lactentes pré-termo apresentam hipotiroxinemia relativa, que se torna mais acentuada durante doença aguda (p. ex., síndrome do estresse respiratório). Existe alguma evidência de que a mortalidade e o resultado do desenvolvimento neurológico é pior em lactentes pré-termo que apresentaram hipotiroxinemia, aumentando o interesse em administrar reposição tireóidea. Contudo, administração de T_4 é ineficaz, os níveis de FT_4 e T_4 aumentam mas T_3 permanece baixo e é provável que o T_4 administrado seja convertido em rT_3. Dados preliminares sugerem que a administração de T_3 também é ineficaz. Além do mais, nada se sabe sobre a segurança em expor recém-nascidos pré-termo a hormônios tireoidianos. Uma revisão recente de Cochrane concluiu que existem evidências insuficientes até o momento que apóiem o uso de hormônios tireoidianos em lactentes pré-termo.

Hipertireotropinemia

Hipertireotropinemia neonatal pode refletir aumento fisiológico do TSH ou pode ser causada pelo retardo da maturação do eixo hipotálamo-pituitário-tireoídeo. Não há necessidade de tratamento, mas o lactente deve ser mantido sob vigilância.

Tabela 6.2 Causas de hipotireoidismo neonatal transitório

Deficiência de iodo
Excesso de iodo (p. ex., após administração para procedimentos estéreis)
Estresse perinatal (p. ex., asfixia durante o parto, *distress* respiratório, sepse)
Síndrome de Down
Transferência transplacentária de anticorpos maternos
Drogas maternas (p. ex., carbimazole, amiodarona)

Hipotireoidismo neonatal transitório (Tabela 6.2)

Elevação transitória do TSH, com ou sem FT_4 baixo (ou T_4), é responsável por cerca de 25% dos casos encaminhados pelo *screening* laboratorial caso o TSH tenha sido medido no dia 5. Caso a elevação do TSH seja leve (< 20 mU/l) e FT_4 (ou T_4) seja normal, então a vigilância pode ser justificável. No entanto, caso exista alguma dúvida sobre o *status* tireóideo, deve ser iniciada reposição de tiroxina e a criança deve ser reavaliada numa data posterior.

HIPOTIREOIDISMO CONGÊNITO

Hipotireoidismo congênito permanente é uma dos distúrbios mais comuns na endocrinologia pediátrica, com uma incidência de aproximadamente 1 em cada 4.000 nascimentos.

Etiologia (Tabela 6.3)

Disgenesia da tireóide é responsável por aproximadamente 85% dos casos de hipotireoidismo congênito. Mutações herdadas ou mutações de novo afetando os fatores de transcrição TTF1, TTF2 e PAX8 podem ser responsáveis por um pequeno número (provavelmente < 2%) dos casos. Na ectopia tireoidiana, disfunção tireóide inicial pode ser leve, podendo deteriorar posteriormente na infância. Defeitos autossômicos recessivos na síntese do hormônio tireoidiano são responsáveis por aproximadamente 10% dos casos de hipotireoidismo congênito no Reino Unido. Foi descoberto um grande número de mutações genéticas responsáveis por estes defeitos. A síndrome de *Pendred* – surdez neurossensorial com um bócio dis-horminogenético deve-se a uma mutação no gene *pendrin*. Em contraste com lactentes com disgenesia tireoidiana, lactentes com defeitos sintéticos apresentarão hipotireoidismo com bócio desde que o defeito seja distal ao receptor TSH.

Outras causas de hipotireoidismo congênito são raras. Deficiência de TSH ou TRH é responsável pelo hipotireoidismo em aproximadamente 1 de 100.000 nascimentos e, geralmente, ocorre no contexto de distúrbios causando múltiplas deficiências da pituitária anterior, por exemplo, displasia septo-óptica. Mutações do receptor TSH são raras e podem ser clinicamente indistinguíveis da disgenesia tireoidiana, uma vez que a glândula pode estar severamente hipoplásica ou aparentemente ausente. Raramente, tireoidite auto-imune devida à passagem transplacentária de anticorpos da tireóide pode resultar em hipotireoidismo permanente.

Screening

A combinação da dificuldade de obtenção de um diagnóstico clínico precoce e as conseqüências graves no desenvolvimento neurológico de um diagnóstico tardio, especialmente além dos 3 me-

Tabela 6.3 Causas de hipotireoidismo congênito

Disgenesia tireóidea
Agenesia da tireóide
Glândula hipoplásica
Glândula atópica (geralmente sublingual)
Defeitos sintéticos
Deficiência TRH e TSH
Defeito do receptor TSH
Defeito da proteína G (como parte da osteodistrofia hereditária de Albright)
Defeitos da síntese de T_4 (dis-hormonogênese)
defeito do transporte de iodo
defeito de organificação
deficiência de peroxidase
defeito da tireoglobulina
deficiência da deiodinase
Síndrome de Pendred
Doença materna
Doença da tireóide com transferência transplacentária do anticorpo tireóide peroxidase ou anticorpo bloqueador do receptor da tireotropina
Drogas maternas, p. ex. carbimazole
Miscelânea
Síndrome de Down

T4, tiroxina; TRH, hormônio liberador da tireotrofina; TSH, hormônio estimulador da tireóide.

ses de idade, levou ao estabelecimento de programas de *screening* no final dos anos 1970 e no início dos anos 1980 em países mais desenvolvidos. No Reino Unido, o *screening* é realizado geralmente entre o 5º e 7º dias de vida. Sangue capilar é coletado do calcanhar do bebê. As opções de *screening* incluem medidas do TSH somente (que não detectarão hipotireoidismo secundário e terciário), medidas de T_4 somente (que não detectarão hipotireoidismo compensado) e medidas de T_4 e TSH. No Reino Unido, utiliza-se a determinação do TSH. A prática varia nos diferentes centros, mas o que segue é o padrão.

- Se o TSH > 30 mU/l o laboratório notifica o endocrinologista pediátrico.

  A notificação deve ocorrer por volta do 14º dia de vida.

  O lactente deve, então, ser avaliado e o tratamento iniciado dentro de 24 horas a partir da notificação.

- Caso o TSH seja de 6 a 29 mU/l, o laboratório solicita uma nova amostra capilar e o pediatra é notificado caso o valor repetido seja > 6 mU/l. TFTs formais devem então ser realizados.

Um estudo recente sugeriu que bebês pré-termos < 1.500 g e bebês agudamente adoecidos > 1.500 g devem ter sua função tireoidiana novamente checada uma vez que podem ter sido submetidos a uma intervenção, por exemplo, exposição ao iodo, uma transfusão de sangue ou uma infusão de dopamina, que pode ter afetado os resultados do *screening* inicial. Reteste pode ser particularmente importante em lactentes a termo com doença cardíaca devido à associação de doença cardíaca congênita e hipotireoidismo congênito. Deve ser realizado depois de 2 e 4 semanas com bebês < 1.500 g e também deve ser testado quando da alta. Diversos casos de elevação retardada de tirotropina foram detectados neste estudo com alguns lactentes também apresentando baixos níveis de tiroxina. Apesar de a maioria ter sido devida a uma disfunção transitória da tireóide, a detecção foi considerada importante devido ao papel crítico dos hormônios tireoidianos no desenvolvimento neurológico. Alguns centros retestam rotineiramente todos os recém-nascidos ou grupos selecionados de pacientes (p. ex., pacientes em NICU). No entanto, esta prática não está amplamente disseminada e dados posteriores são necessários antes de *guidelines* de re-*screening* se tornarem universais.

É importante notar que nenhum programa de *screening* é perfeito e erros ocasionais podem ocorrer, como, por exemplo, erros de etiquetamento e perda de amostras.

Características clínicas

O conhecimento de sinais e sintomas clínicos é necessário para a detecção de lactentes que não foram testados em programas de *screening* e para a avaliação de lactentes com altos valores de TSH.

História

- Sonolência.
- Baixa aceitação alimentar.
- Icterícia prolongada.
- Obstipação.
- Choro rouco.
- História familiar de hipotireoidismo congênito.
- História materna de doença da tireóide.

Sinais

- Letargia.
- Icterícia.
- Língua grande.
- Bócio.
- Fácies grosseira.
- Hérnia umbilical.
- Pele seca.
- Fontanela posterior ampla.
- Hipotermia.
- Cianose periférica.
- Edema.

Existe uma prevalência levemente aumentada (5%) de malformações não-tireoidianas – particularmente cardíacas – e conseqüentemente um exame abrangente é indicado.

Investigações

Caso o hipotireoidismo tenha sido diagnosticado no *screening* neonatal, deve ser obtida uma amostra venosa urgente para FT_4 (ou T_4) e medidas de TSH devem ser realizadas para confirmar o diagnóstico. Na maioria dos laboratórios o resultado pode ser conseguido no mesmo dia. Num bebê a termo com elevação inequívoca do TSH (< 30 mU/l), a probabilidade de hipotireoidismo congênito é tal que um tratamento deve ser iniciado imediatamente. Caso o TSH < 30 mU/l e não existam características clínicas de hipotireoidismo, então o tratamento pode ser postergado até que os resultados da amostra venosa sejam conhecidos (veja hipotireoidismo neonatal transitório).

O papel do exame cintilográfico com isótopos na avaliação de bebês com hipotireoidismo congênito é controvertido. ^{99m}Tc-pertechnetato ou iodeto de sódio marcado ^{123}I fornecerá, caso realizado depois de alguns dias do início do tratamento com tiroxina, informações sobre a anatomia e local da glândula tireóide, podendo auxiliar na distinção entre disgenesia da tireóide ou dis-hormonogênese com bócio. Contudo, cuidado faz-se necessário na interpretação de dados uma vez que aumento ou ausência de captação do isótopo pode ocorrer em bebês com glândulas tireóides anatomicamente normais após exposição ao iodo, na presença de anticorpos bloqueadores maternos ou caso a cintilografia seja realizada depois que um tratamento com tiroxina tenha levado à supressão TSH.

Nos casos em que a cintilografia tenha mostrado captação normal ou elevada do isótopo com posição e anatomia normal da tireóide, o diagnóstico provável é dis-hormonogênese ou, ocasionalmente, hipotireoidismo transitório. Em alguns centros são executadas investigações mais detalhadas visando chegar a um diagnóstico mais específico. Ocasionalmente, é realizado um teste com perclorato. Este teste pode ajudar a diagnosticar o defeito dis-hormonogenético mais comum, a deficiência de peroxidase. Nesta condição, existe uma liberação de 60% a 70% do iodo radiativo dentro de 1 hora da administração do perclorato (normalmente, menos do que 10% são liberados dentro de 1 hora). Cada vez mais em casos de suspeita de dis-hormonogênese, são identificadas mutações genéticas específicas e o teste de liberação de perclorato é realizado com menos freqüência.

Exame ultra-sonográfico da tireóide é uma técnica promissora, mas relativamente não-utilizada. A falha em identificar tecido tireóideo no pescoço sugere fortemente a disgenesia da tireóide com uma glândula ausente ou atópica, enquanto a identificação de uma glândula tireóidea pequena, normal ou aumentada *in situ* indica a necessidade de investigação posterior. Em alguns centros são realizados a cintilografia com isótopos e escaneamento por meio de ultra-som.

Raios X do joelho em recém-nascidos com hipotireoidismo congênito fornecem um índice da severidade do hipotireoidismo intra-uterino, mas não têm valor diagnóstico e raramente são realizados atualmente no Reino Unido.

Todos os lactentes com hipotireoidismo congênito devem ter sua audição examinada. Em países com *screening* auditivo neonatal universal isto será feito de rotina. Onde não existe tal tipo de programa, deve ser feita uma avaliação auditiva.

Tratamento

Regimes iniciais de tratamento são controvertidos. FT_4 (ou T_4)deve ser mantido na metade superior da variação normal, mas não existe consenso sobre o fato do TSH alto ser suprimido rapidamente ou se deve ser permitida sua normalização por um período de semanas ou meses. A maioria dos pediatras advoga um regime de alta dose de 10 a 15 μg/kg/dia. Um destes regimes consiste da administração de tiroxina 50 μg/dia por 1 semana, seguindo posteriormente por 37,5 μg/dia. Este regime resulta em rápida normalização dos testes da função tireóidea com FT_4 (ou T_4) na variação alta/normal. Sintomas indesejados tais como taquicardia, irritabilidade e diarréia são raros. A função da tireóide deve ser medida após 2 semanas de tratamento. Caso existam sinais clínicos ou bioquímicos de tratamento excessivo com 37,5 μg/dia, a dose pode ser reduzida para 25 μg/dia. Um regime alternativo consiste da administração de 6 a 9 μg/kg/dia que freqüentemente equaciona com uma dose de início de 25 μg/dia.

Aqueles que advogam o regime de alta dosagem acreditam que ela otimiza o QI da criança e seu desenvolvimento neurológico. Os que advogam o regime de baixa dose citam a ausência de efeitos colaterais do tratamento excessivo, a rara possibilidade do excesso medicamentoso poder causar craniossinostose e evidências de que uma dose inicial mais elevada possa levar posteriormente a dificuldades comportamentais.

A variação normal de TFTs é maior em recém-nascidos que em crianças mais velhas e muitos laboratórios apresentarão variações normais um pouco diferentes entre si para os diversos grupos etários.

A dosagem da tiroxina encontra-se aumentada com o crescimento do lactente e alinhada com o TFTs. Muitas vezes uma dose de 50 μg/dia é necessária até aproximadamente 1 ano de idade e 75 μg/dia aos 2 anos de idade. A dosagem de tiroxina é de aproximadamente 100 μg/m^2/dia e doses de mais de 200 μg uma vez ao dia podem ser necessárias na idade adulta. Em lactentes a tiroxina pode ser administradas na forma de comprimidos esmagados (menor comprimido 25 μg, podendo este ser dividido ao meio, podendo ser feita alteração da dose para 12,5 μg) ou na forma de suspensão. Contudo, a suspensão apresenta uma vida média de somente 1 semana, requerendo prescrições repetidas, devendo ser evitada.

Fórmulas lácteas de soja e medicação a base de ferro administradas próximo à administração de tiroxina podem interferir com a absorção da tiroxina. Estes lactentes podem requerer um seguimento mais freqüente e doses mais elevadas de tiroxina.

Acompanhamento

O progresso no desenvolvimento, crescimento e a função tireoidiana deve ser checado mensalmente do 1° ao 3° mês de vida, a cada 2 a 3 meses depois do 3° mês de vida até o final do 1° ano de vida, a cada 3 a 4 meses entre o 1° e o 3° ano de vida e a cada 4 a 12 meses até que o crescimento esteja completado. O acompanhamento deve ser mais freqüente caso existam preocupações sobre a adesão ao tratamento ou caso sejam obtidos valores anormais em exames.

Em todos os estágios a meta é manter o FT_4 (ou T_4) na metade superior da variação normal. No caso de baixos regimes de tratamento, pode levar meses até que o TSH caia para um nível normal. A incapacidade de cumprir com o tratamento, especialmente durante os 3 primeiros anos de vida, pode causar importantes distúrbios ao desenvolvimento cerebral. Do contrário, o tratamento excessivo pode causar características de excesso de tiroxina. Caso o TSH seja < 5 mU/l, a dose pode ter que ser aumentada em 12,5 a 25 μg/dia e os TFTs devem ser repetidos em 4 a 6 semanas. Conversamente, a dose deve ser reduzida em quantidades similares caso o nível TSH seja $< 0,5$ mU/l. Folhetos informativos são muito úteis, assim como o contato com uma família que tenha uma criança igualmente afetada ou um grupo de apoio.

É indicado um período de tratamento de 3 semanas com medidas do FT_4 (ou T_4) e TSH antes e após término do tratamento, em casos selecionados por volta dos 3 anos de idade, para excluir hipotireoidismo transitório. Isto é desnecessário em lactentes que apresentem uma glândula tireóidea aplástica, hipoplástica ou ectópica numa cintilografia da tireóide e em casos com um TSH > 10 mU/l em tratamento depois dos 12 meses de idade.

Resultado

Programas de *screening* neonatal revolucionaram o resultado final para bebês com hipotireoidismo congênito e atualmente o prognóstico é excelente. Contudo, existem controvérsias sobre o fato do tratamento precoce poder reverter completamente os feitos do hipotireoidismo. Um grande estudo retrospectivo americano de mães gestantes com doença da tireóide demonstrou um déficit de 4 pontos no QI de crianças filhos de mães com TSH alto e FT_4 normal e um déficit de 7 pontos no QI de crianças cujas mães apresentavam um nível baixo de FT_4 (das quais um pequeno número foi tratado durante a gestação) em comparação com um grupo de controle de crianças (nenhuma das quais era portadora de hipotireoidismo congênito). Isto sugere que alguns dos efeitos pré-natais do hipotireoidismo podem ser irreversíveis.

As crianças com maior risco de distúrbios do desenvolvimento neurológico são aquelas com agenesia da tireóide e baixos níveis iniciais de FT_4. Outros fatores exacerbantes futuros são retardo no tratamento e baixa aderência ao tratamento. Distúrbio no desenvolvimento neurológico é sutil e seletivo, podendo afetar uma grande variedade de áreas, incluindo audição neurossensorial e retardo na fala, habilidades viso-espaciais, destreza motora, habilidades aritméticas, atenção e comportamento. Uma metanálise realizada em 1996 em 7 principais estudos de acompanhamento demonstrou que crianças com hipotireoidismo congênito apresentavam níveis de QI em média 6 pontos abaixo daqueles do grupo de controle. Como resultado do que foi acima descrito, crianças com hipotireoidismo congênito tendem a ser levemente menos bem-sucedidas na escola. É possível que os regimes recentemente utilizados, com uma dose inicial alta de tiroxina, possam melhorar o desenvolvimento, mas estudos futuros são necessários para confirmar isto.

HIPOTIREOIDISMO ADQUIRIDO

Esta condição pode ser difícil de ser reconhecida, uma vez que o início pode ser muito insidioso e por isto sendo possível estar presente por vários anos antes de seu diagnóstico.

Etiologia

Causas de hipotireoidismo adquirido

Primário

- Deficiência de iodo.
- Tireoidite auto-imune (tireoidite de Hashimoto).
- Cirurgia da tireóide.
- Seguindo tratamento radiativo do pescoço (p. ex., irradiação cranioespinal, irradiação de corpo total).
- Terapia com iodo radiativo.
- Drogas antitireoidianas (p. ex., carbimazol).
- Bociogênicos.

Secundário e terciário

- Craniofaringeoma e outros tumores que interferem com o eixo hipotálamo-pituitário.
- Neurocirurgia.
- Irradiação craniana.

Deficiência de iodo

Apesar de ser a causa mais comum de hipotireoidismo em todo o mundo, resulta mais comumente em um bócio eutireóide. Deficiência clínica de iodo é extremamente rara no Reino Unido, mas é mais comum em outros países europeus, tais como Alemanha e Polônia. Suspeita-se da condição em casos de bócio, uma história familiar de deficiência de iodo e a partir do conhecimento do *status* regional do iodo. É diagnosticada através de mensurações de iodo urinário e tratada com iodo em quantidades mínimas. O uso de sal iodado reduz a prevalência deste problema.

Tireoidite auto-imune (tireoidite de Hashimoto)

Esta é a causa mais comum de hipotireoidismo adquirido no mundo ocidental. É mais comum em meninas – particularmente na adolescência –, podendo existir uma história familiar. A apresentação pode ser com um bócio com hipotireoidismo compensado ou descompensado com a presença de um bócio ou uma glândula atrófica. Auto-anticorpos estão presentes em 95% dos casos. Tireoidite auto-imune pode estar associada a outras doenças auto-imunes, tais como o diabetes melito e a doença de Addison, assim como com distúrbios cutâneos tais como alopecia areata e vitiligo. É particularmente comum na síndrome de Down, sendo recomendado um *screening* capilar anual do TSH a partir de 1 ano de idade. Meninas portadoras da síndrome de Turner também apresentam um risco aumentado.

Miscelânea de causas

Estas incluem os distúrbios hipotalâmico-pituitários nas quais outras deficiências de hormônios da pituitária anterior quase sempre estarão presentes. Bociogênicos dietéticos, tais como iodo, repolho e soja, têm sido relatados como causadores de hipotireoidismo.

Características clínicas (Fig. 6.5)

História

- Ganho de peso.
- Fadiga.
- Obstipação.
- Intolerância ao frio.
- Déficit do crescimento linear ± baixa estatura.
- Baixo desempenho escolar.
- Retardo puberal (ocasionalmente puberdade precoce).
- Irregularidade menstrual.
- Presença de outros distúrbios auto-imunes.
- História de deslizamento epifisário femoral.
- História familiar de distúrbios da tireóide ou outros distúrbios auto-imunes.

Sinais

- Fácies mixedematosa.
- Baixa estatura.
- Bócio.
- Obesidade.
- Pele seca.
- Aumento da pilificação corporal.
- Palidez.
- Vitiligo.
- Fraqueza da musculatura proximal.
- Relaxamento retardado dos reflexos do tornozelo.
- Retardo puberal (ocasionalmente puberdade precoce).

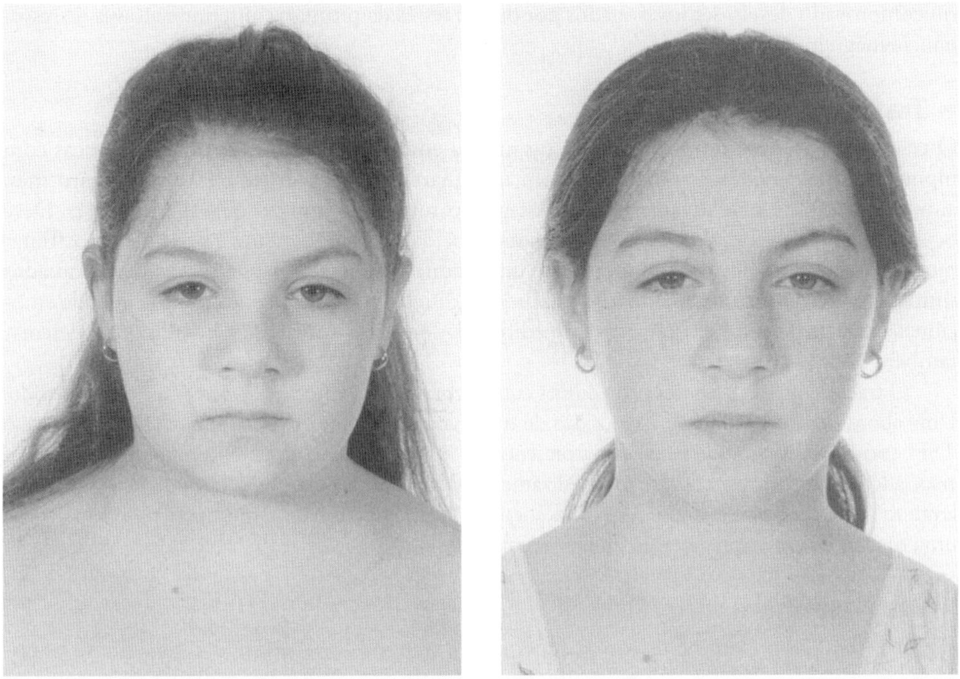

Fig. 6.5 Menina com hipotireoidismo adquirido causado pela doença de Hashimoto, antes e após tratamento.

Esta condição pode ser muito insidiosa e, em retrospectiva, pode tornar-se aparente que ela esteve presente por vários meses ou mesmo por 2 a 3 anos. Os principais sintomas de hipotireoidismo são fadiga e ganho de peso, enquanto os sinais-chave são palidez, fácies mixedematosa e baixa estatura com relação à altura média dos pais. Caso estejam disponíveis anotações sobre altura anterior, é possível verificar o momento de início do hipotireoidismo. O bócio geralmente é difuso e duro, podendo ser nodular e ocasionalmente macio. Geralmente a puberdade está retardada, mas ocasionalmente a estimulação cruzada de FSH e LH pelo TRH pode levar à precocidade sexual incompleta, com ovários aumentados em tamanho ao ultra-som em meninas e aumento do tamanho testicular em meninos. Paradoxalmente, em todos os casos mais graves de hipotireoidismo adquirido, as crianças vão bem na escola, fazendo metodicamente suas tarefas escolares em casa até estarem completas.

Investigações

Estas dependerão da causa do hipotireoidismo. Determinações do FT_4 (ou T_4) e do TSH são necessárias para confirmar o diagnóstico. No hipotireoidismo congênito, os anticorpos da tireóide peroxidase (TPO) sempre devem ser determinados. Muitas vezes é realizado um exame para determinar a idade óssea e este mostrará um atraso. Caso não exista um bócio e o *screen* para auto-anticorpos seja negativo, deve ser realizada uma cintilografia com radioisótopos para excluir uma apresentação tardia de disgenesia da tireóide. Valores inapropriadamente baixos ou normais de TSH tendo em vista um valor baixo de FT_4 (ou T_4) sugerem doença pituitária ou hipotalâmica, que pode ser investigada com o teste TRH (página 144). Hipotireoidismo secundário e terciário comprovado devem ser investigados por outros testes da pituitária anterior e através de ressonância magnética (RM).

Tratamento

O tratamento é feito com tiroxina 100 $\mu g/m^2$/dia administrada em dose única. Crianças com hipotireoidismo clínico devem iniciar com um quarto da dose-alvo durante o primeiro mês, aumentando a dose gradativamente até a dosagem completa por um período de 2 a 3 meses. Deve ocorrer crescimento *catch-up* com aumento da velocidade de crescimento e perda de peso. Tratamento para hipotireoidismo severo, mesmo que gradual, muitas vezes está associado a acentuados sintomas adversos incluindo fadiga, irritabilidade, dificuldade de concentração e labilidade emocional, particularmente em crianças com dificuldades de aprendizado. O desempenho escolar também pode deteriorar-se.

O tratamento de pacientes eutireóideos com tireoidite auto-imune compensada é controvertido. Uma abordagem pragmática é a reposição de tiroxina caso o valor do TSH seja > 15 mU/l ou se o TSH encontra-se acima de 6 mU/l na presença de bócio. Ocasionalmente, o tratamento pode ser associado ao desenvolvimento de um deslizamento da epífise femoral ou doença de Perthes, ambos levando à dor na perna e claudicação. No entanto, a primeira é mais comumente observada como uma característica de apresentação de hipotireoidismo.

Acompanhamento

Algumas famílias podem necessitar da supervisão e tranqüilização consideráveis durante os primeiros meses após o diagnóstico. Posteriormente, visitas clínicas e testes de função tireoidiana devem ser realizados a cada 6 a 12 meses. O nível de TSH é um marcador sensível de reposição excessiva ou sub-reposição. No caso de negligência do tratamento, FT_4 (ou T_4) será normal caso a tiroxina seja tomada no dia da visita clínica, mas os níveis de TSH estarão aumentados.

Resultado

O prognóstico de tireoidite auto-imune é muito bom e o resultado depende parcialmente do fato da criança desenvolver outras doenças auto-imunes. A maioria dos pacientes necessita de tratamento por toda vida, mas muito ocasionalmente pode ocorrer remissão espontânea. Crescimento *catch-up* completo após o tratamento pode ser esperado em casos leves a moderados. No entanto, *catch-up* completo pode não ocorrer em crianças gravemente afetadas com hipotireoidismo prolongado. Pais de crianças com hipotireoidismo severo devem ser avisados de que pode levar até 2 anos para que seu filho volte completamente ao normal.

HIPERTIREOIDISMO

As causas de hipertireoidismo são as seguintes:

- Doença de Graves.
- Tireotoxicose neonatal.
- Tireoidite auto-imune (tireoidite de Hashimoto).
- Síndrome da resistência seletiva a T_4.
- Nódulos autônomos.
- Hipertireoidismo dependente de TSH.
- Mutações ativadoras do receptor TSH.

Doença de Graves (Fig. 6.6)

A doença de Graves é rara, com uma incidência de 0,8 por 100.000 crianças por ano. Geralmente ocorre na segunda década de vida, sendo seis vezes mais comum em meninas e, em mais de 60% dos casos, existe uma história familiar de doença da tireóide. Ocorre mais comumente em crianças com outros distúrbios auto-imunes e também pode haver uma história familiar de doença auto-imune não-tireóidea. É causada por estimulação do receptor TSH por imunoglobulinas. O exoftalmo associado deve-se à infiltração da órbita e estruturas circundantes com linfócitos, mucopolissacarídeos e edema.

Características clínicas

O início da doença de Graves geralmente é insidioso, por diversos meses, mas pode ser agudo.

História

- Ansiedade.
- Irritabilidade e hiperatividade.
- Fadiga.
- Deterioração do desempenho escolar e da escrita manual.
- Perda de peso a despeito de apetite aumentado.
- Rápido aumento de altura.

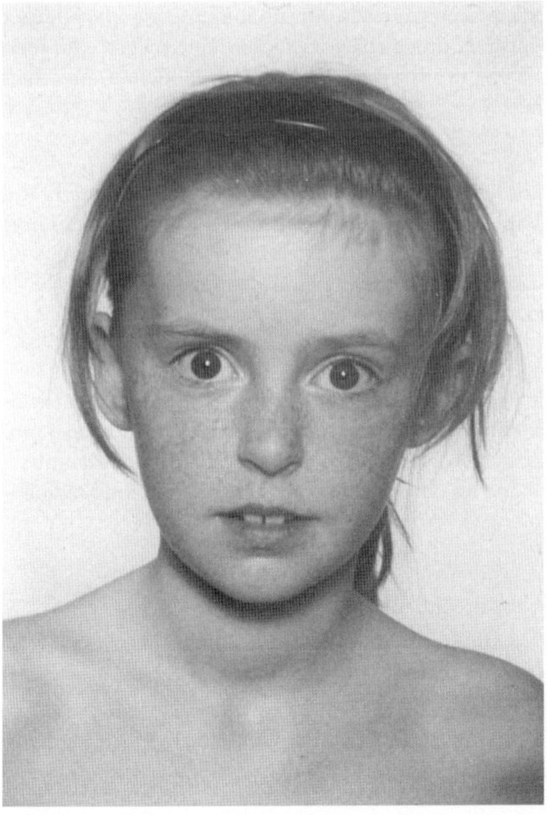

Fig. 6.6 Menina com doença de Graves.

- Palpitações.
- Intolerância ao calor.
- Distúrbios do sono.
- Diarréia.
- Irregularidades menstruais ou amenorréia.
- História familiar.

Exame

- Bócio (geralmente difuso).
- Exoftalmo, raramente associado com oftalmoplegia.
- Taquicardia.
- Hipertensão.
- *Flushing* facial.
- Tremor.
- Sudorese.
- Estatura relativamente alta (percentil de altura geralmente acima da variação-alvo dos percentis dos pais).
- Tumor tireoidiano
- Sopro cardíaco.
- Movimentos coreiformes.

Crise tireóidea é uma forma de tireotoxicose caracterizada por um início agudo que pode ser precipitado por cirurgia, infecções, abstinência de drogas/não-aceitação e tratamento com iodo radiativo. O paciente desenvolve hipertermia, taquicardia grave e inquietude, podendo apresentar delírios, coma ou morte. É rara na infância.

Diagnóstico

O diagnóstico geralmente é óbvio, sendo confirmado pelo achado de concentrações de FT_4 (ou T_4) e T_3 aumentadas, com supressão do TSH. Raramente, os níveis de FT_4 (ou T_4) estão normais, mas os níveis de T_3 estão aumentados, a assim chamada "toxicose T_3". Os anticorpos do receptor TSH (TRAb) estão elevados e, na maioria dos casos, os anticorpos antiperoxidase da tireóide (TPO) também são positivos. A idade óssea geralmente está avançada.

Tratamento

A maioria dos pacientes não requer admissão hospitalar. Caso os sintomas sejam graves, por exemplo, taquicardia e hipertensão acentuadas, a admissão hospitalar pode ser necessária até que o propranolol tenha surtido efeito e o paciente possa ser revisto ambulatorialmente na semana seguinte.

As 3 modalidades de tratamento para a doença de Graves são medicamentoso, iodo radioativo e cirurgia.

Tratamento medicamentoso

O tratamento consiste em uma das drogas antitireoidianas a seguir:

1 Carbimazole ou metimazol com dose inicial de 0,25 mg/kg 3 vezes ao dia para crianças com mais de 12 anos de idade e 10 mg 3 vezes ao dia para crianças com idades entre 12 e 18 anos. A dose diária máxima é de 40 mg ao dia.

2 Propiltiouracil 5 a 10 mg/kg/24 horas administrado dividido em 3 doses. O tratamento deve ser iniciado com a dose mais baixa. Pode demorar 2 semanas até que atinja o estado eutireóideo.

Existem algumas evidências de que carbimazole e metimazol apresentam menos efeitos colaterais que o propiltiouracil. Os efeitos colaterais mais graves destas drogas são agranulocitose e neutropenia. São idiossincrásicos e não são previsíveis a partir de exames de sangue regulares, mas podem ser mais comuns com altas doses das drogas. A monitorização rotineira através de hemograma completo não é indicada. Neutropenia ocorre em aproximadamente 0,3% dos pacientes, geralmente dentro dos primeiros 3 meses de tratamento. Uma porcentagem levemente maior pode desenvolver leucopenia leve a moderada. Deve-se solicitar que os pacientes relatem sintomas de infecção – especialmente dor na garganta –, úlceras e feridas bucais. Nestas instâncias o tratamento deve ser interrompido e realizado um hemograma completo de urgência. De forma ideal, deve ser documentada por escrito a orientação dada verbalmente. A suspensão da medicação quase sempre leva à resolução do problema depois de 1 a 2 semanas. Em casos graves pode ser utilizado o fator de estimulação das colônias de granulócitos. A droga alternativa muitas vezes pode ser substituída com sucesso, mas nestes casos se faz necessária uma monitorização mais próxima do hemograma completo para evitar uma recorrência. Drogas antitireoidianas também podem causar *rashes* cutâneos com prurido em 2% a 5% dos pacientes. Estes geralmente são transitórios, podendo ser tratados com anti-histamínicos e raramente requerem uma alteração no tratamento. Também podem ocorrer hepatotoxicidade, náusea, cefaléias e artralgia.

Propanolol (dose de 250 a 750 µg/kg/dose 3 vezes ao dia, dose ajustada de acordo com a resposta) também é necessário durante as primeiras semanas na maioria dos casos, para ajudar a controlar os sinais de hiperatividade simpática, tal como taquicardia e tremor. Propanolol pode ser reduzido e suspenso quando a função da tireóide voltou ao normal e não deve utilizado em pacientes com asma ou insuficiência cardíaca.

Depois de 4 a 8 semanas do início das drogas antitireoidianas, FT_4 (ou T_4) e FT_3 devem voltar ao normal, apesar do TSH poder permanecer suprimido por várias semanas. A rapidez da resposta geralmente é proporcional ao tamanho da glândula. Quando o FT_4 (ou T_4) e FT_3 caem para a metade inferior da variação de referência (geralmente depois de 6 a 12 semanas de tratamento) existem duas abordagens possíveis:

1 Aproximadamente metade da dose total inicial de antitireoidianos é administrada. No caso do carbimazol ou metimazol isto pode ser feito em dose única diária, mas no caso do propiltiouracil ela é administrada dividida em 2 doses. A dosagem é ajustada para manter concentrações normais do hormônio tireoidiano; ou
2 A dosagem antitireoidiana inicial – suficiente para causar hipotireoidismo – é continuada, iniciando-se uma pequena dose de reposição de tiroxina, inicialmente 25 µg. A dose de tiroxina pode ser aumentada caso necessário, dependendo dos TFTs (regime de bloqueio e reposição).

Ambos os métodos têm seus defensores. As vantagens do regime mais popular de ajuste da dose são a menor incidência de efeitos colaterais com doses baixas de drogas e a maior adesão ao tratamento com 1 que com 2 drogas. As vantagens do regime de bloqueio e reposição são a maior estabilidade com menos episódios de hipertireoidismo e hipotireoidismo, o menor número de exames de sangue e consultas e a possibilidade de melhora da taxa de remissão após uma dose mais alta da droga antitireoidiana.

Doença ocular é mais leve em crianças que em adultos. Caso o paciente desenvolva sintomas tais como olhos secos ou dolorosos, pode ser útil um colírio com hipromelose, uma gota em cada olho até 4 vezes ao dia. No caso de sintomas significativos ou distúrbios dos movimentos oculares, faz-se necessário o encaminhamento precoce a um oftalmologista.

Tentativas de suspender a medicação antitireoidiana após 24 meses geralmente são fadadas ao insucesso, particularmente em crianças pré-púberes e naquelas que apresentam um bócio grande ou moderado. Conseqüentemente, recomenda-se mais uma redução cautelosa do que a suspensão súbita das drogas antitireoidianas. Na maioria dos casos, ≥ 75% dos pacientes apresentam recaída. Nestes casos, as opções são voltar ao tratamento medicamentoso, tratamento radioativo ou cirurgia. Baixa aderência ao tratamento medicamentoso e efeitos colaterais do tratamento medicamentoso também podem levar à consideração de um tratamento com radioiodo ou cirurgia.

Tratamento com iodo radioativo

O tratamento com iodo radioativo deve ser conduzido em colaboração com um endocrinologista de adultos com um interesse especial em distúrbios da tireóide.

Iodo radioativo é administrado oralmente, sendo administrado visando à ablação da glândula tireóide e induzindo ao hipotireoidismo. A medicação antitireoidiana deve ser interrompida 5 dias antes do tratamento e pode ser reiniciada, caso necessário, 1 semana depois. Após o tratamento, os pacientes devem ser revistos após alguns dias devido ao pequeno risco de uma crise tireóidea e, subseqüentemente, a cada 6 semanas, de modo que o tratamento com tiroxina possa prevenir o início de um hipotireoidismo grave. Um pequeno número de pacientes requer uma segunda dose de iodo radioativo, especialmente caso tenha sido utilizada a dose inicial baixa. Num estudo recente de crianças e adolescentes, uma dose média de iodo radiativo de 14,7 mCi (aproximadamente 540 MBq) levou ao desenvolvimento de hipotireoidismo entre 40 a 90 dias em 75% dos pacientes. O tratamento levou a uma diminuição acentuada do volume da tireóide.

Tradicionalmente tem havido uma relutância em administrar tratamento com iodo radioativo a crianças, devido à preocupação referente ao câncer. Houve casos de câncer de tireóide em crianças que receberam tratamento com iodo radioativo. No entanto, isto é muito raro e o câncer de tireóide também é mais comum em pacientes com doença de Graves que não receberam um tratamento com iodo radioativo. Estudos de acompanhamento a longo prazo do risco de câncer de tireóide e extratireóide em pacientes que receberam iodo radioativo têm sido tranqüilizadores. Em qualquer caso, quando é utilizada uma dose relativamente alta de iodo radioativo, isto leva à ablação da glândula tireóide ao passo que o risco de neoplasias malignas subseqüentes deve ser extremamente baixo. Não obstante isso, são necessários dados de acompanhamento a longo prazo de pacientes tratados com doses atualmente utilizadas de iodo radioativo e, no Reino Unido, o tratamento com iodo radioativo geralmente só é considerado em crianças com mais de 10 anos de idade. Em uma minoria de casos, o tratamento radioativo pode levar à deterioração acentuada da doença ocular. Conseqüentemente, alguns endocrinologistas evitam o tratamento com iodo radioativo em pacientes com oftalmopatia grave.

Cirurgia da tireóide

O *status* eutireóideo deve ser induzido antes da cirurgia. Alguns cirurgiões realizam uma tireodectomia subtotal na tentativa de fazer com que o paciente se torne eutireóideo sem tratamento. Tal cirurgia é particularmente adequada para pacientes que não apresentam aderência ao tratamento. No entanto, quando é removida uma quantidade insuficiente de tecido glandular, ocorre uma recaída; caso seja removido tecido glandular em excesso, ocorrerá hipotireoidismo. Além disso, acompanhamento de perto é necessário para monitorar essas eventualidades que podem ocorrer muitos anos após a cirurgia.

Uma abordagem alternativa, agora considerada como o tratamento de escolha por muitos centros, consiste na realização de uma tireoidectomia total. Ela resulta em hipotireoidismo, sendo administrada um tratamento-padrão com tiroxina. A cirurgia deve ser realizada por um experiente cirurgião de tireóide, para minimizar o risco de complicações. Estas incluem paralisia do nervo laríngeo recorrente, com uma voz rouca, hipoparatireoidismo causando hipocalcemia e formação de quelóides cicatriciais indesejáveis.

Tireotoxicose neonatal

Esta condição rara é causada pela transferência transplacentária dos anticorpos maternos ao receptor TSH, que estimulam a tireóide fetal e neonatal. Quanto mais elevado o nível de imunoglobulina tireoestimulante na gravidez, maior o risco do lactente em desenvolver tireotoxicose. Esta doença pode ocorrer em lactentes de mães com hipertireoidismo ativo que estão em tratamento e naquelas com hipertireoidismo inativo. Somente uma minoria de lactentes de mães com doença de Graves, < 10%, é afetada.

O grau da disfunção tireoidiana dependerá do efeito da estimulação tireoidiana materna e dos anticorpos bloqueadores do receptor TSH, hipertiroxinemia materna e drogas antitireoidianas maternas. Um esquema para a investigação de bebês de mães com doença de Graves e hipotireoidismo encontra-se delineado na Figura 6.7. Os níveis de TSH e T_4 aumentam nos primeiros dias de vida e a avaliação do *status* tireóideo do lactente deve ser feita com referência dos níveis normais do TSH e T_4 na idade pós-natal. Bebês com alto risco de tireotoxicose (p. ex., nível elevado ou não-medido de imunoglobulina tireoestimulante na gravidez. Tireotoxicose clínica ou tratamento com drogas no 3° trimestre, evidência de tireotoxicose fetal) podem necessitar de observação em regime hospitalar por alguns dias após o parto. Lactentes de baixo risco, por exemplo, aqueles cujas mães apresentaram níveis normais de imunoglobulinas tireoestimulantes, podem receber alta imediatamente, mas os pais devem estar cientes dos possíveis sintomas. Estes geralmente se desenvolvem com 24 a 48 horas de vida, podendo estar retardados por até 10 dias em bebês cujas mães estão sob efeito de drogas antitireoidianas que podem cruzar a placenta. A maioria dos lactentes apresenta tireotoxicose bioquímica sem ou com poucos sintomas, mas uma minoria pode estar severamente afetada com bócio, taquicardia, arritmias, hipertensão, insuficiência cardíaca, aumento do apetite, perda de peso, diarréia, irritabilidade e exoftalmo. Amostras de sangue do cordão podem ser normais, especialmente em lactentes de mães tratadas com drogas antitireoidianas, mas subseqüentemente os níveis de T_3 e T_4 podem aumentar, enquanto as concentrações de TSH caem abaixo do limite normal inferior. A vida média das imunoglobulinas tireoestimulantes é de aproximadamente 12 dias e a resolução da doença corresponde ao grau de degradação, de modo que o distúrbio é autolimitado em 3 a 12 semanas.

O tratamento é apresentado na Tabela 6.4. Geralmente o tratamento com propiltiouracil, carbimazol ou metimazol é suficiente, mas o iodo também pode ser necessário e, ocasionalmente, um sedativo tal como o hidrato de cloral também é útil. As características clínicas devem melhorar significativamente dentro de 48 horas. Após 1 semana de tratamento, pode-se suspender o iodo e reduzir o propanolol. Os bebês devem ser revistos semanalmente até que estejam estáveis. Consultas subseqüentes podem ser espaçadas para 2 semanas. As drogas antitireoidianas podem ser necessárias por 6 semanas a 3 meses, sendo a dose então gradualmente diminuída para manter o bebê eutireóideo. Foram relatadas taxas de mortalidade de até 20%, geralmente devidas a arritmias e/ou insuficiência cardíaca, mas ocasionalmente devido a compressão traqueal ou infecção. Existem poucos dados sobre seqüelas a longo prazo da tireotoxicose neonatal. Efeitos colaterais a longo prazo documentados incluem um aumento do risco de distúrbios intelectuais e craniosinostose e, conseqüentemente, estes bebês devem ser acompanhados na clínica.

Outras causas de hipertireoidismo

Tireoidite de Hashimoto

Tireoidite de Hashimoto pode causar tireotoxicose em 5% a 10% dos pacientes. Anticorpos TPO (tireoperoxidase) estão presentes e anticorpos TRAb (anticorpos do receptor TSH) geralmente estão ausentes. O tratamento é o mesmo que para doença de Graves, mas a condição é

1. Doença de Graves materna

Bebês com risco de hipertireoidismo congênito

|

Sangue do cordão
para FT_4, TSH, TSI (caso disponível) + exame

|

Caso risco alto (vide texto), repetir FT_4, TSH + exame idade de 2 a 7 dias

|

Em todos bebês, repetir FT_4, TSH e exame idade de 10 a 14 dias

|

Resultados da função da tireóide de todos acima:

Normal	Hipotireóideo	Hipertireóideo
Sem tratamento	Repetir FT_4 e TSH Tratar com tiroxina caso confirmado	Considerar tratamento PTU/carbimazole/methimazole +/- propanolol +/- iodeto

2. Hipotireoidismo materno
Este geralmente é secundário à tireoidite auto-imune e a mãe pode produzir anticorpos inibidores da tireóide ou raramente, anticorpos estimuladores da tireóide, assim o bebê desenvolve hipotireoidismo transitório ou, muito raramente, hipertireoidismo. Estes bebês devem ser revistos em 10 dias a 2 semanas e a função da tireóide (TSH e FT_4) deve ser medida.

Caso o hipotireoidismo materno seja secundário à aplasia congênita ou hipoplasia da glândula tireóide, existe um risco somente pouco aumentado para o bebê de hipotireoidismo e o teste de Guthrie deve ser suficiente.

Caso o hipotireoidismo seja secundário a tratamento (cirúrgico ou radioiodo) para doença de Graves, o bebê corre o risco de tireotoxicose neonatal e precisa ser tratado conforme os itens acima.

Fig. 6.7 Investigação de bebês de mães portadoras de doença da tireóide. TSI, imunoglobulina estimulante da tireóide; PTU, propilthiouracil. Corrigido e reproduzido de A. L. Ogilvy-Stuart *Archieves of Disease in Childhood* (2002) **87**, 165-171 com permissão do BMJ Publishing Group.

Tabela 6.4 Tratamento para tireotoxicose neonatal

1	Propiltiouracil 5 a 10 mg/kg/dia por via oral divididos em 3 doses ou carbimazole (ou methimazole) 0,5 a 1,5 mg/kg/dia por via oral divididos em 3 doses
2	Solução de lugol (5% iodo, 10% iodeto de potássio = 126 mg iodo/ml) 1 gota (cerca de 8 mg) por via oral a cada 8 horas
3	Propanolol 0,25 a 0,75 mg/kg por via oral a cada 8 horas
4	Hidrato de cloral 30 mg/kg/dose via oral, a cada 8 horas se necessário

mais leve e melhora mais rapidamente; tratamento com iodo radioativo e cirurgia não são indicados. Subseqüentemente, o paciente pode tornar-se hipotireóideo.

Síndrome da resistência à T4 seletiva

A síndrome da resistência à T_4 seletiva resulta de uma mutação inativadora do gene que codifica o receptor do hormônio tireóideo β2, que está presente no hipotálamo e pituitária. Isto causa uma insensibilidade do eixo hipotálamo-pituitário ao T_4, enquanto outros tecidos (p. ex., o coração) permanecem sensíveis. O paciente apresenta um bócio e características de hipertireoidismo e as investigações mostram aumento das concentrações T_3 e T_4 com níveis TSH inapropriadamente normais ou elevados. O tratamento é feito com T_3 (para suprimir TSH) e propanolol, reservando-se o tratamento com carbimazol para casos refratários.

Nódulos autônomos

Muito raramente um ou mais nódulos autônomos podem causar hipertireoidismo. A síndrome de McCune-Albright está associada a adenomas tireoidianos autônomos. O(s) nódulo(s), que são adenomas foliculares, podem ser diagnosticados clinicamente e através de cintilografia com radioisótopos, são altamente malignos. O tratamento geralmente é cirúrgico.

Hipertireoidismo TSH-dependente

Hipertireoidismo TSH-dependente é uma condição muito rara, causada por um tumor pituitário que segrega TSH. Sinais neurológicos, por exemplo, alterações visuais, muitas vezes estão presentes. É necessária avaliação neurorradiológica.

Mutações ativadoras do receptor TSH

Raramente, mutações ativadoras do receptor TSH podem ser responsáveis por casos familiares e esporádicos de hipertireoidismo não-imunológico. Estes pacientes podem apresentar bócio e níveis TSH suprimidos no período neonatal ou na infância. Ocasionalmente, hipertireoidismo com um bócio multinodular ocorre em pacientes com a síndrome de McCune-Albright como resultado de uma mutação ativadora da subunidade à da proteína G.

NEOPLASIA DA TIREÓIDE

Nódulos tireoidianos solitários ou múltiplos são muito raros na infância. Mais de 50% dos nódulos tireoidianos isolados são cistos ou adenomas benignos, 30% a 40% são malignos enquanto adenomas hiperfuncionantes são muito raros. Dos nódulos malignos, mais de 90% são carcinomas papilares ou foliculares. A classificação de nódulos tireoidianos neoplásicos encontra-se na Tabela 6.5.

Crianças com neoplasia da tireóide podem apresentar uma história de irradiação da cabeça e pescoço, um nódulo indolor que aumenta de tamanho rapidamente, rouquidão e disfagia. O exame pode revelar um nódulo duro, linfadenopatia ou evidência de metástases (p. ex., pulmonares). Dos pacientes com tireoidite auto-imune, 10% a 15% apresentarão nódulos e estes quase sempre são benignos. Os pacientes geralmente são eutireóideos e auto-anticorpos-negativos. Um ultra-som pode identificar uma lesão cística, que praticamente sempre é benigna. Pacientes com lesões não-císticas podem necessitar de uma cintilografia com radioisótopos. Nódulos que captam iodo geralmente são benignos. Caso exista *qualquer* dúvida após as investigações acima, deve ser realizada uma biópsia por agulha fina, caso factível.

Se o quadro clínico for sugestivo de patologia maligna ou se a biópsia por agulha for positiva ou suspeita, a cirurgia é indicada. Esta consiste da remoção do lobo afetado, seguida de tireoidec-

Tabela 6.5 Classificação de nódulos neoplásicos da tireóide

Tumores foliculares
Adenoma folicular
Carcinoma folicular
Carcinoma papilar
Carcinoma anaplásico
Tumores não-foliculares
Carcinoma medular
Linfoma
Teratoma
Metastáticos
Miscelânea

tomia total caso as biópsias de congelação confirmem a malignidade. Tratamento pós-operatório com tiroxina deve levar à completa supressão do TSH, de modo a não estimular o recrescimento do tumor. Tratamento com iodo radioativo também é administrado caso exista evidência de doença metastática ou envolvimento de linfonodos distantes. O acompanhamento consiste em avaliação clínica e mensurações de testes da função tireoidiana para assegurar a supressão TSH. Tireoglobulina também é medida uma vez que indica a presença ou ausência de tecido tireóideo funcionante. Ultra-som também é útil na detecção de recorrências no pescoço. Nos carcinomas papilar e folicular o prognóstico é muito bom, mesmo naqueles com metástases, e a expectativa de vida é normal. Nos cânceres mais raros, por exemplo, carcinoma anaplásico, o prognóstico é muito mais pobre e faz-se necessário um tratamento muito mais agressivo.

Carcinoma medular da tireóide origina-se das células C parafoliculares e geralmente secreta calcitonina e, ocasionalmente, outros hormônios, tais como o hormônio adrenocorticotrófico (ACTH). Pode ser isolado ou estar associado a outros tumores em uma das síndromes neoplásicas endócrinas múltiplas (MEN) que são autossômicas dominantes. MEN tipo 2 consiste em:

- MEN 2 A: carcinoma medular da tireóide, feocromocitoma e hiperparatireoidismo; e
- MEN 2 B: carcinoma medular da tireóide, feocromocitoma e neuromata mucoso múltiplo.

Em crianças com uma história familiar de MEN 2 A ou 2 B, nas quais os estudos genéticos tenham demonstrado que a criança está afetada a tireoidetomia completa atualmente é recomendada antes da idade de 5 anos, para prevenir o inevitável desenvolvimento de câncer medular da tireóide, que tem um mau prognóstico depois que se torna clinicamente aparente. O acompanhamento inclui a monitorização da calcitonina.

Miscelânea de distúrbios

Bócio colóide (simples)

Durante a adolescência, a glândula tireóide pode tornar-se difusamente aumentada em tamanho. Testes da função tireóide e um *screen* de auto-anticorpos devem ser realizados e, caso ambos sejam normais, o diagnóstico – por eliminação – é o de um bócio colóide. O bócio geralmente se resolve espontaneamente.

Tireoidite subaguda

Nesta condição, a glândula tireóide está agudamente inflamada devido a uma infecção viral. Freqüentemente, existe evidência de uma infecção recente ou intercorrente do trato aéreo superior. O paciente pode estar febril e a glândula macia e dolorosa. Geralmente existe um aumento de T_4 e T_3 com sinais e sintomas de hipertireoidismo. O tratamento consiste em analgésicos e drogas antiinflamatórias não-hormonais podem ser necessárias. Propranolol também pode ser necessário. Hipertireoidismo geralmente dura de 1 a 4 semanas e pode ser seguido por um período de hipotireoidismo enquanto a glândula se recupera. A evolução total da doença é de 2 a 9 meses, mas ocasionalmente pode ocorrer hipotireoidismo permanente.

Quando envolver um centro especializado
- Tireotoxicose neonatal.
- Investigação de hipotireoidismo congênito familiar e/ou bócio.
- Doença de Graves de difícil controle ou recorrente.
- Uma crise tireotóxica.
- Suspeita de neoplasia tireóidea.
- Hipotireoidismo secundário à doença pituitária.

DESENVOLVIMENTOS FUTUROS

- Avanços na genética molecular podem levar a: uma melhor compreensão da etiologia do hipotireoidismo congênito; *guidelines* claras e a investigação, tratamento e prognóstico do hipotireoidismo congênito.
- É possível haver um aumento no uso de iodo radioativo na tireotoxicose.
- Discernimentos futuros sobre o efeito da disfunção tireóidea materna sobre o desenvolvimento fetal podem levar a *screening* tireóideo durante a gestação.

PONTOS DE CONTROVÉRSIA

- Lactentes pré-termo com hipotiroxinemia devem ser tratados com hormônios tireoidianos?
- Recém-natos pré-termo < 1.500 g ou recém-natos agudamente doentes > 1.500 g devem repetir TFTs e, caso positivo, quando?
- Todas as crianças com hipotireoidismo congênito devem passar por estudos imaginológicos? Caso positivo, deve ser realizada uma cintilografia com isótopos, um ultra-som ou ambos?
- Parentes em primeiro grau de crianças com tireoidite auto-imune ou doença de Graves devem ter sua função tireóidea checada?
- Qual o regime de dose inicial que deve ser administrado a lactentes com hipotireoidismo congênito?
- Pacientes de Graves que tenham tido recaídas depois de 2 anos de tratamento medicamentoso devem receber tratamento medicamentoso posterior, iodo radioativo ou tireoidectomia?
- Toda mulher grávida deve ter seus TFTs medidos para evitar possíveis efeitos adversos sobre seus bebês?
- Qual o regime medicamentoso pelo qual se deve optar na tireotoxicose: um regime de ajuste de dose ou um regime de reposição de bloqueio?

ARMADILHAS POTENCIAIS

- Uma tiroxina normal com um nível elevado de TSH pode indicar que a tiroxina foi tomada no dia da consulta, mas irregularmente antes desta data. Um questionamento diplomático pode ajudar a determinar se o problema é uma não-aceitação do tratamento ou se é necessária uma dose mais alta de tiroxina.
- Crianças com hipotireoidismo congênito que, aos 3 anos de idade, encontram-se utilizando uma pequena dose e tiroxina e nas quais as investigações mostraram uma glândula tireóide de localização normal podem requerer reavaliação. Elas podem ter apresentado um hipotireoidismo transitório e não requerem tratamento por toda sua vida.
- Em crianças com tireoidite auto-imune o tratamento com tiroxina deve ser iniciado passo-a-passo para diminuir o risco de problemas comportamentais (especialmente em crianças com dificuldades de aprendizado).
- Crianças com tireotoxicose, com um FT_4 (ou T_4) normal e nível TSH suprimido que apresentam sintomas, devem ter seu FT_3 medido. O FT_3 pode estar aumentado sendo que a causa de seus sintomas é o TSH suprimido.
- Um FT_4 (ou T_4) baixo com um nível TSH normal ou somente levemente aumentado deve levantar a possibilidade de hipotireoidismo secundário ou terciário.

RELATO DE CASOS

Caso 1

Uma garota de 13 anos de idade apresenta-se na clínica tendo sido diagnosticada como portadora de hipotireoidismo pelo seu médico da família, que confirmou o diagnóstico com um teste de função tireoidiana. Ela também tem uma história de 2 anos de claudicação com a perna esquerda. Ao exame ela apresenta-se com baixa estatura, obesa e portadora de um bócio e outros sinais de hipotireoidismo. Ela apresenta limitação de movimento da sua perna e quadril esquerdo.

Perguntas

1 Qual o diagnóstico mais provável?

2 Quais investigações devem ser feitas?

3 Qual é o tratamento?

Respostas

1 Deslizamento da epífise femoral e doença de Hashimoto.

2 Raios X ântero-posteriores e *frog-leg* (uma radiografia A-P isolada pode não demonstrar a epífise deslizada) e auto-anticorpos tireoidianos.

3 Tendo em vista a longa história, são necessários encaminhamentos urgentes ao cirurgião ortopédico bem como para a cirurgia geral. Um deslizamento epifisário agudo ou crônico pode levar à necrose avascular da cabeça femoral. Fixação profilática da outra cabeça femoral é advogada por muitos cirurgiões. Um tratamento com tiroxina também deve ser iniciado.

Caso 2

Foi buscada uma opinião endocrinológica sobre as seguintes séries de testes da função tireóide. Elas foram obtidas de um garoto com hipotireoidismo congênito causado por uma glândula ectópica que foi tratada com tiroxina a partir do 15º dia de vida. Com 5 anos de idade, ele encontra-se numa escola normal mas apresenta retardo no desenvolvimento da fala e problemas comportamentais (Tabela 6.6).

Tabela 6.6 Testes da função tireóide

Idade	*FT4 (normal 12 a 26 pmol/l ou 0,8 a 2,4 mg/dl)*		*TSH (normal 0,5 a 6,0 mU/l)*
10 meses	20,9	1,6	2,5
1,5 anos	22,9	1,8	3,7
2,1 anos	9,0	0,7	53,8
2,2 anos	10,6	0,8	79,6
2,3 anos	32,7	2,4	0,91
2,6 anos	9,3	0,7	44,2
3,1 anos	22,8	1,8	32,5
4,7 anos	23,9	1,9	34,5
5,1 anos	18,5	1,5	29,3

FT_4, tiroxina livre; TSH, hormônio tireoestimulante.

Perguntas

1 Qual a sua interpretação destes resultados?

2 Existem quaisquer medidas que deveriam ter sido tomadas ou que devem ser tomadas para alterar a situação?

Respostas

1 Estes resultados indicam uma baixa aderência ao tratamento. Os valores FT_4 são normais como resultado dos comprimidos ingeridos nos dias que antecederam ao exame de sangue. Contudo, a vida média do TSH é mais longa e os valores aumentados do TSH apontam para a falta de aderência ao tratamento.

2 Reconhecimento e ação precoce podem reduzir a baixa aceitação do tratamento por parte do garoto, seu retardo no desenvolvimento e os problemas comportamentais. Se, a despeito de explicações exaustivas e apoio máximo, a situação não melhorar, existirão motivos para considerar procedimentos de proteção à infância.

Caso 3

Um menino de 13 anos de idade foi encaminhado para a clínica endocrinológica regional para avaliação de um tratamento com hormônio do crescimento. Ele também apresenta retardo no desenvolvimento puberal e cefaléias intermitentes. Ao exame sua altura situava-se em > –4,0 SD com evidências de crescimento insuficiente nos últimos 4 anos. Seu peso era –1,0 SD e era totalmente pré-puberal. Um teste recente da estimulação de hormônio do crescimento realizado no hospital que o encaminhou mostrou uma resposta máxima a um teste de clonidina dietilestilbestrol de 5 mU/l. Havia informações de que ele apresentou um teste normal da função tireóide há 2 anos com um FT_4 = 9,2 pmol/l (9 a 24) e um TSH de 1,2 mU/l (0,4 a 4,0).

Perguntas

1 Estes testes da função tireóidea são normais?

2 Qual o diagnóstico geral mais provável?

3 Existe um problema na interpretação do teste de clonidina?

Respostas

1 Os testes são altamente sugestivos de hipotireoidismo secundário ou terciário.

2 Pan-hipopituitarismo secundário a tumor pituitário.

3 Sim, pode-se apresentar um baixo nível de hormônio do crescimento em qualquer forma de hipotireoidismo não-tratado. No entanto, ele provavelmente é deficiente em hormônio do crescimento e de fato apresenta um grande craniofaringioma cístico.

Caso 4

Uma menina de 11 anos de idade com síndrome de Down é encaminhada com fadiga, diarréia leve e um TSH de 9,2 mU/l (0,4 a 4,0) e um FT_4 de 14,1 pmol/l (9 a 24) [1,13 mg/dl (0,8 a 24)]. Ela também apresenta um aumento do título de tireóide peroxidase (TPO).

Perguntas

1 Você trataria esta menina com tiroxina?

2 Quais as duas outras investigações que você consideraria fazer?

3 Qual o diagnóstico provável?

Respostas

1 A função tireóidea está somente levemente perturbada com um FT_4 normal e um TSH levemente aumentado. Esta leve anormalidade provavelmente não causa qualquer sintoma. Crianças com a síndrome de Down podem apresentar uma tireoidite atrófica sem bócio. Algumas vezes, os níveis de TSH aumentam transitoriamente e podem flutuar. Caso o TSH aumente para mais de 10 mU/l, a criança deve passar por TFTs a cada 6 meses. SE o TSH aumentar para mais de 15 mU/l, a criança deve passar por TFTs a cada 3 a 6 meses e eventualmente necessitará de tiroxina. Nas situações acima, a família deve receber informações sobre os sintomas a serem observados. Caso o TSH > 20 mU/l com um FT_4 normal, o paciente deve ser tratada com tiroxina.

2 Uma abordagem pediátrica geral deve ser realizada tendo em vista o grande número de causas de fadiga e diarréia em uma criança com síndrome de Down. As duas investigações mais importantes são um hemograma completo procurando por uma anemia e um *screen* celíaco.

3 O diagnóstico mais provável é doença celíaca. Os anticorpos antitransglutaminase foram positivos e uma biópsia jejunal confirmou a doença celíaca. Trata-se de um distúrbio imunológico comum na síndrome de Down. A fadiga e a diarréia resolveram-se com uma dieta livre de glúten.

LEITURAS RECOMENDADAS

Birrell, G. & Cheetham, T. (2004) Juvenile thyrotoxicosis; can we do better? *Archives of Disease in Childhood* **89**, 745-750.

Brown, R.S. (2001) The thyroid gland. In: *Clinical Paediatric Endocrinology* (ed. C.G.D. Brook & P.C. Hindmarsh), 4th edn, pp 288-320. Blackwell Science, Oxford.

Haddow, J.E., Palomaki, G.E., Allan, W.C. *et al.* (1999) Maternal thyroid deficiency during pregnancy and subsequent neuropsychological development in the child. *New England Journal of Medicine* **341**, 549-555.

LaFranchi, S (2004) Disorders of the thyroid gland. In: *Nelson's Textbook of Pediatrics* (ed. R.E. Behrman, R.M. Kliegman & H.B. Jenson) 17th edn, pp 1870-1889. Saunders, Philadelphia.

Larson, C., Hermos, R., Delaney, A. et al. (2003) Risk factors associated with delayed thyrotropin elevations in congenital hypothyroidism. *Journal of Pediatrics* **143**, 587-591.

Kelnar, C.J.H. & Butler, G.E. (2003) Endocrine gland disorders. In: Forfar and Arneil's *Textbook of Paediatrics* (ed. N. McIntosh, P. Helms & R. Smyth) 6th edn, pp 443-559. Churchill Livingstone, London.

Ogilvy-Stuart, A.L. (2002) Neonatal thyroid disorders-a review. *Archives of Disease in Childhood* **87**, F165-F171.

Osborn, D.A. (2001) Thyroid hormones for preventing neurodevelopmental impairment in preterm infants. Cochrane Data-base *Systematic Review* (4): CD001070.

Rovet, J. (2003) Long term follow up of children born with sporadic congenital hypothyroidism. Annals of Endocrinology **64**, 1:58-61.

7

Intersexo e Outros Distúrbios da Diferenciação Sexual

INTRODUÇÃO

Intersexo ocorre quando o genótipo (geralmente mas não sempre 46,XX ou 46,XY) é uma variante parcial ou completa do fenótipo sexual. **Genitália ambígua** descreve um tipo de intersexo no qual o fenótipo externo é suficientemente anormal para causar incerteza sobre qual sexo deve ser assinalado. O termo **anomalia genital complexa**, que é mais descritivo que genitália ambígua e não tem a mesma conotação infeliz, deve ser atualmente utilizado.

A compreensão da fisiologia da diferenciação sexual é um pré-requisito para o desenvolvimento de modelos de diagnóstico e tratamento no campo do intersexo.

FISIOLOGIA DA DIFERENCIAÇÃO SEXUAL

Embriologia

A *determinação* do sexo diz respeito à determinação do tipo gonadal e ocorre na seguinte seqüência:

- Desenvolvimento de gônadas indiferentes a partir da crista urogenital.
- Migração das células germinativas primordiais durante a 4ª e 5ª semanas gestacionais a partir da endoderme dorsal do saco vitelínico, chegando à crista urogenital por volta de 6 a 8 semanas.
- Diferenciação testicular e produção de testosterona na 9ª semana da gestação.
- Diferenciação ovariana com meiose da célula germinativa entre 11 e 12 semanas gestacionais.

A *diferenciação* sexual envolve o desenvolvimento da genitália interna, do seio urogenital e da genitália externa.

Desenvolvimento genital interno (Fig. 7.1)

- Por volta de 7 semanas gestacionais o feto possui um sistema duplo – os ductos de Wolff com potencial para o desenvolvimento de indivíduos do sexo masculino e os ductos de Müller com potencial para o desenvolvimento de indivíduos do sexo feminino.
- Na presença de testículo, o sistema mulleriano involui enquanto o sistema wolffiano desenvolve-se em epidídimo, vasa aferente, vesículas seminais e ductos ejaculatórios.
- Na ausência de testículo, o sistema wolffiano involui e o sistema mulleriano desenvolve-se em tubas de Falópio, útero e terço superior da vagina.

Desenvolvimento do seio urogenital (Fig. 7.1)

- Sob a influência de andrógeno, o seio estreita-se para formar a uretra posterior. O seio urogenital forma a glândula prostática e as glândulas bulbouretrais de Cowper.
- Na ausência de andrógeno, o seio urogenital diferencia-se em dois terços inferiores da vagina e uretra. Desenvolvem-se as glândulas parauretrais de Skene e as glândulas vestibulares de Bartholin.

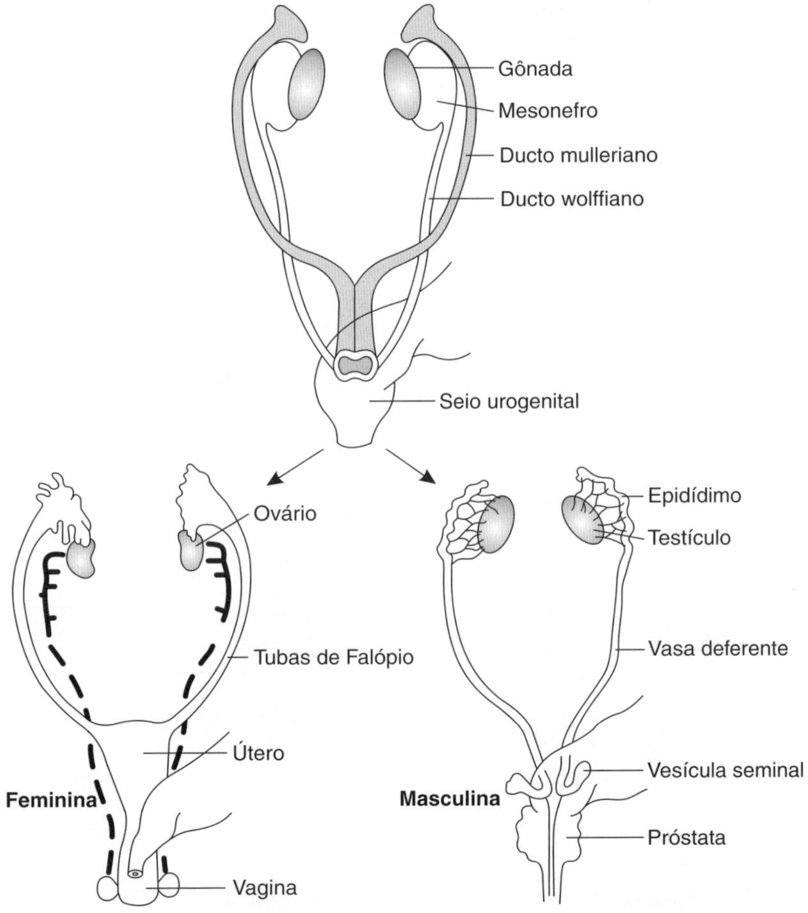

Fig. 7.1 Diferenciação da genitália interna.

Genitália externa (Fig. 7.2)

Em contraste com a genitália interna, a genitália externa origina-se de um *common anlage*; um tubérculo genital da linha média formado na 8ª semana gestacional com pregas uretrais laterais flanqueadas por entumescimentos labioescrotais.

- O tubérculo genital desenvolve-se formando a glande do pênis no sexo masculino e o clitóris no sexo feminino.
- As pregas uretrais desenvolvem-se formando os corpos esponjosos englobando a uretra no sexo masculino e, no sexo feminino, formam os lábios menores.
- As pregas labioescrotais fundem-se na linha média formando o escroto e a porção ventral do pênis no sexo masculino e permanecem separados para formar os lábios menores no sexo feminino.

Controle hormonal da diferenciação sexual primária (Fig. 7.3)

O feto possui uma tendência inerente em direção à diferenciação feminina de modo que, na ausência de uma gônada, desenvolver-se-ão a genitália feminina normal interna e externa. Em contraste, a diferenciação masculina normal requer:

1 um testículo intacto com células de Leydig e Sertoli funcionantes; e
2 a presença da enzima 5α-redutase.

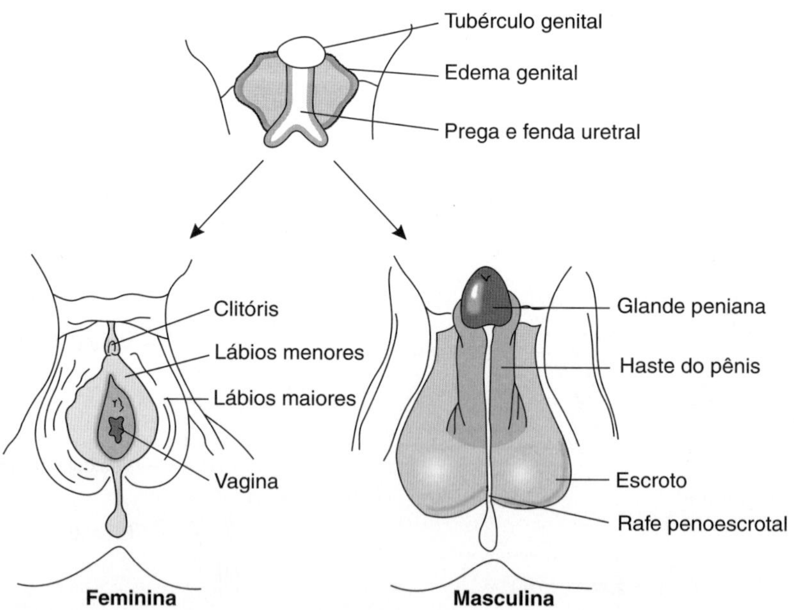

Fig. 7.2 Diferenciação da genitália externa a partir da *common anlage*.

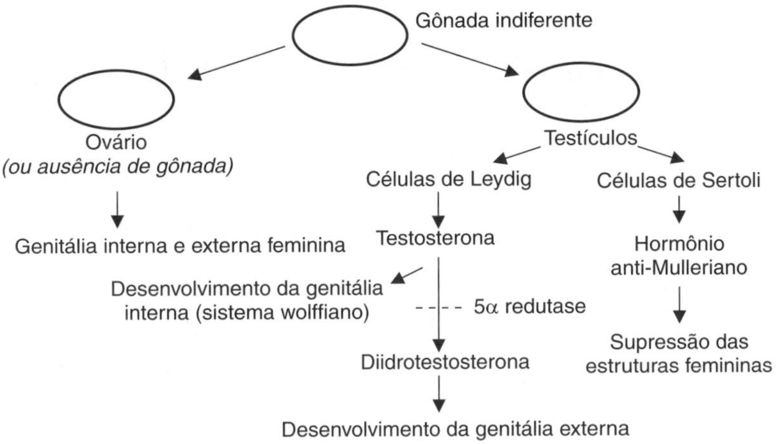

Fig. 7.3 Controle hormonal da diferenciação sexual.

A diferenciação do sexo masculino ocorrerá da seguinte maneira:

- Desenvolvimento do sistema wolffiano sob a influência da testosterona, secretada pelas células de Leydig.
- Regressão do sistema mulleriano sob a influência do hormônio anti-mulleriano (AMH), um peptídeo produzido pelas células de Sertoli.
- Desenvolvimento da *common anlage* e do seio urogenital sob o controle da diidrotestosterona (DHT), sintetizada a partir da testosterona em tecidos que contêm a 5α-redutase.

Os seguintes pontos devem ser considerados:

- O testículo exerce um efeito parácrino sobre tecidos adjacentes de modo que um testículo resulta no desenvolvimento wolffiano e regressão mulleriana, enquanto uma gônada característica pode estar associada a regressão wolffiana e desenvolvimento mulleriano. Esta situação pode ser encontrada com mosaicismos 45,X/46XY (muitas vezes denominados disgenesias gonadais mistas).
- A presença de um útero em um recém-nato com genitália ambígua indica a presença de um ovário ou a ausência de gônada ou, caso existir tecido testicular, deve ser disgenético com uma função pobre das células de Sertoli.
- Indivíduos 46,XY com resistência androgênica parcial ou completa secretarão e responderão normalmente ao AMH, de modo que não ocorrerá o desenvolvimento de tubas de Falópio, útero e terço superior da vagina.

Controle genético da determinação sexual gonadal

A Tabela 7.1 fornece um glossário de alguns dos genes e proteínas das quais se sabe estarem envolvidos com a determinação de diferenciação sexual. Determinação sexual gonadal resulta de um efeito recíproco entre a proteína SRY e outras proteínas. A secreção de AMH pelas células de Sertoli encontra-se sob o controle do gene AMH, situado no cromossomo 19p.

Tabela 7.1 Glossário de genes e proteínas envolvidos na determinação do sexo primário

Nome abreviado do gen	*Nome completo*	*Proteína*	*Função*
SRY	Região do cromossomo Y determinante do sexo	Proteína SRY	Fator específico do sexo masculino; mutações em SRY → mulher XY
HMG Box	High Mobility Group Box		O setor de ligação de DNA de diversos fatores de transcrição, incluindo proteínas SRY e SOX
SOX	SRY-like HMG Box	Proteínas SOX	Uma família de genes homólogos a SRY que estão envolvidos na determinação do sexo Mutação em SOX-9 → mulher XY; associada a displasia camptomélica
DAX-1	*Região DSS (dosage sensitive), sex reversal*, hipoplasia adrenal congênita no cromossomo X, gene 1	Proteína 470 aminoácido	Localizada em Xp21. Envolvida no desenvolvimento adrenal, gonadal e da gonadotrofina Mutações → hipoplasia adrenal e deficiência de gonadotrofina. Duplicação → XY sexo reverso
WT-1	Tumor de Wilms-1	Proteína WT-1	?Envolvido na determinação precoce do sexo. Mutações em indivíduos 46,XY associadas a disgenesia gonadal, malformações urogenitais e processos malignos (p. ex., síndromes de Denys Drash, Frasier e WAGR)
SF-1	Fator esteroidogênico-1	Proteína 461 aminoácido	Genes regulares envolvidos na determinação e diferenciação sexual e na esteroidogênese

CLASSIFICAÇÃO DOS DISTÚRBIOS DA DIFERENCIAÇÃO SEXUAL

Classificação de intersexo

Intersexo é classificado em submasculinização masculina (previamente denominada pseudo-hermafroditismo), masculinização feminina (previamente conhecida como pseudo-hermafroditismo feminino) e o hermafroditismo verdadeiro, que é muito raro (Tabela 7.2).

A grande área de distúrbios da diferenciação sexual (que inclui intersexo) pode ser classificada de acordo com o genótipo.

Cariótipo inclui ambos os cromossomos X e Y

- Submasculinização do sexo masculino causada por deficiência ou resistência androgênica, disgenesia gonadal ou anomalia idiopática moderada a grave.
- Distúrbios menos graves da diferenciação testicular e peniana e anomalias mamárias na ausência de causa hormonal.
- Síndromes aneuploidicas.

Tabela 7.2 Classificação de intersexo

	Cariótipo	*Gônada*	*Fenótipo*
Submasculinização masculina	Cariótipo 46,XY ou cariótipo anormal com linha celular principal contendo Y (incluindo 45,X/46,XY)	Testículos (podem ser disgenéticos)	Falha parcial ou completa da masculinização
Masculinização feminina	46,XX	Ovário	Masculinização parcial ou completa
Hermafroditismo verdadeiro	46,XX ou 46,XX/46,XY quimerismo ou 46,XY (raro)	Tecido ovariano e testicular como: ovotestis bilateral ou unilateral, ovotestis com testículo ou ovário contralateral	Genitália ambígua com persistência dos sistemas Wolffiano e Mulleriano

Cariótipo inclui o cromossomo X mas não o cromossomo Y

- Masculinização feminina.
- Fenótipo feminino sem virilização ou com pouca virilização.
- Síndromes aneuploidais.

Distúrbios da diferenciação sexual com cariótipo normal/anormal envolvendo ambos os cromossomos X e Y

Submasculinização masculina

Defeitos biossintéticos (Tabela 7.3)

Podem ocorrer defeitos sintéticos, levando à ineficácia da função andrógena em qualquer ponto entre a produção do hormônio liberador da gonadotrofina (GnRH) no hipotálamo e produção da 5α-redutase nos tecidos-alvo. A deficiência da gonadotrofina leva a um micropênis com testículos pequenos. Hipoplasia das células de Leydig é sugerida por submasculinização grave com reversão sexual em um indivíduo geneticamente do sexo masculino, com gônadas identificáveis e aumento das gonadotrofinas. Três dos defeitos enzimáticos, causando hiperplasia adrenal congênita e deficiência das enzimas 17,20 desmolase e 17β hidroxiesteróide desidrogenase, resultarão em deficiência andrógena (veja Fig. 7.4 e Capítulo 8). O fenótipo e as características clínicas dependerão do local, gravidade e seletividade do defeito enzimático (Fig. 7.5). Deficiência de 5α-redutase é um distúrbio autossômico recessivo, mais freqüentemente observado em famílias com consanguinidade (Fig. 7.6), resultando em micropênis moderado a grave com hipospádias, pregas labioescrotais e gônadas palpáveis. O diagnóstico é sugerido por níveis normais ou elevados de testosterona (T) com níveis plasmáticos baixos de DHT, redução dos metabólitos DHT na urina e redução da proporção DHT:T após administração de gonadotrofina coriônica humana (hCG).

Resistência andrógena

A síndrome da insensibilidade andrógena completa (CAIS) é um distúrbio ligado ao cromossomo X, causado por uma variedade de mutações inativadoras do receptor andrógeno (AR). A mãe é uma portadora sadia, enquanto a metade de sua descendência geneticamente masculina será fenotipicamente feminina, com ausência de estruturas femininas, testículos intra-abdominais e

Tabela 7.3 Causas de submasculinização feminina devidas à deficiência/resistência de andrógeno e AMH

Cariótipo	*Gônada*	*Diagnóstico*	*Defeito*	*Fenótipo*
46,XY	Testículo	*Defeitos na síntese de andrógeno com secreção normal de AMH*		
		Deficiência de gonadotrofina	Hipopituitarismo congênito	Micropênis ± hipospádia
		Hipoplasia de célula de leydig	Mutação do gene receptor LH → defeito inativador	Feminina ou ambígua. Níveis elevados de LH e FSH
		Defeitos enzimáticos resultando em insuficiência da síntese de cortisol	Mutação StAR → deficiência de proteína esteroidogênica	Genitália externa feminina com deficiência de cortisol e aldosterona
			Mutação HSD 3B2 → deficiência 3β HSD	Hipospádia grave/genitália ambígua ± perda salina
			Mutação gene CYP 17 → deficiência 17α-hidroxilase	Feminina com hipertensão e hipocalemia
		Defeito biossíntético com síntese de cortisol intacta porém, com insuficiência de produção de andrógeno	Mutação gene CYP 17 → deficiência 17,20 desmolase	Feminina ambígua/masculina hipoplásica, dependendo da gravidade do defeito enzimático
			Mutação gene 17 β-HSD3 → deficiência 17β HSD	Genitália externa predominantemente feminina, porém virilização na puberdade devida ao aumento dos níveis de Androstenediona
		Insuficiência de conversão tissular da testosterona em diidrotestosterona	Mutação gene SRD 5 A 2 → deficiência de 5α-redutase tipo 2	Fenótipo feminino/genitália ambígua ao nascimento devido à deficiência DHT. Masculinização na puberdade, amplamente mediada pela testosterona
		Resistência a andrógeno com secreção normal de AMH		
		CAIS	Mutações do receptor andrógeno → defeito inativador	Genitália externa feminina, vagina cega, testículos intra-abdominais/no canal inguinal, genitália interna ausente
		PAIS	→ ativação incompleta	Genitália ambígua; *falus* pequeno e seio urogenital, distúrbio de resposta a andrógenos exógenos
		Insuficiência AMH com função andrógena normal		
			Mutações AMH e de receptor AMH	Fenótipo masculino com útero e tubas uterinas

AMH, hormônio anti-Mulleriano; CAIS, síndrome da insensibilidade andrógena completa; DHT, diidrotestosterona; FSH, hormônio folículo-estimulante; LH, hormônio luteinizante; PAIS, síndrome da insensibilidade andrógena parcial; StAR, *steroidogenic acute regulatory.*

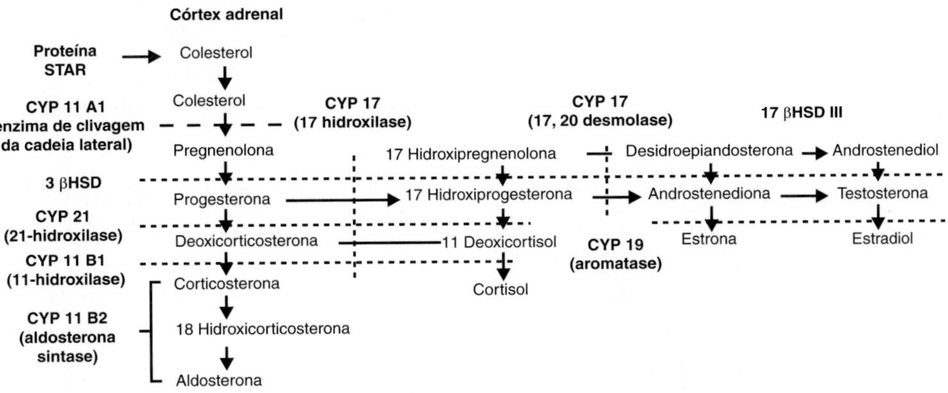

Fig. 7.4 Vias da síntese esteróide na glândula adrenal e nas gônadas.

vagina em fundo-de-saco cego. O diagnóstico geralmente é feito através da presença de hérnia ± gônada durante a infância ou através de amenorréia primária em uma adolescente. Apesar de completamente insensíveis ao andrógeno, estes indivíduos são estranhamente sensíveis ao estradiol que é aromatizado a partir de níveis altos/normais de testosterona. Isto resulta em amplo desenvolvimento mamário e aspecto feminino, mas existe pouco ou nenhuma pilificação corporal devida à resistência andrógena (Fig. 7.7). O tratamento da CAIS inclui gonadectomia, exame sob anestesia para assegurar adequação vaginal e reposição com estrógenos durante toda a vida, juntamente com *screening* dos membros familiares fenotipicamente femininos. Isto será discutido em mais detalhes abaixo.

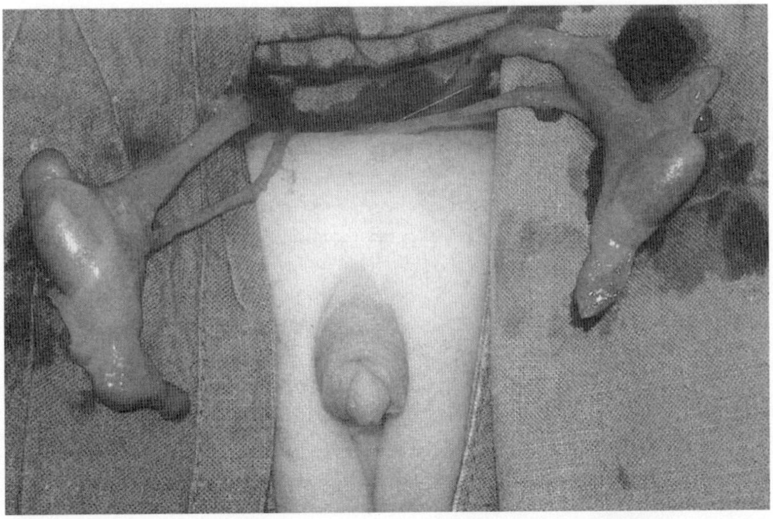

Fig. 7.5 Deficiência de 3β-hidroxiesteróide desidrogenase em um indivíduo 46,XY, causando severa submasculinização, mas sem deficiência de cortisol ou aldosterona. Com 5 anos de idade quando da apresentação, a criança foi classificada com sendo do sexo feminino e foi submetida à gonadectomia (note testículos morfologicamente normais, epidídimo e vasa deferente em cada lado) juntamente com redução fálica e vaginoplastia.

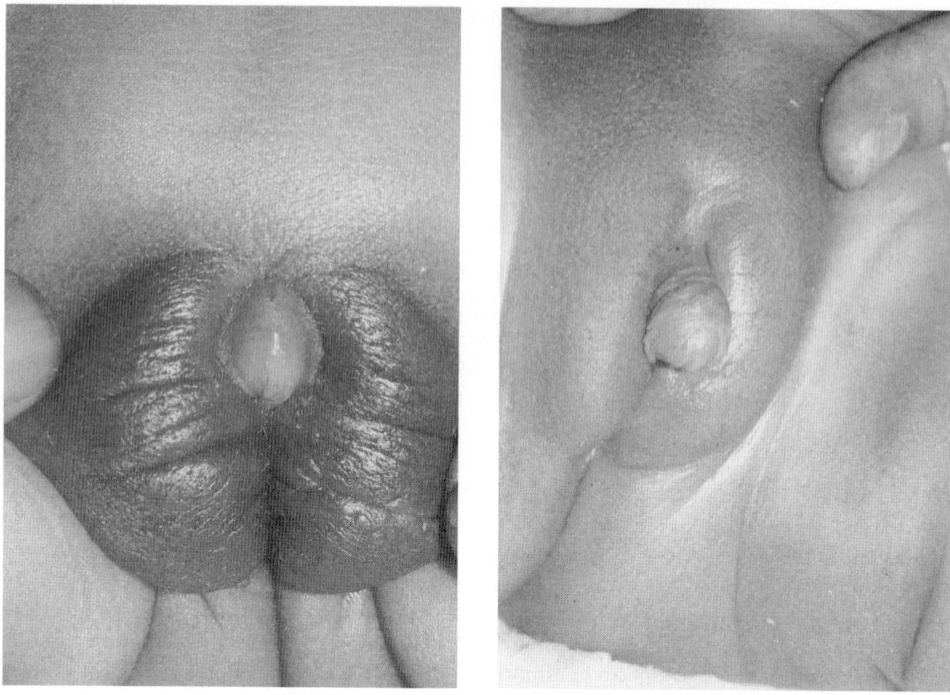

Fig. 7.6 Deficiência de 5α-redutase causando micropênis grave com hipospádia e pregas labioescrotais contendo gônadas (esquerda). Aplicação de um creme de diidrotestosterona (à direita) resultou em um desenvolvimento peniano suficiente para que pudesse ser executada uma cirurgia reconstrutiva.

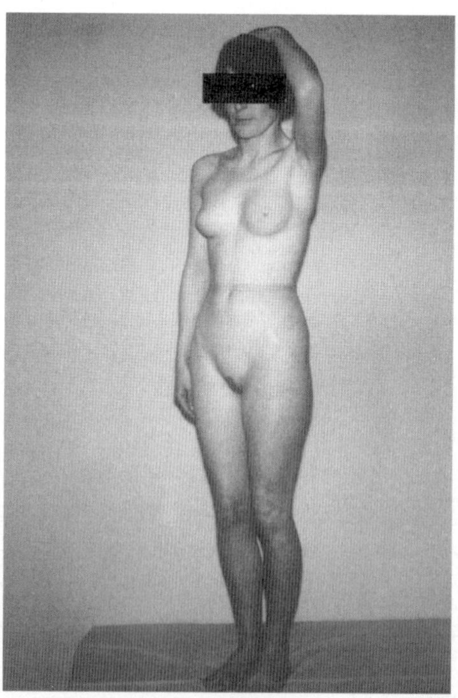

Fig. 7.7 Indivíduo 46,XY com insensibilidade completa ao andrógeno. Note o amplo desenvolvimento mamário e ausência/esparsa de pilificação púbica e axilar.

A síndrome da insensibilidade andrógena parcial (PAIS) é o termo aplicado a um número de mutações AR que são parcialmente inativadas, de modo que os indivíduos são submasculinizados em graus variáveis em conjunção com a completa supressão de estruturas femininas tais como a vagina distal (Fig. 7.8). O tratamento destes casos é difícil e controvertido a menos que o grau de submasculinização seja relativamente leve.

Testículos disgenéticos ± cariótipo anormal (Tabela 7.4)

Disgenesia gonadal mista é o termo aplicado ao mosaicismo 45,X/46,XY que causa anomalia complexa da genitália externa com uma gônada característica de um lado e um testículo disgenético do outro. O fenótipo externo e interno dependerá do grau da disgenesia testicular. Com deficiência andrógena grave e deficiência AMH a genitália externa estará submasculinizada, estando presentes a vagina e o útero. Caso a disgenesia testicular seja relativamente leve, a submasculinização também será leve e as estruturas femininas internas estarão suprimidas. Dependendo da dominância da linha celular 45, X, poderão estar presentes características da síndrome de Turner.

A anorquia bilateral ou síndrome dos testículos desaparecidos é um termo descritivo aplicado a indivíduos do sexo masculino, geneticamente normais, com anorquia e submasculinização variável, nos quais os testículos passaram por uma regressão *in utero*. Alguns indivíduos 46,XY apresentam gônadas características e reversão sexual completa ou quase completa. Este fenômeno é conhecido como disgenesia gonadal pura.

Anomalias do desenvolvimento

Alguns indivíduos geneticamente do sexo masculino com hipospádias e outras anomalias sexuais apresentam evidências de secreção intacta de AMH com supressão das estruturas femininas e produção normal de andrógeno.

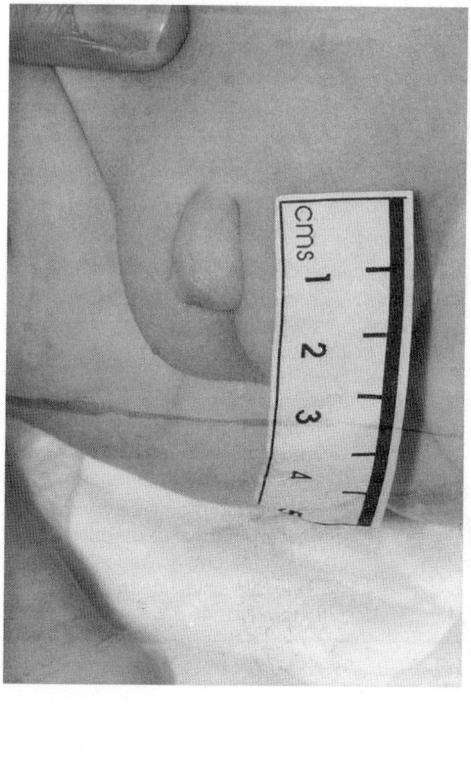

Fig. 7.8 Micropênis, hipospádia e escroto bífico contendo gônadas em um lactente 46,XY com insensibilidade parcial ao andrógeno. A classificação para o sexo feminino seria difícil tecnicamente tendo em vista secreção de AMH pelo lactente e supressão de estruturas femininas. No entanto, a adequação do falo na vida adulta é preocupante.

Tabela 7.4 Causas de disgenesia gonadal associadas a 46,XY ou outro cariótipo portando Y

Diagnóstico	*Cariótipo*	*Defeito*	*Características clínicas*
Disgenesia gonadal mista	45,X/46,XY	Não-disjunção precoce na mitose	Gônadas digenéticas com fenótipo variável (incluindo indivíduo feminino normal, ambíguo e indivíduo masculino completo/quase completo). Fenótipo Turner variável
Síndrome dos testículos desaparecidos	46,XY	Desconhecido	Submasculinização variável relacionada com o *timing* da insuficiência testicular pré-natal
Disgenesia gonadal pura	46,XY	Mutações gene SRY Defeito recessivo ligado ao X Defeito recessivo autossômico Duplicação do *locus* DSS (região Xp21) → supressão da diferenciação testicular	Fenótipo feminino ± clitoromegalia com gônadas características Gonadectomia necessária para prevenir o desenvolvimento de gonadoblastoma
Síndrome ATR-X	46,XY	Mutação XH2 (em Xq 13,3)	Associada a α-talassemia e retardo mental
Deleção 10q	46,YX ± translocação não-balanceada, deleção envolvendo 10q	Deleção de 10q	Reversão sexual ± dimorfismo e outras anomalias congênitas
Deleção 9p	46,XY ± translocação não-balanceada, deleção envolvendo 9p	Deleção 9p	Reversão sexual ± dimorfismo e outras anomalias congênitas
Síndrome Denys Drash	46,XY	Mutação do gene WT-1 (região Xp13)	Genitália ambígua com gônadas características/disgenética associadas a tumor de Wilms, esclerose mesangial e insuficiência renal
WAGR	46,XY	Mutações WT-1	Tumor de Wilm, aniridia, anormalidades genitourinárias, retardo mental (WAGR) com hipospádia e criptorquidismo
Nanismo camptomélico	46,XY	Mutação gene SOX9 (região 17q24-25)	Nanismo camptomélico com ovários normais e fenótipo feminino em indivíduos 46,XX, reversão sexual na maioria dos indivíduos 46,XY

Distúrbios da diferenciação peniana, testicular e mamária em indivíduos XY

Enquanto micropênis e hipospádias graves serão classificados na categoria de submasculinização masculina grave, a maioria dos distúrbios penianos é menos grave, idiopática e será atendida pelo cirurgião. Distúrbios testiculares incluem micro e macroorquidia, criptorquidia uni e bilateral e ausência de testículos (anorquia). Ginecomastia, quase sempre idiopática, é a anomalia mamária mais comum. O tratamento destas condições é discutido abaixo.

Síndromes de aneuploidia

A síndrome de Klinefelter (47,XXY) é o distúrbio cromossômico masculino mais freqüente, resultando freqüentemente da não-disjunção paterna ou materna durante a primeira divisão meiótica. A condição freqüentemente não é diagnosticada até a idade adulta. Mas pode ser diagnosticada na infância como um achado ocasional (p. ex., durante avaliação de uma amniocentese) ou quando da avaliação de meninos com problemas de aprendizado ou comportamentais. O exame pode mostrar pernas relativamente longas (características eunucoidais). Adolescentes apresentam testículos pequenos devido à disgenesia dos túbulos seminíferos, com gonadotrofinas altas, andrógenos normais baixos, azoospermia, ginecomastia e exacerbação das proporções eunucoidais. Aos adolescentes pode ser oferecido um tratamento com testosterona durante a puberdade, visando a aumentar a produção das células de Leydig e limitar a desproporção. Indivíduos com um cromossomo Y e mais do que dois cromossomos X (p. ex., 48,XXXY ou 49,XXXXY) apresentam características similares à síndrome de Klinefelter, mas com maior distúrbio gonadal e mental, podendo requerer suplementação com testosterona por volta da puberdade. Indivíduos com síndrome 47,XYY geralmente são normais, exceto pela alta estatura, mas podem apresentar importantes problemas comportamentais durante a infância e adolescência. O tratamento endócrino não é necessário.

Distúrbios da diferenciação sexual com cariótipo normal/anormal envolvendo o cromossomo X mas não o cromossomo Y

Masculinização feminina (Tabela 7.5)

Três dos defeitos enzimáticos causando hiperplasia adrenal congênita causarão virilização em indivíduos 46,XX afetados (veja Fig. 7.4 e Capítulo 8). Deficiência de aromatase é extremamente rara, assim como drogas maternas e tumores secretores de andrógeno. Em alguns casos, ocorrem anomalias congênitas em associação a malformações anorretais na ausência de qualquer causa endócrina identificável.

Genitália feminina normal com pouca ou nenhuma virilização (Tabela 7.6)

Deficiência de 17α-hidroxilase e 17,20-liase podem causar insuficiência de secreção estrogênica, resultando em não-desenvolvimento puberal, enquanto o defeito da proteína StAR (surpreendentemente) está associado a puberdade normal em indivíduos 46,XX, mas insuficiência ovariana prematura.

Disgenesia gonadal pura é o termo aplicado a indivíduos 46,XX (e 46,XY) com gônadas características e fenótipo essencialmente normal. Esta condição apresenta-se com incapacidade de entrar na puberdade, no contexto de uma estatura normal, níveis elevados de gonadotrofinas e útero hipoplásico ao ultra-som pélvico.

A síndrome de Turner, o distúrbio de diferenciação sexual mais comum em indivíduos fenotipicamente masculinos, é discutida no Capítulo 3.

Tabela 7.5 Causas de masculinização feminina moderada a grave

Cariótipo	*Gônada*	*Diagnóstico*	*Defeito*	*Fenótipo*
46 XX	Ovário	Hiperplasia adrenal congênita	Mutação CYP21 → deficiência 21 hidroxilase	Mutação e grau da deficiência enzimática influencia fenótipo incluindo variedade perda salina, com virilização moderada a grave e variedade virilização simples, sem perda salina manifesta
			Mutação CYP 11 B1 → deficiência 11β-hidroxilase	Rara. Grau de virilização depende da gravidade do defeito enzimático. Hipertensão ocorre devido aos altos níveis de deoxicorticosterona
			Mutação HSD 3B2	Rara. Altos níveis de andrógeno fraco
			Deficiência 3β-HSD	DHEAS resulta em virilização moderada
		Deficiência de aromatase	Mutação do gene aromatase	Baixa estatura com epífises não-fundidas; virilização leve causada por testosterona elevada
		Tumor ovariano/adrenal materno	Produção de andrógeno → virilização fetal	Muito raro
		Drogas com efeitos androgênicos (por exemplo, danazol)	Produção de andrógeno virilização fetal	Muito raro
		Desenvolvimento anormal sem causa endócrina identificável	Vários, etiologia desconhecida	Pode ocorrer com anomalias urológicas e outras anomalias congênitas
46,XX	Testículo	Homem XX fenótipo normal/leve submasculinização, por exemplo, hipospádia	Y → X Translocação envolvendo gene SRY em 80%; 20% SRY-negativos? Causado por mutação(ões) em qualquer lugar do cromossomo X ou autossomos	Fenótipo masculino completo ou quase completo, baixa estatura relativa, distúrbio da célula germinativa similar ao da síndrome de Klinefelter

Tabela 7.6 Distúrbios da diferenciação sexual com cariótipo 46,XX ou 48,X e pouca ou nenhuma virilização

Cariótipo	*Gônada*	*Diagnóstico*	*Defeito*	*Fenótipo*
46,XX	Ovário	Distúrbios enzimáticos esteroidogênicos	Mutação proteína StAR → deficiência da proteína esteroidogênica responsável pelo transporte do colesterol	Insuficiência ovariana prematura em mulheres afetadas
			Mutação CYP 17 → deficiência 17α-hidroxilase	Hipertensão, hipocalemia e insuficiência de secreção de estrógeno na puberdade
			→ deficiência 17,20-liase	Insuficiência de secreção de estrógeno pelos ovários na puberdade, mas sem hipertensão ou hipocalemia
46,XX	Característica	Disgenesia gonadal	Geralmente desconhecido. Em alguns casos: mutação 2p → defeito receptor FSH (autossômico recessivo = trissomia 13 e 18	Clitoromegalia ocasional; proporções corporais eunucóides
45,X ou 46,XX com segundo X anormal ± mosaicismo	Disgenética/ característica	Síndrome de Turner	Não-disjunção no momento da concepção ou logo após	Características dismórficas com baixa estatura, insuficiência ovariana primária, anomalias cardíacas ou renais, dificuldades específicas do aprendizado e problemas do ouvido médio
47,XXX	Ovário	Síndrome do triplo X	Não-disjunção materna	Alta estatura com dificuldades comportamentais e do aprendizado em alguns casos
				Podem ocorrer menarca atrasada/insuficiência ovariana prematura

StAR, esteroidogênico regulatório agudo.

Síndromes de aneuploidia

Estas incluem a síndrome do triplo X (47,XXX) associada a dificuldade de aprendizado, alta estatura e insuficiência ovariana prematura. As síndromes 48,XXXX e 49,XXXXX estão associadas a incapacidade de aprendizado e alta/baixa estatura respectivamente, mas função ovariana normal.

DIAGNÓSTICO CLÍNICO E INVESTIGAÇÃO DE INTERSEXO E DISTÚRBIOS RELACIONADOS

Anomalia genital complexa

Este problema angustiante geralmente é identificado no nascimento e representa um grande dilema para a determinação do sexo.

Anomalia genital complexa no recém-nascido

Os pais devem ser orientados o mais breve possível. Os pontos-chave no aconselhamento são os seguintes:

- Aconselhamento inicial pela equipe atendente, reiterada o mais breve possível pelo pediatra-chefe.
- Frase-chave "Existe um problema na formação dos genitais de seu bebê, de modo que no presente momento não podemos dizer se é menino ou menina".
- Quando se fala do lactente, deve-se dizer "o bebê" ou "a criança" e não ela, ele.
- Mãe e bebê devem ser mantidos num quarto individual.
- O registro do nome do bebê deve ser postergado.
- Investigações urgentes devem levar à definição da classificação em um dos sexos dentro de 2 semanas.

História

- Consanguinidade.
- Medicações maternas.
- Saúde materna incluindo sintomas androgênicos, tais como um aumento na pilificação corporal.

Exame

- Exame geral para excluir síndrome dismórfica ± anomalias congênitas.
- Palpação abdominal e das regiões inguinais buscando por gônadas.
- Descrição meticulosa ± diagrama de genitália anormal, incluindo:
  pregas labioescrotais;
  clitorofalus;
  natureza e tamanho da abertura abaixo do clitorofalus;
  sempre que possível, identificação do meato uretral e abertura vaginal e presença do local da(s) gônada(s).
- Exame do ânus.
- Fotografia para documentação médica.

O grau de masculinização pode ser expresso como um estágio Prader (veja Capítulo 8) ou utilizando-se o *score* de masculinização externa elaborado por Ahmed *et al.* Este *score* compreende o grau de fusão labioescrotal, tamanho do falo, local do meato urinário e posição de cada gônada.

Investigações futuras e tratamento

Os seguintes profissionais devem ser informados o mais brevemente possível:

- Endocrinologista pediátrico.
- Cirurgião pediátrico com especialização em tratamento de intersexo (p. ex., urologista, cirurgião plástico).
- Radiologista.
- Departamento de bioquímica.
- Departamento de genética médica.

Caso o acesso aos profissionais acima listados seja difícil, transferir o paciente para um centro especializado para exames específicos ou para tratamento geral, se necessário.

As seguintes investigações devem ser executadas o mais brevemente possível:

- Genótipo. Cariotipagem convencional utilizando linfócitos periféricos demora no mínimo 3 dias. Um método mais rápido é determinar a presença de um cromossomo Y utilizando a técnica de hibridização fluorescente *in situ* (FISH) de sangue heparinizado. Utilizando análise FISH pode-se obter um cariótipo provisional em algumas horas.
- 17α-hidroxiprogesterona (17-OHP).
- Coleta de urina para análise esteróide para excluir defeito enzimático.
- Ultra-som pélvico para definir as seguintes estruturas:
  Útero e gônadas intra-abdominais, inguinais ou labioescrotais.
- Em casos selecionados, genitografia para definir:
  vagina;
  uretra; e
  bexiga.

Nota: Transferência transplacentária de 17-OHP materna pode levar a níveis artificialmente elevados no sangue do bebê durante as primeiras 48 a 72 horas. No entanto, estes serão inferiores aos valores grosseiramente aumentados em bebês afetados pela deficiência de 21-hidroxilase. Conseqüentemente, deve-se obter uma amostra inicial de 17-OHP sem demora em recém-nascidos com anomalias genitais complexas, encaminhando outra amostra depois de decorridas 48 horas, se necessário. Como as tentativas de obtenção de amostra de urina de 24 horas muitas vezes resultam em aplicações repetidas de sacos coletores e escoriação perineal, é mais praticável a coleta de urina programada (p. ex., urina de 4 a 6 horas).

Diagnóstico e determinação do sexo

A Figura 7.9 mostra um diagrama de fluxo com as principais possibilidades diagnósticas. A determinação do sexo pode ser bastante clara, por exemplo, em um bebê 46,XX com deficiência de 21-hidroxilase e virilização leve a moderada. Porém, alguns casos são muito difíceis, por exemplo, em um lactente com insensibilidade variando de parcial a andrógeno com adequação duvidosa do falo para a vida adulta. Critérios para a classificação do sexo incluem:

- diagnóstico;
- presença de estruturas femininas (ou seja, vagina, útero);

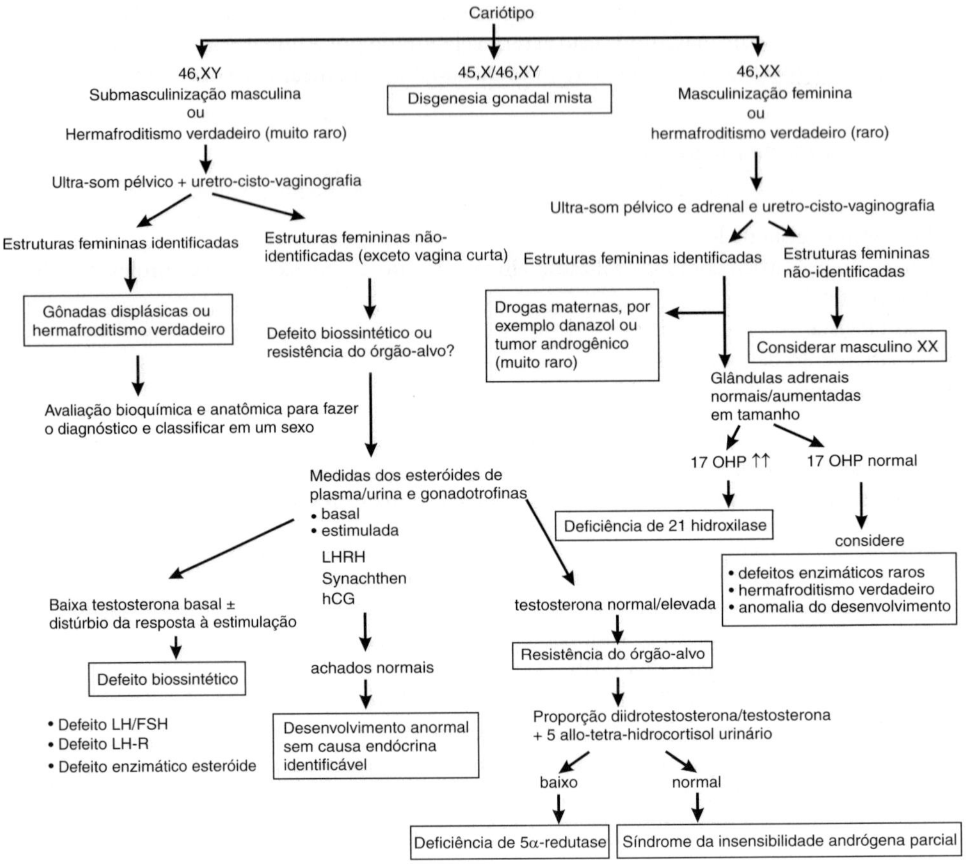

Fig. 7.9 Diagrama de fluxo mostrando a abordagem diagnóstica de lactentes e crianças com genitália ambígua.

- adequação do tecido fálico;
- desejos dos pais; e
- aspectos culturais.

Distúrbios sem ambigüidade: fenótipo masculino

Problemas penianos

Micropênis

Micropênis verdadeiro existe quando o falo mede menos do que 2,5 cm a partir da base do pênis até a ponta da glande peniana (não a ponta do prepúcio). Recomendamos medidas com o pênis não-estirado, enquanto o médico pressiona firmemente para trás a gordura suprapúbica.

A maioria dos meninos encaminhados por micropênis apresenta obesidade simples e o comprimento peniano dentro da variação pré-puberal normal entre 2,5 e 6 cm. Explicação simples e confirmação desta devem ser suficientes nesta situação.

O micropênis verdadeiro, sem outra anomalia peniana, pode ser causado por:

- Deficiência de gonadotrofina (p. ex., como resultado de pan-hipopituitarismo ou síndrome de Kallmann).
- Síndrome de Prader-Willi.
- Deficiência ou insensibilidade grave de hormônio de crescimento.
- Deficiência ou resistência a andrógenos.
- Idiopática.

Investigações devem compreender o seguinte:

- Avaliação do crescimento em comparação com as alturas de pai e mãe.
- Cariótipo.
- Teste do hormônio liberador do hormônio luteinizante (LHRH) seguido por hCG 100 U/kg (máximo de 1.500 U) subcutaneamente e mensuração da testosterona 4 dias mais tarde.
- Avaliar o sentido do olfato.

O tratamento, caso necessário, é o da causa de base e a aplicação de creme de DHT por 6 semanas ou uma injeção isolada de Sustanon 75 mg por via intramuscular.

Hipospádia

Hipospádia é definida como uma fusão incompleta da uretra com o meato na região ventral do pênis – a glande, corona, haste peniana e (mais grave) o períneo. Esta anormalidade é comumente acompanhada pela *chordee* – curvatura do pênis – causada pela fibrose do corpo esponjoso.

Hipospádia isolada (hipospádia sem micropênis e com testículos normalmente descendentes em um escroto normal) raramente está associada a um distúrbio endócrino. Os cirurgiões devem ser orientados a encaminhar as condições a seguir para investigações futuras incluindo cariótipo.

- Hipospádia perineal.
- Hipospádia micropênis.
- Hipospádia com criptorquidismo ± anormalidade escrotal.

Problemas testiculares

Criptorquidismo unilateral

- Criptorquidismo unilateral isolado em uma criança sadia nos demais pontos de vista não requer investigação endócrina.
- Um exame paciente e especializado deve distinguir entre criptorquidismo verdadeiro e um testículo retrátil.
- Casos claros e duvidosos devem ser encaminhados a um cirurgião pediátrico.
- Ultra-som ou imagens por ressonância magnética (RM) do abdome e áreas inguinais são valiosos na identificação de uma criptorquidia, mas a falha em representar por imagem não prova sua ausência.

Criptorquidismo bilateral

Em contraste, criptorquidismo bilateral sempre requer uma avaliação endócrina. Esta inclui o seguinte:

- Avaliação de anormalidades penianas ou escrotais associadas.
- Avaliação do *status* de crescimento, capacidade de aprendizado, características dismórficas e exame geral para excluir uma síndrome, como, por exemplo, a síndrome de Noonan.

- Ultra-som ou RM na tentativa de localizar testículos.
- Em todos os casos, cariótipo e gonadotrofinas basais.
- Em casos selecionados, LHRH e testes hCG.
- Após discussão do caso com um endocrinologista pediátrico e um cirurgião, pode ser apropriado administrar hCG 2 vezes por semana durante 3 semanas, na tentativa de induzir a descida dos testículos e facilitar a cirurgia.

Caso um ou ambos os testículos não sejam palpáveis e não possam ser identificados por imagem, a criança deve ser avaliada por um cirurgião especializado em procedimentos laparoscópicos.

Microorquidismo

- Testículos pré-puberais normais podem medir 1,5 cm em comprimento e 0,8 cm em largura (volume < 1 ml). A síndrome de Klinefelter, criptorquidismo e irradiação podem estar associados a testículos inapropriadamente pequenos para o estágio puberal que mesmo assim podem apresentar função normal das células de Leydig.
- Caso um ou ambos os testículos sejam absoluta ou relativamente pequenos, considere:
  testículos pré-puberais fisiológicos;
  grau normal de assimetria em indivíduos pré-púberes;
  deficiência de gonadotrofina;
  síndrome de Klinefelter;
  criptorquidismo/irradiação prévio; ou
  testículo apropriadamente pequeno com testículo contralateral aumentado em tamanho (p. ex., tumor de célula de Leydig).

Macroorquidismo

Testículos pré-puberais medem menos que 3 cm em comprimento e 1,5 cm em largura (volume < 4 ml).

- Se houver macroorquidismo simétrico em menino em idade pré-puberal, considere:
  puberdade precoce;
  testotoxicose; ou
  síndrome do X frágil.
- Caso houver um aumento de tamanho assimétrico em meninos em idade peripuberal/puberal, considere:
  variação normal no tamanho testicular;
  um testículo previamente criptorquídico;
  neoplasia em testículo aumentado em tamanho (p. ex., tumor de célula de Leydig, teratoma, seminoma).
- Meninos com testículo muito aumentado em tamanho podem apresentar um defeito ativador do receptor do hormônio folículo-estimulante (FSH) e devem ser encaminhados para uma avaliação completa incluindo teste genético molecular.

Anorquia

Meninos com atrofia ou remoção testicular, por exemplo, devidas à torsão testicular bilateral, necessitam reposição hormonal durante a puberdade ou próximo a ela. O momento e a necessidade de inserção de próteses testiculares devem ser discutidos com o menino e sua família. Mesmo sendo possível a inserção de próteses pré-puberais, a maior parte das famílias opta por cirurgia após a indução puberal.

Problemas puberais

Puberdade retardada/incompleta/atrasada e ginecomastia são discutidas no Capítulo 5.

Distúrbios sem ambigüidade: fenótipo feminino

Genitália interna

Hérnia

Hérnias são raras em meninas. Caso uma gônada esteja presente no saco herniário, é provável uma completa insensibilidade andrógena. Caso a gônada seja palpável ao exame, devem ser realizadas as investigações a seguir:

- Cariótipo.
- Ultra-som pélvico.
- Níveis de LH e FSH.

Se a gônada é descoberta durante uma cirurgia, deve ser realizada uma biópsia e as investigações acima devem ser realizadas no pós-operatório.

Genitália externa

Lábios fundidos

Esta é, de longe, a anomalia genital mais comumente observada em meninas jovens e a impressão de uma vagina ausente pode causar considerável ansiedade nos pais. O diagnóstico é confirmado através de exame clínico, que mostra a fusão dos lábios menores. Ultra-som pélvico irá confirmar a presença de um útero normal.

O tratamento é feito com creme *ortho-gynest* a 0,01%, aplicado 2 vezes ao dia na área fundida por 7 dias. Uma vez tendo ocorrido a separação, o uso de uma pomada suave como petrolatum por 1 a 2 meses pode prevenir a recorrência da fusão. Nos casos em que os lábios permanecem fundidos ou nos quais são necessárias várias etapas de tratamento e a criança apresenta problemas como infecção do trato urinário ou corrimento vaginal, é indicado encaminhamento cirúrgico.

Virilização

O aumento de tamanho do clitóris com ou sem outros sinais de excesso de andrógeno, como pilificação púbica, sugere produção de andrógeno pelos ovários ou glândulas adrenais. Isto é discutido no Capítulo 5.

Problemas puberais

Puberdade retardada/incompleta/atrasada

Isto é discutido no Capítulo 5.

ASPECTOS MEDICAMENTOSOS E CIRÚRGICOS DO TRATAMENTO

Aspectos médicos

Subdesenvolvimento da genitália externa masculina

Em indivíduos pré-púberes, o tamanho da genitália pode estar aumentado em razão dos seguintes tratamentos:

- Testosterona intramuscular (p. ex., Sustanon) em uma dosagem de 25 a 75 mg. Injeções posteriores podem ser administradas caso necessárias, mas o *status* do crescimento e a idade óssea devem ser cuidadosamente monitorados.
- Creme DHT, aplicado ao pênis 2 vezes ao dia por um período de 6 semanas. Isto geralmente resulta em desenvolvimento peniano, que pode auxiliar a execução de procedimentos tais como a reparação de hipospádia. Este tratamento é particularmente eficaz na deficiência de 5α-redutase.
- hCG 100 U/kg (1.500 U no máximo) 2 vezes por semana, por via intramuscular por 3 semanas, pode promover a deiscência testicular assim como o desenvolvimento do pênis e do escroto.

Este tratamento somente deve ser administrado após a discussão do caso com um centro especializado.

Desenvolvimento feminino

Não existe espaço para tratamento estrogênico em meninas pré-púberes, uma vez que mesmo quantidades pequenas podem acelerar o fechamento epifisário (a indução da puberdade com estrógenos é discutida no Capítulo 5).

Aspectos cirúrgicos

O tratamento cirúrgico de anomalias genitais complexas é controvertido. Como tais problemas são raros, a cirurgia deve ser realizada num centro especializado. O envolvimento precoce do cirurgião pediátrico é essencial em casos nos quais a classificação sexual seja problemática, uma vez que a cirurgia será necessária independentemente da decisão tomada. Procedimentos cirúrgicos específicos incluem o que segue:

- Redução clitorofálica visando ao sexo feminino. Técnicas modernas que preservam as glândulas e o suprimento neurovascular do clitóris visam preservar a função sexual do paciente na idade adulta. No entanto, não existem estudos a longo prazo disponíveis para verificar sua eficácia. A maioria dos cirurgiões, conseqüentemente, reserva esta cirurgia para meninas com as formas mais graves de clitoromegalia. Caso a cirurgia seja necessária, existe um consenso geral de que deve ser realizada antes de 1 ano de idade, em parte pela segurança dos pais e também porque deve ser realizada antes que a criança tome consciência de sua própria imagem corporal.
- Reparação de hipospádia. Em meninos com hipospádias graves, o melhor resultado é obtido com um procedimento em dois estágios, que podem ser realizados durante os 4 primeiros anos de vida. Durante o primeiro estágio do procedimento, o pênis é estabilizado através da liberação da curvatura peniana presente. Então a pele peniana é rodada ou enxertada sobre a haste ventral. O segundo estágio do procedimento envolve a criação de uma nova uretra através de "tubularização" da nova pele até a ponta da glande peniana.
- Reconstrução vaginal. Esta é uma área particularmente controvertida. Reconstrução vaginal precoce, muitas vezes utilizando-se retalhos cutâneos para aumentar o intróito, pode ser realiza-

da com a idade de 1 ano. Isto é particularmente desejável em lactentes com problemas de drenagem vesical ou uterina. No entanto, enquanto uma vaginoplastia precoce pode evitar o trauma psicológico de uma cirurgia genital mais tarde, esta abordagem traz consigo um risco significativo de estenose, requerendo cirurgia futura numa adolescente. Por esta razão, alguns cirurgiões preferem retardar a reconstrução vaginal até a puberdade, seguindo-se autodilatação no pós-operatório.

- Gonadectomia. Em indivíduos 46,XY, que devem ser transformados em mulheres, não existe razão para retardar uma gonadectomia, exceto em instâncias de CAIS (síndrome da insensibilidade andrógena completa). Atualmente não existe consenso sobre a idade ideal para a remoção de gônadas em CAIS. Os que advogam a remoção pré-puberal acreditam que o risco de malignização das gônadas, mesmo que remota, é inaceitável. Os que advogam a gonadectomia após a puberdade acreditam que o desenvolvimento sexual secundário é melhor com produção endógena de estrógeno.

ASPECTOS PSICOLÓGICOS DO INTERSEXO

Aconselhamento dos pais

O cenário de genitália ambígua ao nascer, com incertezas quanto ao sexo do bebê, está associado à grande angústia dos pais. A descoberta, às vezes muitos anos após o nascimento, de que a criança apresenta gônadas anormais e de que não será capaz de ter filhos sem um tratamento, se é que será capaz de tê-los, também machuca profundamente muitos pais. É importante que o médico invista a maior quantidade de tempo possível no aconselhamento dos pais no momento em que o problema de intersexo é descoberto. É irrealística a expectativa de que todas as informações possam ser assimiladas pela família em uma única consulta, sendo necessárias muitas sessões. Igualmente, é irrealístico contar em demasia com informação impressa (p. ex., folhetos informativos para os pais) nos estágios iniciais. Explicação simples, assistida por desenhos manuais, elaborados para o estado psicológico dos pais, educação e intelecto, requerem tempo, paciência e experiência. O envolvimento contínuo de um psicólogo ou psiquiatra com interesse voltado para intersexo é altamente desejável.

Aconselhamento dos pacientes

Não há espaço para esconder a informação dos pacientes com intersexo. Crianças devem receber explicação breve de seu problema o mais cedo possível, assim que tenham capacidade para entender. Se a criança for apropriadamente aconselhada pelo pediatra e por seus pais durante os anos pré-puberais, será possível fornecer-lhe uma explicação detalhada e honesta de seu problema na adolescência. O clássico cenário difícil é explicar a situação para uma menina portadora de CAIS. Pode ser útil formular a explicação da seguinte maneira: "A grande maioria das meninas e mulheres apresenta dois cromossomo X e ovários. Uma minoria de mulheres normais sob outros pontos de vista, apresentam cromossomos XY, testículos na cavidade abdominal em vez de ovários, mas resistência completa ao hormônio masculino (testosterona) produzido pelos testículos. Nesta situação, o corpo é extremamente sensível ao estrogênio, que é produzido a partir da testosterona e isto resulta num desenvolvimento feminino normal. No entanto, não existe um útero e, conseqüentemente, você não será capaz de gerar um filho e também não apresentará menstruações." Se este grau de honestidade parecer inaceitável, recomenda-se freqüentar um grupo de apoio para portadores da síndrome de insensibilidade andrógena. O medo e a frustração sentida por indivíduos nos quais o diagnóstico de intersexo foi obscurecido ou evitado, torna convincente a prática da honestidade a partir da infância.

DESENVOLVIMENTOS FUTUROS

- Anomalias genitais complexas são incomuns e as crianças requerem ajuda de diversos profissionais da área da saúde. O desenvolvimento de uma rede clínica, com clínicos multidisciplinares envolvendo cirurgiões (adultos e pediátricos), endocrinologistas, geneticistas, psicólogos, bioquímicos e radiologistas, irá melhorar o cuidado com o paciente e seu treinamento. No Reino Unido foram estabelecidos diversos modelos para esta abordagem e tal tendência deve ser encorajada.
- Maior compreensão da base genética molecular para os distúrbios do intersexo deve esclarecer a etiologia em um número cada vez maior de distúrbios específicos.
- São necessários dados de acompanhamento a longo prazo para ajudar a determinar a abordagem cirúrgica ideal de anomalias genitais complexas, particularmente a hiperplasia adrenal congênita em indivíduos do sexo feminino. São necessários estudos multicêntricos organizados por endocrinologistas pediátricos e cirurgiões.
- A abordagem psicológica de pais, crianças e adolescentes e adultos afetados por distúrbios de intersexo, incluindo anomalias genitais complexas, está melhorando mas ainda requer um desenvolvimento considerável.

ARMADILHAS POTENCIAIS

- Fusão labial, um problema comum, pode fornecer a impressão errada de uma vagina ausente.
- A maioria dos meninos encaminhados com micropênis apresenta obesidade simples e um falo pré-puberal normal enterrado no tecido adiposo circundante.
- Classificação incorreta no sexo masculino de meninas masculinizadas com deficiência de 21-hidroxilase. A ausência de gônadas palpáveis em um indivíduo aparentemente do sexo masculino com hipospádia sempre deve levantar suspeitas.

PONTOS DE CONTROVÉRSIA

- Quando deve ser realizada um clitoroplastia e vaginoplastia em meninas com hiperplasia adrenal congênita?
- Dado o efeito masculinizante de altos níveis de andrógeno sobre o cérebro fetal, indivíduos geneticamente femininos, gravemente virilizados, devem crescer como homens? E indivíduos do sexo masculino, gravemente submasculinizados, devem crescer como homens?
- As gônadas de indivíduos com CAIS devem ser removidas assim que o diagnóstico for feito, ou devem permanecer *in situ* até que o desenvolvimento sexual secundário esteja completo?

Quando envolver um centro especializado

- Quando um bebê nasce com anomalia genital complexa.
- Hipospádia ± criptorquidia grave.
- Síndrome da insensibilidade andrógena completa.
- Disgenesia gonadal.

RELATO DE CASOS

Caso 1

Um bebê recém-nascido é de sexo indeterminado, portador de um clitorofalo, pregas labioescrotais, orifício urogenital único e não tem gônadas palpáveis. O ultra-som pélvico mostra útero e vagina.

Pergunta

Qual o diagnóstico mais provável e quais as investigações que devem ser imediatamente realizadas?

Resposta

O diagnóstico mais provável é uma hiperplasia adrenal congênita em um indivíduo geneticamente feminino. Investigações essenciais são o cariótipo, que foi 46,XX e o nível de 17-OHP, que foi de 110 nmol/l [3663 ng/dl] no dia 1, aumentando para mais de 300 nmol/l [10.000 ng/dl] no dia 3. Apesar de a medida de 17-OHP oficialmente dever ser postergada até o dia 3, um nível distintamente aumentado no dia 1 no contexto de uma anomalia genital é diagnóstico.

Caso 2

Um bebê recém-nascido apresenta genitália anormal, com uma pequena gônada palpável em uma prega labioescrotal e nenhuma gônada palpável no outro lado. O ultra-som pélvico e a genitografia mostram vagina e útero. O cariótipo foi 45,X/46,XY. Os níveis de 17-OHP foram normais.

Pergunta

Qual é o diagnóstico e como a criança deve ser classificada?

Resposta

O diagnóstico é disgenesia gonadal mista com um testículo displásico em um dos lados e uma gônada provavelmente típica do outro lado. A presença de estruturas mullerianas indica uma produção de AMH muito pobre pelo testículo displásico e, provavelmente, deve ser apropriado deixar a criança crescer como indivíduo do sexo feminino.

Caso 3

Um bebê recém-nascido apresenta um falo hipospádico pequeno, com escroto bífico e ambas as gônadas palpáveis nas pregas labioescrotais. O ultra-som pélvico não mostra um útero e uma vagina pequena. O cariótipo é 46,XY; os níveis de 17-OHP são normais.

Pergunta

Qual o diagnóstico mais provável e como esta criança deve ser tratada?

Resposta

A supressão de estruturas femininas indica que as gônadas são testículos que estão produzindo AMH normalmente. O diagnóstico situa-se entre um defeito biossintético na produção de testosterona (raro) ou, mais provavelmente, um grau parcial de resistência ao andrógeno. O andrógeno plasmático deve ser medido antes e após estimulação com hCG e, com PAIS, pode mostrar níveis normais ou aumentados. Na ausência de estruturas femininas, a classificação para o sexo feminino deve ser difícil cirurgicamente. A criança deve ser classificada como menino, a não ser que a quantidade de tecido fálico presente seja inadequada.

LEITURAS RECOMENDADAS

Ahmed, S.F. & Hughes, I.A. (2002) The genetics of male undermasculinisation *Clinical Endocrinology* **56**, 1-18.

Ahmed, S.F., Khwaja, O. & Hughes, I.A. (2000) Clinical and gender assignment in cases of male undermasculinization: the role for a masculinization score. *British Journal of Urology* **85**, 120-124.

Grumbach, N.M. & Conte, F.A. (1998) Disorders of sex differentiation. In: *Williams' Textbook of Endocrinology* (eds J.D. Wilson, D. W. Foster, H.M. Kronenberg & P.R. Larsen), 9th edn, pp.1303-1426. W.B. Saunders.

8 DISTÚRBIOS DAS ADRENAIS

FISIOLOGIA

Anatomia e fisiologia adrenais

As glândulas adrenais são estruturas piramidais que se situam adjacentes aos pólos superiores dos rins. O córtex adrenal é dividido em três zonas: a zona glomerulosa externa, a zona fasciculada média e a zona reticular interna. Os principais tipos de esteróides produzidos pelo córtex adrenal são os mineralocorticóides (principalmente aldosterona), glicocorticóides (principalmente cortisol) e os andrógenos. Na zona fasciculada e reticular a esteroidogênese encontra-se sob controle hipotalâmico-pituitário; na zona glomerulosa, a secreção de aldosterona encontra-se sob controle do sistema renina-angiotensina.

Eixo hipotalâmico-pituitário (Fig. 8.1)

O hormônio liberador de corticotrofina (CRH) é sintetizado no hipotálamo e atua sobre os corticotrofos da pituitária anterior para secretar o peptídeo pró-opiomelanocortina (POMC). POMC é o precursor do hormônio adrenocorticotrófico (ACTH). ACTH liga-se ao receptor melanocortina-2 (MC-2R), um receptor de superfície celular nas células do córtex adrenal. ACTH também apresenta uma afinidade para o receptor melanocortina-1 (MC-1R) da pele, assim, um excesso de ACTH resulta em hiperpigmentação. O MC-2R é acoplado à proteína G e a ativação resulta em aumento da atividade do adenilato ciclase que, por sua vez, aumenta o ciclo intracelular da adenosina monofosfatase (cAMP). Aumento da atividade cAMP acresce o transporte do colesterol através da membrana mitocondrial pela proteína esteroidogênica regulatória aguda (StAR).

O colesterol é metabolizado em 3 tipos de esteróide: glicocorticóide, mineralocorticóide e andrógeno. Cortisol é vital para a saúde normal, manutenção de um nível adequado de glicemia e para o combate ao estresse. Segue um ritmo circadiano, com altos níveis ao despertar e cai por volta da meia-noite. O cortisol apresenta uma influência de *feedback* negativo sobre o eixo hipotálamo-pituitário. Assim, os níveis de ACTH serão elevados na insuficiência adrenal primária e suprimidos quando o excesso de cortisol é causado por lesões adrenais autônomas ou glicocorticóides exógenos. Na insuficiência adrenal primária, os níveis de cortisol dependerão da gravidade do defeito. Na deficiência grave, o cortisol é baixo a despeito de um ACTH maciçamente aumentado, mas na deficiência parcial o cortisol basal pode estar normal. Contudo, como a excreção adrenal é máxima nesta situação, não deve haver um aumento em resposta ao estresse – um quadro perigoso.

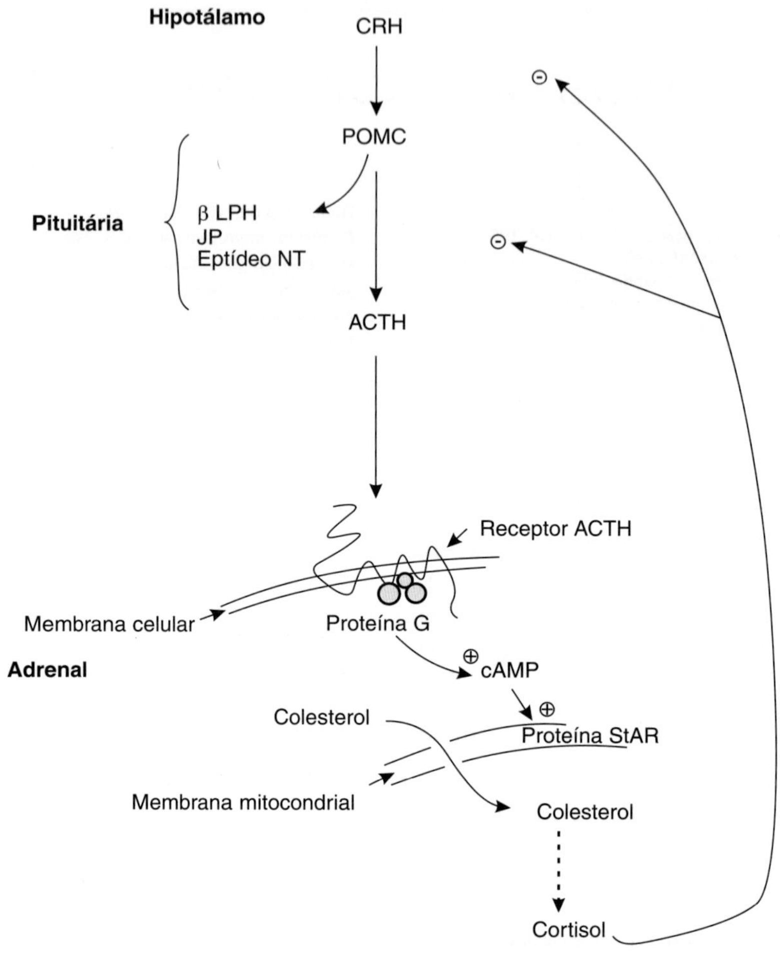

Fig. 8.1 Diagrama esquemático do eixo hipotálamo-pituitário-adrenal. β LPH, hormônio β lipotrófico; CRH, hormônio liberador da corticotrofina; JP, peptídeo *joining*; peptídeo N-T, peptídeo N-terminal; POMC, pró-opiomelanocortina; proteína StAR, proteína esteroidogênica regulatória aguda. +, efeito positivo; –, efeito negativo.

Vias esteróides

Esteroidogênese adrenal está sob o controle de enzimas citocromo P450 (CYP) e hidroxiesteróide desidrogenase (HSD). Pregnenolona pode ser convertida ao longo da via de mineralocorticóide em aldosterona ou ao longo da via do glucocorticóide em testosterona (Fig. 8.2). Distúrbio da síntese do cortisol resultará em distúrbios afetando a proteína StAR e as enzimas 3-β hidroxiesteróide desidrogenase (3-βHSD), CYP 21A2 (21-hidroxilase), CYP 11B1 (11-hidroxilase) e a CYP 17 (17-hidroxilase). Estes distúrbios enzimáticos são coletivamente conhecidos como hiperplasia adrenal congênita (CAH), uma vez que a deficiência de cortisol causa aumento da secreção de ACTH e, assim, aumento do tamanho das glândulas adrenais. Deficiência de mineralocorticóide resultará de deficiências da proteína StAR, 3-βHSD e CYP 21. Em contrapartida, deficiên-

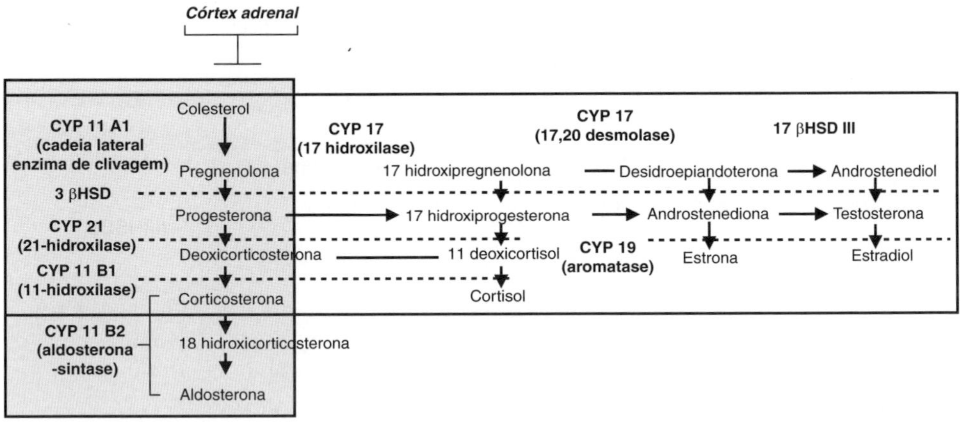

Fig. 8.2 Vias da síntese esteróide no córtex adrenal. βHSD, β hidroxiesteróide desidrogenase. A área sombreada indica síntese de aldosterona na zona glomerulosa. Cortisol e andrógeno são sintetizados na zona fasciculada e na zona reticular.

cia CYP 11B1 resulta em acúmulo do potente mineralocorticóide precursor deoxicorticosterona (DOC), enquanto a deficiência de 17-hidroxilase também causa excesso mineralocorticóide. Finalmente, deficiências das enzimas proximais à síntese de andrógeno-proteína StAR, CYP 17 (17,20 desmolase) e 17-βHSD – resultam em deficiência de andrógeno, apesar de a deficiência de 3-β HSD causar, paradoxalmente, virilização feminina como resultado do aumento da síntese de desidroepiandosterona e sua conversão periférica em testosterona.

Síntese de mineralocorticóides

Aldosterona sintetase, codificada pelo gene CYP 11B2, converte DOC em aldosterona (Fig. 8.3). Renina, secretada a partir do aparelho justaglomerular do rim, causa clivagem do angiotensinogênio em angiotensina 1. Esta, por sua vez, é cindida pela enzima conversora da angiotensina (ACE) em angiotensina 2, um potente estimulador da atividade CYP 11B2, promovendo a secreção de aldosterona a partir da zona glomerulosa. A renina estará aumentada quando a síntese da aldosterona estiver perturbada e suprimida com excesso de aldosterona. A aldosterona entra nas células tubulares distais, liga-se a seus receptores e entra no núcleo causando transcrição do RNA mensageiro e nova síntese protéica. Esta proteína contribui no aumento da atividade da Na^+ K^+ ATPase ("bomba de sódio"), causando reabsorção de sódio em troca do aumento da excreção de potássio, enquanto a troca de sódio por íon hidrogênio através do canal de sódio epitelial amiloride-sensitivo (ENaC) está aumentada.

Os seguintes pontos devem ser notados:

- Cortisol possui uma afinidade similar à aldosterona para o receptor mineralocorticóide, mas sua competição é prevenida pela enzima 11-βHSD2 que converte o cortisol em cortisona. Uma deficiência desta enzima causa um aparente excesso mineralocorticóide.
- Mutações inativadoras de ENaC resultam na falha da ação da aldosterona com níveis aumentados de aldosterona – pseudo-hipoaldosteronismo (PHA).
- Mutações ativadoras de ENaC resultam em um aparente excesso de aldosterona, a despeito de baixos níveis – síndrome de Liddle.
- Excesso de aldosterona causa retenção de sódio, com hipernatremia, hipocalemia e alcalose metabólica e hipertensão.

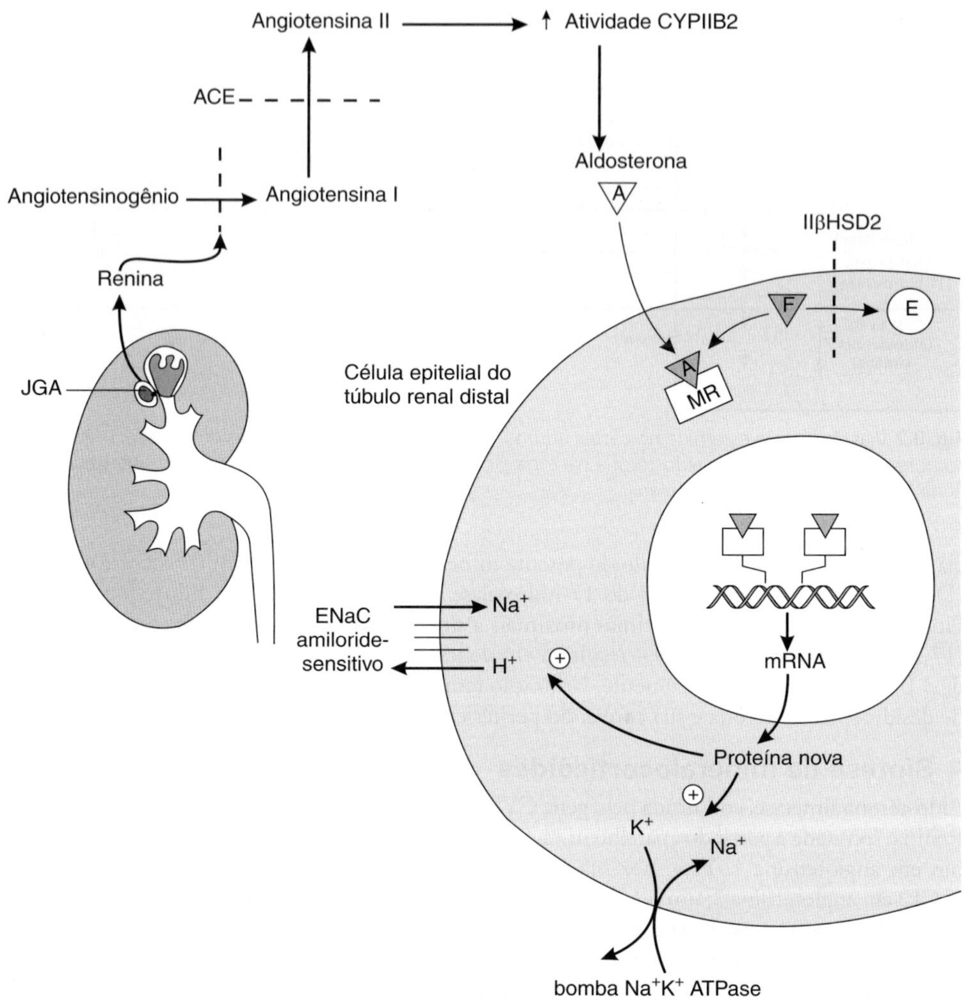

Fig. 8.3 Diagrama esquemático da estimulação e ação da aldosterona. A, aldosterona; ACE, enzima conversora da angiotensina; E, cortisona; ENaC, canal epitelial de sódio; F, cortisol; JGA, aparelho justaglomerular; MR, receptor mineralocorticóide.

INVESTIGAÇÕES DA FUNÇÃO ADRENOCORTICAL

Bioquímica

Secreção de glicocorticóide (Tabela 8.1)

Excesso de glicocorticóide e estados deficitários muitas vezes são difíceis de diagnosticar porque os níveis de cortisol normalmente flutuam amplamente de acordo com a hora do dia, estado de despertar e fatores de estresse. Excesso de glicocorticóides resulta em níveis normais ou altamente

Tabela 8.1 Investigação da secreção de glicocorticóide

Amostras basais	*Valores de referência*
Plasma	
Glicose em jejum	4 a 7 mmol/l
8 h ACTH	< 20 mU/l
24 h cortisol (sono)	< 50 nmol/l
8 h cortisol	200 a 700 nmol/l
Saliva	
8 h cortisol	6,5 a 28 nmol/l (geralmente 9 a 16) média 14,5
18 h cortisol	≤ 10 (média 1,4)
Urina	
Cortisol urinário livre (randomizado)	< 25 μmol/mmol creatinina
Testes de supressão	
Dexametasona em dose baixa (0,5 mg a cada 6 horas × 8)	< 50 nmol/l às 9:00 h 48 h após a primeira dose
Dexametasona em alta dose (2 mg cada 6 horas × 8)	< 50% valor basal 48 h após a primeira dose
Testes de estimulação	
CRG (1 μg/kg IV)	Dobro do ACTH (geralmente 8 a 25 mU/l)
	Pico do cortisol ≥ 600 nmol/l com > 20% de aumento sobre o valor basal
Synacthen padrão curto (250 μg/m² IV)	Valor de pico > 500 nmol/l ± dobro do valor basal
Synacthen baixa dose curto (500 ng/m² IV)	Valor de pico > 500 nmol/l ± dobro do valor basal
Hipoglicemia insulínica (glicose sanguínea mínima < 2,2 mmol/l)	Valor de pico > 500 nmol/l
Teste metyrapone	Dobro do 11 deoxicortisol plasmático e tetra-hidrodeoxicortisol urinário

Valores de referência obtidos do Institute of Biochemistry, Glasgow Royal Infirmary. Dados do cortisol salivar fornecidos pelo Dr. J. Schulga são derivados de 147 crianças sadias com idades de 5 a 15 anos. ACTH, hormônio adrenocorticotrófico; CRH, hormônio liberador da corticotrofina.

elevados de cortisol, perda do ritmo circadiano e aumento no cortisol urinário livre e falha de supressão do cortisol plasmático com dexametasona em dose baixa.

A deficiência de glicocorticóide é fácil de diagnosticar caso o defeito seja na própria glândula adrenal (insuficiência adrenal primária), porque isto resultará em níveis elevados de ACTH e níveis baixos de cortisol com falta de aumento ou distúrbio do aumento após estimulação com ACTH sintético *(Synacthen)*. O diagnóstico é mais difícil quando o defeito situa-se no hipotálamo ou glândula pituitária (insuficiência adrenal secundária). Na suspeita de insuficiência adrenal secundária, o teste com ACTH sintético de baixa dosagem *(Synacthen)* é útil. A lógica deste teste é que as glândulas adrenais, caso subestimuladas por meses ou anos, responderão subnormalmente à estimulação *quase* fisiológica. Caso o eixo pituitário seja avaliado na evolução de um teste de hipoglicemia insulina ou clonidina, a resposta do cortisol pode ser medida.

Secreção mineralocorticóide (Tabela 8.2)

Deficiência mineralocorticóide avaliada pela medida dos eletrólitos do plasma, renina e aldosterona.

Secreção adrenal de andrógeno (Tabela 8.3)

O *status* andrógeno adrenal é determinado pela análise de esteróides urinários e pela avaliação dos esteróides do soro sob condições basais e estimuladas. Perfis salivares e capilares coletados em casa para medidas de 17-hidroxiprogesterona (17-OHP) e androstenodiona são valiosos para a monitorização de distúrbios de enzimas adrenais, notavelmente CAH resultante de deficiência de 21-hidroxilase.

Exames de imagem

Quando se descobre uma causa central para o excesso ou deficiência de glicocorticóide, podem ser necessários exames por imagem do eixo hipotalâmico-pituitário por meio de tomografia computadorizada (TC) ou, preferivelmente, imagem por ressonância magnética (RM). O ultra-som adrenal é um teste de *screening* útil para checar o aumento do tamanho adrenal, mas TC ou RM podem ser necessárias para identificar lesões pequenas.

Tabela 8.2 Investigação da secreção de mineralocorticóides

Eletrólitos	*Valores normais*	*Excesso mineralocorticóides*	*Deficiência mineralocorticóide*
Sódio	Na 135-145 mmol/l	Normal ou ↑	↓
Potássio	K 3,5-4,5 mmol/l	Normal ou ↓	↑
Aldosterona (pmol/l)*			
Lactentes < 1 mês	1.000-5.500	↑ no hiperaldosteronismo	↓ no hipoaldosteronismo
Lactentes 1 a 6 meses	500-4.500	↓ na AME e síndrome de Liddle	↑↑ no PHA
Lactentes 6 a 12 meses	160-3.000		
Crianças 1 a 4 anos	70-1.000		
Crianças 5 a 15 anos	30-600		
Adultos	30-420		
Atividade da renina plasmática (ng/mlh) † (supino por 30 min)			
Lactentes (< 1 ano)	< 31	Suprimido	↑
Crianças 1 a 4 anos	< 26		
Crianças 5 a 15	< 9		
Adultos	< 2,6		

*Dados da aldosterona obtidos utilizando a Diagnostic Products Corporation Coat-A-Count Aldosterone *Kit*. †Dados da atividade da renina plasmática obtidos utilizando BioChem ImmunoSystems Renin Maia *Kit* (Código 129640). AME, excesso mineralocorticóide aparente; PHA, pseudo-hipoaldosteronismo.

Tabela 8.3 Investigação dos precursores de esteróides e andrógenos adrenais

17-hidroxiprogesterona		
Plasma (nmol/l) do plasma		
Neonatos normais	< 13	
Neonatos estressados(pré-termo)	< 40	
Neonatos com CAH	> 100	
Adultos		
Basal	< 13	
60 min após 250 μm Synacthen IV	< 20	
Amostra de sangue (nmol/l de sangue)	**Exame de extração**	**Exame direto**
Neonatos estressados/pré-termo	< 70	< 140
Neonatos com CAH	> 180	> 350
Saliva (nmol/l de saliva)		
Crianças 5 a 15 anos 9 horas	0,16 a 066 (variação média 0,22 a 0,4)	
Androstenediona (média ± SD)	**Homens**	**Mulheres**
Plasma (nmol/l)		
1 a 2 meses	1,5 ± 0,45	0,66 ± 0,24
> 6 meses	< 0,4	< 0,4
Homem adulto	3,7 ± 0,9	
Mulher adulta		
Fase folicular		2,7 ± 1,0
Fase lútea		5,2 ± 1,5
Saliva		
5 a 15 anos 9,00 h	0,04 a 0,96 (variação média 0,2 a 0,7)	
Testosterona (média ± SD)	**Homens**	**Mulheres**
Plasma (nmol/l)		
Primeira semana	1,5 ± 0,15	0,45 ± 0,3
1 a 2 meses	8,8 ± 2,7	0,28 ± 0,13
> 6 meses-pré-puberal	< 0,3	< 0,3
Homem adulto	19,8 ± 4,7	
Mulher adulta		
Fase folicular		0,75 ± 0,2
Fase lútea		1,28 ± 0,3
Desidroepiandrosterona sulfato (μmol/l)	**Homens**	**Mulheres**
Infância, pré-adrenarca	< 2	< 2
Adulto	2 a 9	2 a 11

Dados de mancha de sangue 17-hidroxiprogesterona provém de A. M. Wallace *et al.* (1986). Dados salivares são de Dr. Schulga (veja Tabela 8.1). Adrostenediona e testosterona plasmáticas são originárias de M. G. Forest (1993).

EXCESSO GLICOCORTICÓIDE

Síndrome de Cushing

Síndrome de Cushing, quando não-iatrogênica, é muito rara na infância (Fig. 8.4). Contudo, sua principal característica – obesidade – é extremamente comum, de modo que freqüentemente existe a possibilidade de síndrome de Cushing.

Causas

As causas da síndrome de Cushing na infância são as seguintes:

- Iatrogênica:
  - esteróides orais;
  - preparados cutâneos contendo esteróides;
  - gotas nasais contendo esteróide; e
  - esteróides inalados.
- Doença de Cushing (tumor pituitário que secreta ACTH).
- Tumor adrenal (adenoma cortical ou carcinoma).
- Hiperplasia adrenal primária:
  - displasia micronodular bilateral (+/- complexo Carney); e
  - síndrome de McCune-Albright.
- Síndrome do ACTH ectópico.

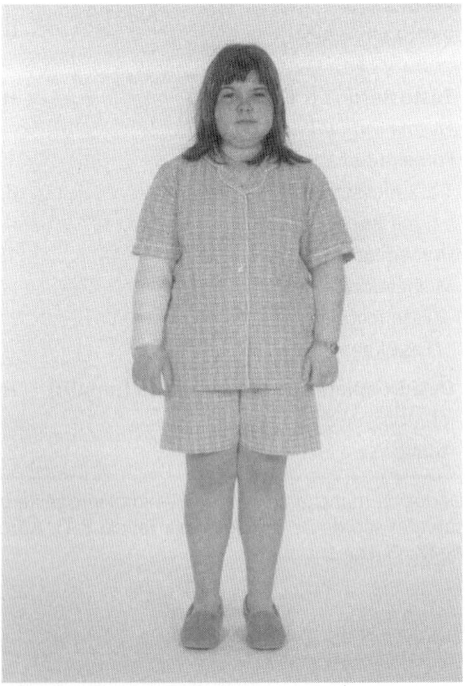

Fig. 8.4 Uma menina de 10 anos de idade com doença de Cushing causando obesidade de distúrbio de crescimento.

Diagnóstico clínico

Sintomas

- Obesidade.
- Crescimento lento (irmãos ou seus pares ultrapassam a criança em seu crescimento).
- Fadiga.
- Labilidade emocional.

Sinais

- Aspecto cushingóide com face redonda, "em lua", obesidade central, giba de búfalo.
- Pletora facial.
- Acne.
- Hirsutismo.
- Estrias.
- Hipertensão.

Auxologia

- Altura abaixo do centil médio dos pais.
- Velocidade de crescimento anormal.
- Idade óssea geralmente retardada.

A diferença crucial entre obesidade como um resultado da síndrome de Cushing e obesidade simples é o padrão de crescimento. A síndrome de Cushing é quase sempre associada à insuficiência de crescimento enquanto a obesidade simples causa aumento na taxa de crescimento. Conseqüentemente, na obesidade simples, o centil de altura da criança encontra-se acima do centil médio de altura dos pais, enquanto na síndrome de Cushing ele está abaixo. Apreciação desta diferença na auxologia protegerá a criança portadora de obesidade simples de ser investigada por síndrome de Cushing, apesar de uma criança portadora de uma variante normal de baixa estatura e obesidade poder causar certa confusão.

Investigações

Quando da suspeita de excesso de esteróide exógeno, um cortisol plasmático de 9 horas, seguido de um teste de Synacthen em baixa dose e medida do ACTH confirmarão a supressão do eixo pituitário-adrenal (Tabela 8.1). Caso as características da síndrome de Cushing sejam acompanhadas de virilização, é provável a existência de um tumor adrenal, podendo ser realizada uma RM adrenal (ou TC). Caso nenhum dos dados acima sejam aplicáveis e suspeite-se seriamente de síndrome de Cushing, faz-se necessária uma avaliação cuidadosa.

Diagnóstico da síndrome de Cushing

Esta seqüência sugerida pode ser executada em um centro não-especializado.

- Medida dos níveis de cortisol à meia-noite e 9 horas, buscando-se por perda do ritmo circadiano normal.
- Medida do cortisol livre urinário em três amostras consecutivas de 24 horas, buscando por excreção aumentada de cortisol.

- *Teste de supressão com dexametasona em baixa dosagem,* medindo cortisol no soro às 9 horas, administrando-se então dexametasona 0,5 mg às 9 horas, 15 horas, 21 horas e 3 horas × 2, ou seja, 8 doses num período de 48 horas, medindo-se então, novamente, o cortisol sorológico às 9 horas. Não-supressão do cortisol abaixo de 50 nmol/l após dexametasona em baixa dose confirma a síndrome de Cushing.

*Diagnóstico da **causa** da síndrome de Cushing*

Isto pode ser difícil. Recomenda-se o encaminhamento a um centro especializado.

- Medidas do ACTH às 9 horas – valores indetectáveis sugerem uma lesão adrenal primária, níveis detectáveis um Cushing pituitário e níveis elevados sugerem a síndrome do ACTH ectópico.
- *Teste de supressão com dexametasona em alta dose,* medindo cortisol sorológico às 9 horas, administrando-se então dexametasona 2 mg às 9 horas, 15 horas, 21 horas e 3 horas × 2, ou seja, oito doses num período de 48 horas, medindo-se novamente o cortisol sorológico às 9 horas. Uma queda no cortisol abaixo de 50% do valor basal é sugestivo de Cushing pituitário (doença de Cushing), enquanto a falha de supressão sugere uma causa adrenal primária ou síndrome do ACTH ectópico.
- Teste CRH, administrando-se CRH 1 μg/kg intravenosamente após jejum noturno e medindo o cortisol sorológico e ACTH aos –15, 0, 15, 30, 45, 60, 90 e 120 minutos. Um aumento no cortisol no soro para ≥ 600 nmol/l [≥ 17 microgramas/dl] sugere um Cushing pituitário; nenhum aumento no cortisol e ACTH não-detectável sugerem uma lesão adrenal primária; e nenhum aumento no cortisol e ACTH elevado sugere secreção ectópica de ACTH.
- Representação por imagem de alta resolução da glândula pituitária com RM pode mostrar uma lesão em aproximadamente 50% dos casos de doença de Cushing.

O passo final na investigação da doença de Cushing é a amostragem bilateral do seio petroso inferior via cateteres femorais. Esta técnica, que somente deve ser realizada num centro especializado, é útil na confirmação de que a secreção do ACTH é de origem pituitária e não de uma lesão ectópica. Ela também pode identificar de que lado da glândula pituitária se localiza o adenoma.

Tratamento

A síndrome de Cushing iatrogênica deve ser tratada afastando-se todos os preparados esteróides ou, caso isso não seja possível, pela minimização da dose administrada ou convertendo-se o tratamento em um regime de dias alternados. Caso tenha ocorrido supressão adrenal grave, a reposição com hidrocortisona pode ser necessária por meses ou mesmo anos após o tratamento. O tratamento de um tumor adrenal ou pituitário é feito pela remoção cirúrgica, seguida de reposição com hidrocortisona caso a outra glândula adrenal esteja suprimida.

A doença de Cushing é tratada através de exploração cirúrgica transesfenoidal com remoção do microadenoma. Caso não seja identificado nenhum adenoma, mas a amostragem do seio petroso tenha sugerido lateralização da secreção de ACTH, deve ser executada uma hemi-hipofisectomia. Um nível pós-operatório de cortisol de < 50 nmol/l [< 1,4 microgramas/dl] indica que o adenoma foi completamente removido e o paciente está curado. O tratamento de escolha para doença de Cushing após falha da exploração pituitária é a irradiação direta da pituitária. A alternativa, adrenalectomia bilateral, traz consigo o risco de desenvolvimento de tumor pituitário com hiperpigmentação – a síndrome de Nelson.

A síndrome do ACTH ectópico pode ser observada como uma parte de neoplasia maligna estabelecida. Ocasionalmente, pequenas lesões carcinóides (p. ex., nos pulmões, pâncreas) podem ser responsáveis, requerendo sua localização através de TC com coleta venosa seletiva quando necessária e remoção cirúrgica.

A síndrome de Cushing, causada por displasia micronodular bilateral com ou sem pigmentação primária (síndrome de Carney), ou a síndrome de McCune-Albright devem ser tratadas medicamentosamente caso suas características sejam leves a moderadas, ou então através de adrenalectomia bilateral. Quando a remoção cirúrgica é impossível (p. ex., com carcinoma infiltrativo) ou na síndrome de Cushing pituitária, em que pode haver um atraso de vários meses antes que ocorra a remissão (p. ex., após radioterapia), deve-se administrar tratamento medicamentoso. Agentes úteis incluem metirapona e cetoconazol. No carcinoma adrenal, *o,p'-diclorodifenil-dicloroetano (o,p'*-DDD*)* (mitotane) pode ser temporariamente benéfico.

Acompanhamento

Após tratamento definitivo da síndrome de Cushing, os pacientes devem ser avaliados a cada 3 meses para monitorar a taxa de crescimento, composição corporal e sinais de recorrência.

DEFICIÊNCIA DE GLICOCORTICÓIDE

Insuficiência adrenal causada por doença hipotalâmico-pituitária – insuficiência adrenal secundária

Causas

As causas de insuficiência adrenal secundária (SAI) são as seguintes:

Congênitas:

- hipopituitarismo congênito idiopático;
- displasia septo-óptica;
- outros distúrbios da linha média do SNC; ou
- deficiência isolada de ACTH.

Adquiridas:

- craniofaringioma;
- irradiação craniana (p. ex., para meduloblastoma);
- cirurgia da área hipotálamo-pituitária;
- terapia esteróide; ou
- causas raras de hipopituitarismo (p. ex., acidente vascular, traumatismo, meningite).

Características clínicas

Deficiência de ACTH geralmente é observada no contexto de um pan-hipopituitarismo. Deficiência grave de ACTH ao nascimento causa hipoglicemia, baixa aceitação alimentar, convulsões e icterícia. A icterícia pode ser isolada ou parte de uma síndrome de hepatite neonatal que se resolve uma vez iniciado o tratamento com hidrocortisona.

Em crianças mais velhas, os sintomas de SAI são inespecíficos. Deficiência de cortisol é responsável por cansaço e falta de energia, enquanto sintomas que se referem ao sistema imunológico são um aumento na freqüência de doenças intercorrentes e um período de recuperação mais longo para tais doenças.

Investigações

No lactente recém-nascido, estudos dinâmicos são difíceis de realizar. Caso se suspeite fortemente de pan-hipopituitarismo congênito (hipoglicemia, icterícia, micropênis, baixos níveis de tiroxina plasmática e do cortisol de 50 nmol/l [< 1,4 microgramas/dl], deve ser instituída, sem demora, a reposição. Em casos mais duvidosos, quando a criança se encontra razoavelmente estável, pode ser administrado 1 µg de Synacthen e avaliada a resposta do cortisol a 30, 60, 90 e 120 minutos sob condições de jejum. Valores de pico de < 500 nmol/l [< 17 microgramas/dl] são sugestivos de hipoestimulação pré-natal das glândulas adrenais.

Em crianças com suspeita de SAI, especialmente em sobreviventes de câncer, a investigação depende da gravidade dos sintomas e do contexto clínico. Crianças que tenham recebido doses de > 3.000 cGy são particularmente de risco. A secreção de cortisol pode ser avaliada executando-se um teste de Synacthen em dose baixa ou perfil salivar do cortisol. Caso o eixo de crescimento também se encontre sob investigação, a resposta do cortisol à hipoglicemia induzida por insulina pode ser avaliada.

Tratamento

Hidrocortisona 10 mg/m^2/dia deve ser administrada pela manhã e à noite ou 3 vezes ao dia. O tratamento durante uma doença intercorrente ou durante cirurgia deve ser o mesmo que para a deficiência de 21-hidroxilase (veja abaixo). Uma vez estando a criança em reposição com glicocorticóides, a monitorização bioquímica geralmente não é necessária.

Deficiência adrenal primária

Causas

Congênitas:

- Hipoplasia adrenal:
  ligada ao X (incluindo mutação DAX-1); ou
  autossômica recessiva.
- Hiperplasia adrenal congênita.
- Deficiência familiar de glicocorticóide (autossômica recessiva).

Adquiridas (doença de Addison):

- Adrenalite auto-imune isolada.
- Adrenalite associada a outras endocrinopatias auto-imunes.
- Adrenoleucodistrofia (ALD).
- Tuberculose.
- Adrenalectomia bilateral.
- Drogas (p. ex., cyproterone).

Hipoplasia adrenal congênita

No período neonatal, a deficiência de cortisol pode causar hipoglicemia e icterícia enquanto a deficiência de aldosterona resulta em déficit alimentar, vômito e incapacidade de desenvolvimento. Os sintomas geralmente iniciam a partir do 10º dia de vida. Meninos com a mutação DAX-1 podem apresentar criptorquidismo bilateral na infância e deficiência manifesta de gonadotrofina na adolescência. Investigações demonstraram hiponatremia, hipercalemia, níveis aumentados de renina e ACTH, mas 17-OHP baixo ou normal.

Deficiência familiar de glicocorticóide

Deficiência familiar de glicocorticóide (FGD, também conhecida como irresponsividade hereditária ao ACTH) é um distúrbio autossômico recessivo, no qual o córtex adrenal é incapaz de responder ao ACTH. Em cerca de 25% dos casos, pode ser identificada uma mutação do receptor ACTH MC2-R. Estas crianças, que tendem a apresentar alta estatura, são classificadas como portadoras de FGD tipo 1. FGD sem uma mutação MC2-R é denominada FGD tipo 2. Recentemente, foram identificadas mutações em um novo gene codificador de uma proteína denominada proteína melacortina 2 receptor acessório (MRAP) em alguns casos de FGD tipo 2. Acredita-se que MRAP desempenhe um papel no processamento, transporte ou função de MC2-R.

FGD causa grave deficiência de cortisol, apresentando-se com icterícia, síndrome da hepatite neonatal, alimentação pobre, incapacidade de desenvolvimento e hipoglicemia na infância. Crianças mais velhas podem apresentar colapso e coma algumas vezes com conseqüências fatais, de modo que o diagnóstico ocorre *post mortem*. Investigações mostram ACTH aumentado, baixo cortisol com pouca ou nenhuma resposta ao Synacthen e níveis normais de renina. O potássio plasmático geralmente é normal, mas pode existir um grau de hiponatremia. Isto é atribuível à deficiência de cortisol, causando distúrbio da secreção de água no túbulo renal.

Tratamento

Hipoplasia adrenal congênita deve ser tratada de forma similar à deficiência de 21-hidroxilase (veja abaixo). FGD deve ser tratada com hidrocortisona, mas sem fludrocortisona ou sal.

Insuficiência adrenal adquirida (doença de Addison)

Causas

Adrenalite auto-imune é a causa mais comum da doença de Addison. Apesar de poder ocorrer isoladamente, pode estar associada a outros distúrbios auto-imunes, tais como diabetes melito e tireoidite de Hashimoto e com síndromes auto-imunes poliglandulares (PGA). PGA I, também conhecida como poliendocrinopatia auto-imune com displasia cutânea ectodérmica (APECED), é causada por uma mutação genética do gene AIRE no cromossomo 21 e tem seu início na infância e adolescência. Os componentes da síndrome APECED incluem o seguinte:

Distúrbios endócrinos:

- doença de Addison;
- hipoparatireoidismo;
- insuficiência ovariana primária;
- diabetes melito; e
- tireoidite de Hashimoto.

Distúrbios não-endócrinos:

- vitiligo;
- alopecia;
- má absorção;
- hepatite; e
- queratite.

Deficiência imunológica:

- Aumento da prevalência de infecções, particularmente candidíase mucocutânea.

ALD é um distúrbio ligado ao X, afetando o sistema nervoso central e o córtex adrenal. O início pode ser na infância e idade adulta jovem. O fenótipo é altamente variável, mesmo nas famílias, de modo que a presença e a gravidade do distúrbio neurológico e da insuficiência adrenal variam de caso a caso. Indivíduos gravemente afetados sofrem de incapacidade neurológica progressiva que, finalmente, leva ao óbito. Os sintomas neurológicos podem preceder àqueles da insuficiência adrenal ou vice-versa. Conseqüentemente, os homens que apresentam doença de Addison devem ser investigados para ALD.

Características clínicas da doença de Addison

Os sintomas incluem fadiga, perda de peso, poliúria, aumento da pigmentação cutânea (Prancha 4, página XIV) e, nos estágios finais, vômito, confusão mental e coma. O exame mostra aumento da pigmentação especialmente nas pregas cutâneas, cicatrizes antigas e mucosa oral, com sinais de perda de peso recente e pressão arterial baixa ou normal.

Investigações

ACTH está aumentado (freqüentemente > 1.000 mU/l) e a atividade da renina plasmática é alta. Glicemia de jejum é normal ou baixa. O cortisol basal é baixo ou normal, sem aumento após administração de Synacthen e, em alguns casos, uma queda real do cortisol com colapso adrenal. Conseqüentemente, é importante não realizar um teste de Synacthen na suspeita de doença de Addison sem que se tenha um acesso pleno a oxigênio, glicose intravenosa e equipamento de ressuscitação. Na crise addisoniana, o sódio é baixo, potássio é alto e pode ocorrer hipoglicemia grave.

Na ALD, o diagnóstico é estabelecido medindo-se os ácidos graxos de cadeias muito longas (VLCFA) no plasma. Dada a associação entre doença de Addison, outras endocrinopatias e ALD, recomendam-se as seguintes investigações posteriores:

- VLCFA em homens;
- *screening* de auto-anticorpos (adrenal, tireóide, célula da ilhota, célula parietal);
- cálcio e fosfato;
- função da tireóide;
- hemoglobina e exame das imagens, vitamina B_{12} e folato; e
- testes de função hepática.

Função tireóide, hemoglobina e **exame das imagens**, cálcio e fosfato e testes de função hepática devem ser repetidos anualmente para prever o desenvolvimento de outras doenças auto-imunes.

Tratamento

A crise addisoniana é tratada com líquidos intravenosos com solução salina 0,9%, à qual se adicionam 5% de dextrose, hidrocortisona na forma de bolo intravenoso (veja página 214) e conversão da hidrocortisona oral e fludrocortisona uma vez ocorrida a recuperação (Tabela 8.4).

Acompanhamento

Uma vez estando o paciente em tratamento estabelecido com hidrocortisona e fludrocortisona, o monitoramento clínico – ajuste da dosagem quando a área de superfície aumenta – geralmente é suficiente, não havendo necessidade de investigações laboratoriais.

Tabela 8.4 Tabelas de dosagem para terapia mineralocorticóide, glicocorticóide e sal em distúrbios adrenais

Distúrbio	*Mineralocorticóide*	*Glicocorticóide*	*Sal*
Insuficiência hipotálamo-pituitária-adrenal	Desnecessária	Hidrocortisona 8 a 10 mg/m^2/dia	
Insuficiência adrenal primária (doença de Addison)	Fludrocortisona 100 μg/dia do nascimento até adolescência, depois 150 μg/dia	Hidrocortisona 10 a 12 mg/m^2/dia	
Hiperplasia adrenal congênita	Igual ao da insuficiência adrenal primária	Pelos seis primeiros meses considerar tratamentos como para CAH (veja páginas 213-214), depois hidrocortisona 10 a 12 mg/m^2/dia	
FGD	Desnecessária	Como para insuficiência adrenal primária (doença de Addison)	
CAH (deficiência de 21-hidroxilase)			
Depleção de sal	Fludrocortisona 100 μg/dia desde o nascimento ou 150 μg/m^2/dia o que for melhor	Nos primeiros seis meses de ida veja páginas 213-214. Depois, hidrocortisona oral 10 a 15 mg/m^2/dia.	5 mmol/l/kg/dia divididos em três doses no primeiro ano
		Prednisolona 3 a 5 mg/m^2/dia em meninas tardiamente púberes	Desnecessário
Virilização simples	Como acima, caso a atividade da renina plasmática ↑ quando do diagnóstico	Como acima	
Pseudo-hipoaldosteronismo	Geralmente ineficaz		Cloreto de sódio 10 a 40 mmol/kg/dia + cálcio resonium

ACTH, hormônio adrenocorticotrófico; CAH, hiperplasia adrenal congênita; FGD, deficiência familiar de glicocorticóide.

EXCESSO DE MINERALOCORTICÓIDES

Apesar do hiperaldosteronismo secundário, observado em pacientes renais e cardíacos e na depleção crônica de volume (levando à ativação do sistema renina-angiotensina), o excesso de mineralocorticóides é muito raro.

Causas

Hiperaldosteronismo secundário.

Iatrogênico:

- superdosagem de fludrocortisona; ou
- tratamento com carbenoxolone ou ingesta de alcaçuz.

Adenoma/hiperplasia adrenal secretora de aldosterona (síndrome de Conn).

Mutações genéticas:

- deficiência CYP 11B1 (11-hidroxilase);
- deficiência de CYP 17 (17-hidroxilase);
- deficiência de 11-βHSD 2; ou
- mutação CYP 11B2.

Mutação ativadora do canal de sódio epitelial amiloride-sensitivo:

- síndrome de Liddle.

Hiperaldosteronismo secundário não se apresenta normalmente ao endocrinologista. Sobredosagem de fludrocortisona pode resultar em hipertensão com ou sem hipocalemia. Carbenoxolone raramente é utilizado, mas o vício de alcaçuz pode causar a síndrome do excesso aparente de mineralocorticóides (AME), provocada pela inibição da 11-βHSD 2 (veja abaixo). Adenomas adrenais secretores de aldosterona são raros na infância e outras causas de hiperaldosteronismo devem ser excluídas antes da realização de procedimentos invasivos, tais como amostragem em veia adrenal.

Dois de cinco distúrbios enzimáticos causando deficiência CAH-CYP 11B1 (11 hidroxilase) e CYP 17 (17-hidroxilase) causam hipertensão com hipocalemia. Deficiência de 11 hidroxilase causa virilização em meninas e precocidade sexual em meninos a partir da infância, mas crianças afetadas são hipertensas em razão dos níveis altos de DOC, mais do que a perda salina na deficiência na 21-hidroxilase. Deficiência de 17-hidroxilase causa bloqueio do cortisol e andrógeno, de modo que indivíduos 46,XY afetados são, fenotipicamente, do sexo feminino e podem apresentar insuficiência puberal associada a hipertensão e hipocalemia. Deficiência da enzima 11-βHSD 2 resulta na incapacidade de metabolizar o cortisol em cortisona, com conseqüente ocupação dos receptores mineralocorticóides pelo cortisol (Fig. 8.3). As características clínicas são aquelas do excesso de mineralocorticóides, mas os níveis de aldosterona estão suprimidos, por isso o termo excesso *aparente* de mineralocorticóides (AME).

Mutações do gene CYP 11B2 podem levar a uma enzima imaginária, que se encontra sob o controle do ACTH, resultando em hiperaldosteronismo glicocorticóide-suprimível. Deve-se suspeitar desta condição no adolescente hipertenso com ou sem hipocalemia, que tenha uma história familiar de hipertensão e hemorragia cerebral. O tratamento consiste de dexametasona ou amiloride.

A síndrome de Liddle é autossômica dominante, causada por uma mutação ativadora do ENaC, levando ao aumento da absorção de sódio com supressão da aldosterona e renina. O tratamento é feito com amilorida.

DEFICIÊNCIA DE MINERALOCORTICÓIDE

Causas

Deficiência de aldosterona:

- Hipoplasia adrenal congênita.
- Doença de Addison.
- Distúrbios enzimáticos:
  deficiência de proteína StAR;
  deficiência de 3-βHSD;
  deficiência de CYP21 (21-hidroxilase);
  deficiência de CYP 11B2 (aldosterona sintase).

Resistência à aldosterona (pseudo-hipoaldosteronismo):

- Autossômica dominante ou esporádica – afeta o túbulo renal.
- Recessiva – afeta rins, cólon, glândulas sudoríparas e salivares.

Características clínicas e investigação

Deficiência mineralocorticóide causa depleção de sal com poliúria, vômito, desidratação e hipercalemia que, caso grave e não tratada, leva à parada cardíaca. Em crianças mais velhas, a tendência à depleção de sódio é parcialmente contrabalanceada por um aumento instintivo na ingesta de sal. Hipoplasia adrenal congênita e doença de Addison são discutidas acima; os três tipos de CAH que causam depleção de sal são discutidos abaixo.

Pseudo-hipoaldosteronismo pode estar associado com depleção de sal e hipercalemia perigosa no período neonatal. Lactentes afetados não respondem a grandes doses de fludrocortisona e o tratamento consiste de reposição generosa de sódio (Tabela 8.4) e cálcio resonium para combater a hipercalemia. As formas dominante e esporádica são mais leves e resolvem-se com a idade. A variedade autossômica recessiva, causada por mutações inativadoras no ENaC, é grave e apresenta uma evolução protraída.

EXCESSO DE ESTERÓIDE SEXUAL

Excesso de andrógeno

Causas adrenais de excesso de andrógeno

- Adrenarca exagerada.
- Adenoma adrenocortical e carcinoma.
- Hiperplasia adrenal congênita:
  deficiência CYP 21 (21-hidroxilase); e
  deficiência CYP 11B1 (11-hidroxilase).
- Deficiência 3-βHSD em indivíduos do sexo feminino.
- Deficiência de 11-βHSD 1.

A causa mais comum de androgenicidade leve em meninos e, especialmente, em meninas, é uma forma exagerada da puberdade adrenal (adrenarca) que ocorre entre as idades de 6 e 8 anos (veja Capítulo 5). Contudo, sinais de androgenicidade grave – com aumento do tamanho do clitóris ou pênis – em meninas ou meninos pré-púberes sugerem um tumor andrógeno-secretante ou um defeito enzimático.

Tumor adrenocortical

Características clínicas

Características androgênicas desenvolvem-se num período de semanas ou meses em uma criança de estatura previamente normal. Em meninos, os testículos são pré-puberais (Fig. 8.5). Altura, taxa de crescimento e idade óssea podem estar aumentados ou normais, dependendo da duração da doença.

Investigações

Estas mostram elevação de um ou mais andrógenos adrenais, androstenodiona e desidroepiandrosterona (DHEAS), com baixo hormônio luteinizante basal (LH) e hormônio folículo-estimulante (LHRH). O perfil esteróide pode mostrar um aumento da secreção de andrógeno.

Tratamento

O tratamento consiste na remoção cirúrgica sempre que possível. O exame patológico geralmente mostra um adenoma adrenal de célula cortical, muitas vezes com pleomorfismo celular e algumas características histológicas preocupantes incluindo invasão capsular. No entanto, caso o tumor seja bem circunscrito e com < de 5 cm de diâmetro, o prognóstico é bom. Raramente a histologia mostra um carcinoma adrenal; neste caso, o prognóstico é pobre, com óbito devido à doença localmente invasiva e metástases.

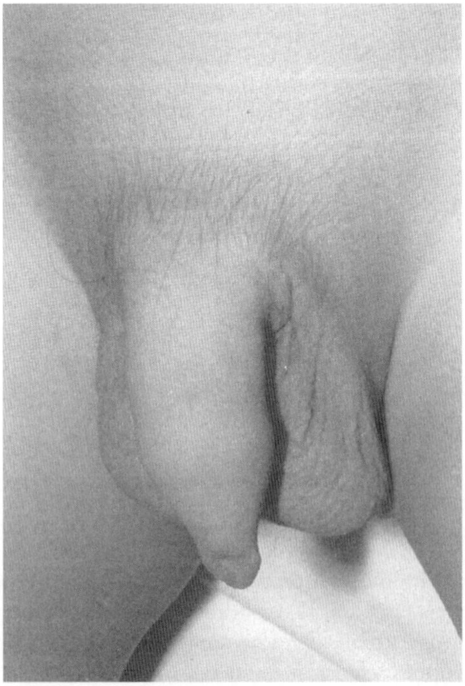

Fig. 8.5 Aumento do tamanho peniano, desenvolvimento de pilificação púbica e frouxidão escrotal com testículo pré-puberal (2 ml) em um menino de 2 anos de idade. A investigação demonstrou um pequeno tumor no córtex adrenal direito.

DEFEITOS DE ENZIMAS ADRENAIS

Deficiência da 21-hidroxilase é, de longe, o distúrbio adrenal mais comum e será discutido detalhadamente. Deficiências de 11 e 17-hidroxilase são discutidas anteriormente (veja página 208). Deficiência de 3-βHSD em mulheres causa leve virilização devida aos níveis elevados de DHEAS. A deficiência de 11-βHSD 1, muito rara, tem sido relatada como causadora de virilização em mulheres adultas por deficiência de cortisol e aumento do ACTH.

Deficiência de 21-hidroxilase

Incidência

A incidência varia entre 1 em 2.500 nascimentos esquimós Yupik e 1 em 30.000 em alguns países; a incidência total (incluindo o Reino Unido) é de aproximadamente 1 em 15.000 nascimentos.

Patogênese e classificação

A deficiência de 21-hidroxilase resulta de mutações do gene 21-B, que está situado no cromossomo 6.

O fenótipo da deficiência de 21-hidroxilase correlaciona-se razoavelmente bem com o genótipo.

- Deficiência de 21-hidroxilase com depleção de sal (SW 21-OHD) resulta em uma criança que herda duas mutações graves, levando à perda completa ou quase completa da função 21-B, com < 1% da atividade normal da 21-hidroxilase.
- Deficiência de 21-hidroxilase com virilização simples (SV 21-OHD) ocorre em uma de duas mutações (p. ex., *point mutation* Ile 172Asn), sendo relativamente leve com 1% a 5% de preservação da atividade da 21-hidroxilase. Perda salina significativa não ocorre, apesar de a atividade da renina plasmática muitas vezes estar aumentada.
- Deficiência de 21-hidroxilase não-clássica ou de início tardio (NC 21-OHD) resulta caso uma das mutações seja leve (p. ex., Val 281Leu). Esta condição é observada em mulheres a partir da adolescência e causa androgenicidade com ou sem síndrome do ovário policístico.

Características clínicas

SW 21-OHD no sexo feminino apresenta-se com virilização ao nascimento. O clitóris (homólogo da glande peniana) está aumentado em tamanho, muitas vezes com o tamanho de um falo; os grandes lábios (homólogos do escroto) podem estar fundidos e os pequenos lábios (homólogos do pênis) podem não ser identificáveis (Fig. 8.6). A vagina e a uretra podem entrar num seio urogenital comum, que se torna cada vez mais estreito com a gravidade da virilização. A virilização pode ser classificada em gravidade de acordo com a classificação de Prader (Fig. 8.7).

Indivíduos do sexo masculino com SW 21-OHD apresentam, a partir do dia cinco em diante, geralmente na segunda semana de vida, com uma crise de depleção de sódio, baixa aceitação alimentar, vômito, pouco ganho de peso e apatia. O exame mostra desidratação com pigmentação do escroto. A bioquímica revela hiponatremia, hipercalemia e, freqüentemente, hipoglicemia.

Meninos com SV 21-OHD e meninas com SV 21-OHD nos quais a virilização ao nascimento tenha sido leve e/ou ausente, apresentarão na infância tardia (geralmente entre 2 e 4 anos)

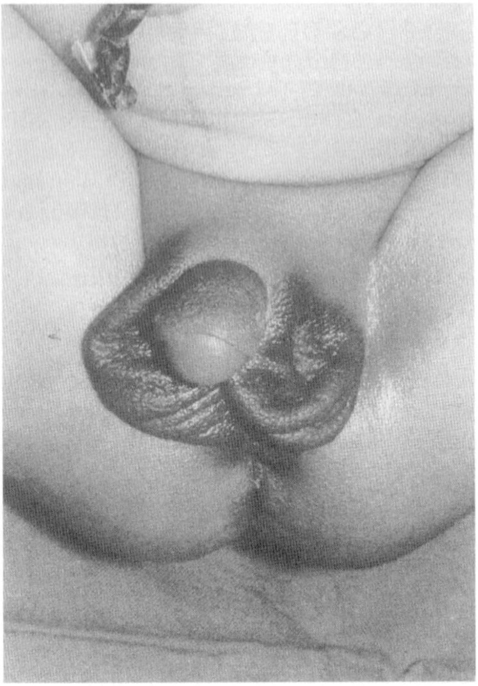

Fig. 8.6 Grave virilização com fusão e escrotalização dos grandes lábios e aumento grosseiro do clitóris em lactente do sexo feminino com deficiência de 21-hidroxilase.

os efeitos do excesso de andrógeno: aumento do tamanho clitoriano ou peniano, pilificação púbica, pele oleosa, alta estatura de longa duração e idade óssea avançada. Meninos e meninas com deficiência de SV 21-hidroxilase tendem a desenvolver puberdade precoce verdadeira devida à exposição precoce do eixo hipotálamo-pituitário aos hormônios sexuais *(priming)*. A combinação de idade óssea avançada devida ao excesso de andrógeno, composta de puberdade verdadeira, leva ao fechamento prematuro das epífises e problemas na altura adulta final.

NC 21-OHD é uma causa rara, porém importante de hiperandrogenismo em adolescentes e mulheres adultas, devendo ser considerada no diagnóstico diferencial da síndrome do ovário policístico.

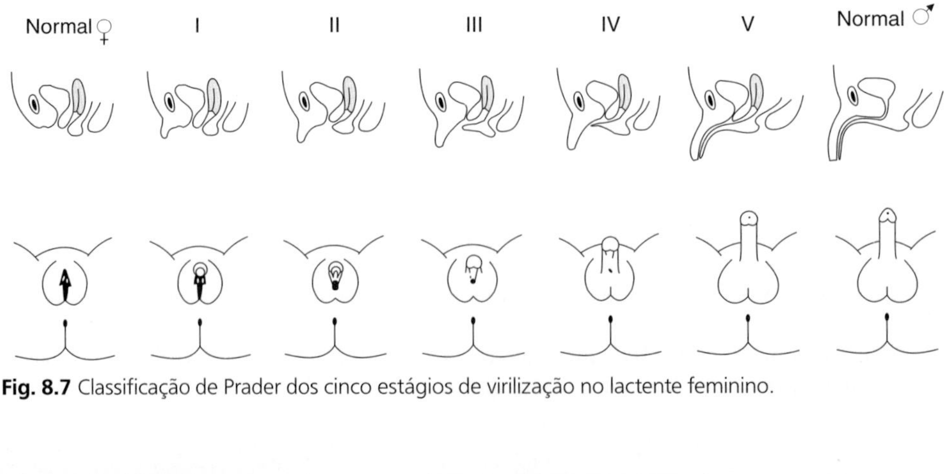

Fig. 8.7 Classificação de Prader dos cinco estágios de virilização no lactente feminino.

Diagnóstico

SW 21-OHD é diagnosticada em indivíduos do sexo feminino com genitália ambígua, sem gônadas palpáveis, com hiperpigmentação dos grandes lábios e com útero ao ultra-som e em meninos com uma crise de depleção salina. A confirmação bioquímica é feita por medidas de 17-OHP, com valores geralmente > 100 nmol/l [> 3.300 ng/dl]. Todos os lactentes devem ter a urina examinada para análise de esteróide para confirmar que o defeito é uma deficiência de 21-hidroxilase.

Na SV e NC 21-OHD, a elevação de 17-OHP é mais leve. Os níveis devem ser medidos entre 8 e 9 horas em jejum para capturar o pico matinal de 17-OHP, testosterona e androstenediona aos 60 minutos.

Avaliação pré-natal

Se um casal tem um filho afetado com 21-OHD, o genótipo dos pais da criança afetada e dos irmãos sadios pode ser determinado. Em gestações futuras, amostras do vilo coriônico entre 9 e 10 semanas gestacionais ou amniocentese entre 15 e 16 semanas gestacionais possibilitam a determinação do sexo e do genótipo do feto.

O principal propósito do exame pré-natal é auxiliar com tratamento materno com dexametasona. Aconselhamento sobre os prós e contras desta intervenção é importante. Caso deva ser administrado tratamento pré-natal, deve ser iniciado com uma dosagem de 20 μg/kg/dia o mais precocemente possível (preferencialmente entre 4 e 6 semanas gestacionais) e continuado por toda a gestação caso o feto seja do sexo feminino e interrompido caso o feto seja do sexo masculino ou se for uma menina não-afetada. Futuramente, poderá ser possível evitar o tratamento de todos os fetos masculinos através da detecção do gene SRY masculino no material sorológico no início da gestação. Os principais benefícios na redução ou na prevenção da virilização de meninas devem ser avaliados contra os efeitos desconhecidos do tratamento pré-natal com dexametasona sobre o feto e, numa menor extensão, os efeitos colaterais da hipertensão, ganho de peso e estrias na mãe.

O tratamento pré-natal para 21-OHD somente deve ser realizado de acordo com um protocolo nacional estritamente auditado.

Tratamento neonatal

O diagnóstico e tratamento da 21-OHD em meninas recém-nascidas são parte do tratamento de intersexo (veja Capítulo 7). O autor recomenda o seguinte protocolo:

1 Informar aos pais de que existe dúvida sobre o sexo da criança, mas que serão tomadas atitudes para que a decisão possa ser tomada dentro de 48 horas, desde que possível.
2 Análise cromossômica urgente, solicitando ao laboratório a também procurar por um cromossomo Y utilizando um marcador fluorescente específico para Y.
3 Exame de ultra-som pélvico adrenal ± cistouretrovaginografia.
4 Avaliação cirúrgica.
5 Determinações dos eletrólitos no plasma e da glicemia.
6 2 ml de sangue heparinizado para pesquisa de 17-OHP, obtendo o resultado de forma ideal no mesmo dia.

Nota: O sangue obtido antes das 72 horas de vida pode refletir níveis placentários de 17-OHP; porém, um valor alto (100 nmol/l) [> 3.300 ng/dl] no contexto de uma ambigüidade sexual deve ser diagnóstico, de maneira que uma amostra deve ser encaminhada sem demora.

Uma vez confirmado o diagnóstico, deve-se iniciar o tratamento. O protocolo de tratamento varia. O autor sugere o seguinte protocolo:

1 Fludrocortisona 100 μg/dia.
2 Cloreto de sódio 5 mmol/kg/dia divididos em 3 doses como a seguir: solução 6% (1 mmol/ml); 15% (2,4 mmol/ml) ou 30% (5 mmol/ml). A solução pode ser adicionada à mamadeira ou administrada separadamente (p. ex., caso a mãe esteja amamentando ao seio).
3 Hidrocortisona 20 mg/m^2/dia divididos em 3 doses.

Para indivíduos do sexo masculino com crises de depleção de sódio e em indivíduos do sexo feminino incorretamente classificados o autor recomenda o seguinte:

1 Determinação dos eletrólitos, glicose e 17-OHP.
2 Fosfato de hidrocortisona 25 mg intravenosamente de imediato.
3 Fazer uma mistura de fosfato de hidrocortisona 50 mg em 50 ml de solução salina a 0,9% e infundir a 1 ml/hora gota a gota.
4 Administrar 10 a 30 ml/kg de solução salina a 0,9% por 1 a 3 horas, dependendo do grau de desidratação, posteriormente solução salina a 0,9% a uma taxa suficiente para providenciar uma manutenção e corrigir qualquer déficit durante 24 horas. Adicionar cloreto de potássio quando o K^+ plasmático estiver a < 4 mmol/l.
5 Administrar dextrose 10%, 2 e 4 ml/kg caso a glicose capilar seja de < 3 mmol/l. Adicionar dextrose à solução salina a 0,9% para chegar a uma mistura de dextrose a 10%.
6 Quando o sódio plasmático está normal e o lactente encontra-se estável, iniciar fludrocortisona, cloreto de sódio e hidrocortisona como acima.

Tratamento na infância

Tratamento com glicocorticóide

O tratamento convencional consiste de hidrocortisona oral, aproximadamente 20 mg/m^2/dia divididos em 3 doses, por exemplo, 1,25, 1,25 e 2,5 mg. As suspensões não são confiáveis e comprimidos de hidrocortisona de 10 mg devem ser administrados divididos ao meio ou em quartos, solicitando que a farmácia prepare sachês caso doses menores sejam necessárias. Com a idade de 6 meses, uma dose diária total de 5 mg de hidrocortisona equivale a aproximadamente 14 mg/m^2/dia e pode ser mantida constante ou aumentar, dependendo do estado clínico e bioquímico do bebê.

Em Glasgow emprega-se uma abordagem diferente. Ensina-se aos pais a aplicar hidrocortisona intramuscular e a medir a glicose capilar antes das alimentações 2 vezes ao dia, para adequar a dose de hidrocortisona. São administradas injeções diárias de hidrocortisona 12,5 mg intramuscular na primeira semana, seguidas de 12,5 mg em dias alternados até os 3 meses de idade. As vantagens desta abordagem são que os pais se tornam aptos a administrar injeções de hidrocortisona de emergência quando a criança está agudamente mal, evitando-se os problemas da absorção de hidrocortisona oral em lactentes jovens. A partir dos 3 meses de idade administra-se a hidrocortisona por via oral.

Tratamento com fludrocortisona

O autor prefere administrar a fludrocortisona 100 μg/dia, desde que não esteja associada hipertensão ou hipocalemia. Outros centros preferem regimes de dosagens mais baixas, por exemplo, 25 μg duas vezes ao dia. As suspensões não são confiáveis e não devem ser utilizadas.

Cuidados com o sal

A dosagem de 5 mmol/kg/dia deve ser mantida durante os 3 primeiros meses de vida. Após, a ingesta salina pode ser mantida no mesmo nível. O sal geralmente é descontinuado antes ou na época do primeiro aniversário.

Educação e vigilância

Para o aconselhamento dos pais deve ser investido muito tempo quando do diagnóstico. Folhetos informativos para os pais são muito úteis. Contato com uma família que também possua um filho afetado também pode ser muito útil. O bebê deve ser revisto semanalmente, até que os pais sintam-se à vontade com o tratamento, depois disto a cada 1 a 2 meses durante a tenra idade. Peso e comprimento devem ser medidos a cada ocasião e a pressão sanguínea pelo menos a cada 3 meses. Determinações de eletrólitos de rotina não estão indicadas caso a criança esteja se desenvolvendo. Determinações dos esteróides, renina e ACTH a cada 3 meses são opcionais, sendo discutidas abaixo.

Tratamento de doença aguda

A tenra infância é a época ideal para apresentação de doença aguda, incluindo gastroenterite. A chave para o sucesso no tratamento é a correta orientação dos pais, facilitada por um cartão de tratamento CAH (similar ao cartão da asma). O Apêndice 3 apresenta um guia de tratamento CAH. Caso seja seguido o procedimento a seguir, crianças com CAH raramente necessitam hospitalização e a duração de sua permanência hospitalar será minimizada:

1 Caso a criança apresente uma doença intercorrente mas esteja bem, alimentando-se e brincando normalmente, não é necessária qualquer alteração na dosagem.
2 Caso a criança não esteja bem, com febre, atividade diminuída etc., então a dosagem diária total de hidrocortisona deve ser dobrada e administrada e dividida em 3 doses.
3 Caso a criança esteja particularmente mal, especialmente se apresentar vômitos, sonolência ou diarréia – neste caso a hidrocortisona oral não será confiavelmente absorvida –, administrar fosfato de hidrocortisona por via intramuscular em uma dose de 12,5 mg para lactentes com até 6 meses de idade, 25 mg para lactentes a partir dos 6 meses de idade até os 5 anos de idade, 50 mg para crianças dos 5 aos 10 anos e 100 mg para crianças ou indivíduos mais velhos. Caso os pais não queiram ou não estejam capacitados a administrar hidrocortisona intramuscular, a criança deve ser trazida ao hospital imediatamente.
4 Caso a criança não responda à injeção intramuscular, os pais devem trazer a criança imediatamente ao hospital. Nestas circunstâncias:
   - obter amostras de sangue para determinação da glicose, eletrólitos e hemograma completo;
   - medir a glicose capilar;
   - administrar hidrocortisona intravenosamente, caso não tenha sido administrada pelos pais (dosagem como acima);
   - administrar dextrose 10% 2 a 4 ml/kg caso a glicose capilar seja < 3 mmol/l [54 mg/dl];
   - administrar solução salina 10 a 30 ml/kg por um período de 1 a 3 horas, dependendo do grau de desidratação, seguida de solução salina 0,9% e dextrose 5% para providenciar uma manutenção e corrigir qualquer déficit, adicionando potássio caso indicado pelo exame dos eletrólitos;
   - administrar infusão de hidrocortisona (50 mg em 50 ml de solução salina a 0,9%) 1 ml/hora para lactentes, 2 ml/hora para crianças em idade pré-escolar e 3 ml/hora para crianças mais velhas, até que a criança seja capaz de tolerar medicamentos por via oral.

Cirurgia genital

Prática atual é a realização de ressecção por excisão da haste do clitorofalo, preservando cuidadosamente o suprimento neurovascular da ponta. A cirurgia geralmente é realizada entre o 6° e 12° meses de idade. A vaginoplastia pode ser realizada ao mesmo tempo, mas existe um argumento para retardar este procedimento até que a criança esteja mais velha, para prevenir estenose. (Veja o capítulo sobre Intersexo para mais detalhes.)

Tratamento medicamentoso para crianças que irão passar por uma cirurgia

1 No dia que antecede a cirurgia, dobrar a dose de hidrocortisona da criança.
2 No dia da cirurgia a criança deve receber 25, 50 ou 100 mg de hidrocortisona por via oral antes de iniciar o jejum completo (Tabela 8.5). Caso isto não seja possível, a hidrocortisona pode ser administrada através de injeção juntamente com a pré-medicação.
3 Para procedimentos rápidos, tais como exame sob narcose, é suficiente administrar hidrocortisona como detalhado acima. A criança deve continuar com a dose dupla por via oral por mais 2 dias.
4 Caso a cirurgia seja realizada, deve ser iniciada uma infusão de hidrocortisona a 1 mg/ml junto com a indução administrando 1, 2 ou 3 mg/hora, dependendo do peso corporal (Tabela 8.5). Uma mistura de dextrose a 5% em solução salina a 0,45% deve ser administrada como taxa de manutenção durante a cirurgia para evitar hipoglicemia (Tabela 8.5).

Manejo do crescimento linear

O tratamento-padrão consiste em uma terapia com fludrocortisona 1 ou 2 vezes ao dia para substituir a aldosterona, e hidrocortisona 2 a 3 vezes ao dia para suprimir a secreção de ACTH e prevenir a virilização. A limitação desta abordagem é que o regime glicocorticóide falha na mimetização da secreção normal do cortisol. Caso a secreção de ACTH seja normalizada, a presença do bloqueio enzimático causará um excesso androgênico nesta situação. Conseqüentemente, para obter uma supressão adrenal satisfatória, uma dose levemente suprafisiológica de glicocorticóide resultará em excesso de andrógeno, fusão epifisária precoce e distúrbio da altura final.

Também é evidente que administração francamente excessiva de glicocorticóide resultará em características cushingóides, obesidade e crescimento lento com distúrbio da altura final. O que é menos óbvio é que graus menores de sobredosagem de glicocorticóides levam à hiperfagia, resultando em obesidade com velocidade de crescimento normal ou aumentada e avanço na idade óssea, tentando o médico a aumentar a dose de hidrocortisona.

Com estas considerações em mente, o médico necessita fazer um julgamento cuidadoso para otimizar a dose de glicocorticóides, levando em consideração a avaliação clínica, velocidade de

Tabela 8.5 Dosagem pré-operatória de hidrocortisona e taxas de infusão de hidrocortisona de acordo com o peso corporal em lactentes e crianças com insuficiência adrenal submetidos à cirurgia

Peso (kg)	*Dose isolada de hidrocortisona pré-operatória (mg)*	*Taxa de infusão pré-operatoriamente (mg/h)*
3 a 10	25	1
10 a 20	50	2
> 20	100	3

crescimento, idade óssea e perfil bioquímico e tendo em mente que problemas de adesão ao tratamento são comuns, especialmente durante a adolescência. A seguinte abordagem pode ser útil:

1 Tratamento com:
- hidrocortisona 10 a 15 mg/m^2/dia em 2 ou 3 doses, titulando a dosagem para obter uma velocidade de crescimento em altura normal de 4 a 7 cm/ano; ou
- prednisolona 4 mg/m^2/dia em meninas pós-púberes.

A maneira com a qual a dose diária de glicocorticóides deve ser administrada é controvertida. Nós favorecemos uma dose 3 vezes ao dia, igualmente dividida, para crianças pré-escolares, posteriormente uma dose 2 vezes ao dia na idade escolar (quando a aceitação de um regime de 3 doses ao dia se torna problemática), administrando-se uma terceira dose pela manhã e dois terços à noite (para suprimir a elevação matinal de 17-OHP).

2 Fludrocortisona 150 μg/m^2/dia para suprimir a renina plasmática para baixo da variação-padrão.

3 Consultas a cada 4 meses para:
- medidas de altura, peso, velocidade de crescimento e índice de massa corporal e (em crianças mais velhas), estágio puberal;
- exame das características de sobretratamento (síndrome de Cushing) e subtratamento (incluindo pigmentação e sinais de excesso de andrógeno); e
- medida da pressão sanguínea a partir dos 3 anos de idade.

3 Determinação da idade óssea anualmente a partir dos 3 anos de idade.

4 Determinação anual da atividade da renina plasmática em jejum, eletrólitos, ACTH, testosterona, androstenediona e 17-OHP às 9 horas da manhã, antes dos comprimidos matinais.

5 A cada 6 meses, determinação da 17-OHP e perfis de androstenediona capilar antes e 2 horas após tomar os comprimidos matinais e noturnos de hidrocortisona.

Normalização de 17-OHP e androstenediona podem refletir supertratamento com glicocorticóides e valores matinais pré-tratamento e valores acima de 100 e 10 nmol/l, respectivamente, podem ser aceitáveis. No entanto, existe grande variação individual, algumas crianças demonstrando crescimento normal sem características cushingóides com valores $\leq$ 10 e 3 nmol/l, respectivamente. Conseqüentemente, é necessário estabelecer o perfil hormonal ideal para o paciente individual.

Morbidade

As fontes de morbidades para os pais e indivíduos com CAH são as seguintes.

Pais:

1 Choque sobre o diagnóstico inicial.
2 Em lactentes do sexo feminino, preocupações sobre a anomalia genital e incerteza sobre o sexo ao nascimento.
3 Ansiedade a respeito de cirurgia genital e seqüelas.

Pacientes:

1 Doença aguda.
2 Dificuldade de aprendizado em alguns pacientes com depleção salina.
3 Crescimento:
- pouco crescimento de 0 a 2 anos;
- crescimento excessivo de 2 a 10 anos;
- distúrbio da altura final; e
- puberdade precoce.

4 Obesidade.
5 Problemas urogenitais:
- infecção do trato urinário;
- incontinência; e
- estenose vaginal (hematocolpo, dificuldade com inserção de tampões e, mais tarde, com a relação sexual);

6 Psicossexual:
- auto-estima/autoconfiança;
- atividade sexual;
- orientação sexual; e
- fertilidade.

As principais causas de morbidade são as complicações de cirurgia em meninas e da obesidade em ambos os sexos, particularmente em meninas. Possíveis estratégias futuras para minimizar estes problemas incluem o uso de dexametasona pré-natal, adrenalectomia durante a infância naqueles indivíduos com SW 21-OHD associada a genótipo grave e terapia com antiandrógenos e inibidores da aromatase tais como a testolactona e anastrozole. No entanto, nenhuma destas opções terapêuticas tornaram-se padrão, a despeito de estarem sendo discutidas há alguns anos.

Excesso de estrógeno

Adenomas adrenais feminilizantes são excepcionalmente raros, mas difíceis de diagnosticar, uma vez que mimetizam puberdade precoce verdadeira em meninas. A pista de que a fonte da precocidade sexual situa-se fora do eixo hipotálamo-pituitário é dada pelo teste LHRH, que mostra supressão dos níveis de LH e FSH.

DEFICIÊNCIA DE ESTERÓIDE SEXUAL

Deficiência de andrógeno adrenal

Causas

1 Hipoplasia adrenal.
2 Distúrbios enzimáticos:
- deficiência de proteína StAR;
- deficiência de 3-βHSD;
- deficiência de 17-hidroxilase;
- deficiência de 17,20 desmolase; e
- deficiência de 17-βHSD.

A deficiência de andrógeno na hipoplasia adrenal é insignificante, caso a síntese de andrógeno gonadal esteja intacta. Contudo, deficiência enzimática grave afetando a síntese de andrógeno adrenal e gonadal resulta em submasculinização, com reversão sexual completa nos casos mais graves e genitália ambígua nos casos menos graves. O tratamento é discutido no Capítulo 7.

Deficiência de estrógeno

Estrógenos são responsáveis pelo fechamento das epífises na adolescência. Mutações genéticas codificando as enzimas aromatase e os receptores de estrógeno são associadas à alta estatura.

DISTÚRBIOS MEDULARES ADRENAIS

Feocromocitoma

Feocromocitoma é um tumor de célula cromafin que geralmente ocorre como tumor adrenal isolado, podendo ser bilateral ou extra-adrenal. Pode ser visto isoladamente seja como distúrbio familiar ou não-familiar. Feocromocitoma também pode ocorrer em associação a neurofibromatose tipo 1, como parte de síndromes neoplásicas endócrinas múltiplas (MEN); MEN tipo 2 A (hiperparatireoidismo, feocromocitoma, carcinoma medular da tireóide); MEN tipo 2 B (feocromocitoma, carcinoma medular da tireóide e neuromas da língua) e na síndrome de von Hippel-Lindau, todos com hereditariedade dominante.

Apesar de extremamente incomum na infância, o feocromocitoma é uma importante causa de hipertensão. É sugerido pela combinação de palidez episódica, sudorese e cefaléias, com hipertensão mantida ou aumento da pressão sanguínea durante um episódio sintomático. O diagnóstico é feito em crianças com hipertensão e em crianças com sintomas sugestivos de um feocromocitoma mesmo na ausência de hipertensão.

Neuroblastoma

Neuroblastoma geralmente se apresenta ao pediatra geral ou oncologista. O diagnóstico é sugerido pela hipertensão no contexto de mal-estar, sudorese, palidez e uma massa abdominal. Existe um aumento dos metabólitos das catecolaminas na urina.

DESENVOLVIMENTOS FUTUROS

- A base molecular genética para distúrbios adrenais raros está tornado-se mais clara com a continuação dos progressos nesta área.
- Terapia convencional para a deficiência de 21-hidroxilase pode ser superada pelas novas estratégias para reduzir a produção adrenal de andrógeno.
- Estudos multicêntricos são necessários para avaliar a abordagem cirúrgica ideal para a masculinização feminina.
- Os benefícios e riscos da dexametasona pré-natal tornar-se-ão mais claros, desde que o tratamento seja administrado no contexto de estudos estruturados a nível nacional.

ARMADILHAS POTENCIAIS

- Classificação sexual errada de uma menina afetada pela deficiência da 21-hidroxilase como sendo do sexo masculino submasculinizado.
- Diagnóstico incorreto da crise de depleção do sódio de um indivíduo do sexo masculino com hiponatremia, causada por uropatia obstrutiva devida a válvulas uretrais (elevação modesta da 17-hidroxiprogesterona pode ocorrer nesta situação).
- Diagnóstico incorreto de hiperplasia adrenal congênita em uma criança com tumor adrenal (note que o perfil de esteróide urinário pode ser sugestivo de CAH, possivelmente refletindo uma deficiência enzimática nas células tumorais).
- Sintomas não-específicos tais como vômitos e hipoglicemia em um paciente com um distúrbio endócrino (tal como diabetes) deve alertar o médico sobre a possibilidade de um problema endócrino diferente (tal como a doença de Addison).

PONTOS DE CONTROVÉRSIA

- A cirurgia pituitária para doença de Cushing deve ser realizada em um ou dois centros nacionais designados?
- Qual é o regime ideal de tratamento para lactentes com deficiência de 21-hidroxilase?
- A dexametasona deve ser dada no período antenatal para prevenir a virilização de fetos com risco de deficiência de 21-hidroxilase?

Quando envolver um centro especializado
- Quando se suspeita seriamente de síndrome de Cushing ou quando esta está confirmada.
- Estados de insuficiência adrenal primária ou secundária.
- Condições causando excesso mineralocorticóide.
- Hiperplasia adrenal congênita.

Nota: Envolvimento de um centro especializado não impede um tratamento conjunto.

RELATO DE CASOS

Caso 1

Um menino de 4 anos de idade, conhecido portador de asma, é admitido agudamente com uma convulsão e ao exame ele apresentava uma hipoglicemia (glicemia 0,8 mmol/l [14 mg/dl]). No ano que passou, sua asma esteve bem controlada com propionato de fluticasone 500 μg 2 vezes ao dia, mas recentemente ele tem estado letárgico e esteve mais doente do que deveria.

Ao exame (após administração de glicose), seu nível de consciência era normal. Seu aspecto era levemente cushingóide, com algum aumento na pilificação corporal, especialmente nas costas. Sua altura situava-se no 3º percentil (percentil médio dos pais 25), peso no 50º percentil, pressão sanguínea 120/50.

Cortisol plasmático randomizado < 24 nmol/l [< 1 mg/dl]. Após Synacthen em baixa dose (500 ng/1,73 m^2) o valor de pico aos 20 minutos era de 50 nmol/l [1,4 mg/dl].

Pergunta

Como as características cushingóides do menino podem ser conciliadas com seu distúrbio adrenal grosseiro?

Resposta

Este menino tem uma combinação iatrogênica da síndrome de Cushing (causando o aspecto facial, aumento na pilificação corporal e um grau de insuficiência de crescimento) juntamente com supressão adrenal (letargia, maior tendência a infecções, hipoglicemia). Ele está recebendo uma dose de fluticasone duas vezes mais alta que a dose pediátrica licenciada (400 μg/dia). Ele necessitará reposição de hidrocortisona enquanto a equipe de pneumologia modifica seu tratamento e seu estado adrenal deve ser reavaliado caso a dose de esteróide inalado tenha sido reduzida.

Caso 2

Quatro horas após o parto de uma gestação de 41 semanas, peso de nascimento 3.740 g, um bebê do sexo masculino fica escuro ao ser amamentado ao seio. Glicemia verdadeira 1,1 mmol/l [< 20 mg/dl].

Ao exame, o bebê apresenta um pênis pequeno. Iniciou-se uma infusão de dextrose e no 5º dia de vida passa por uma estimulação com Synacthen (1 μg), LHRH (100 μg) e hormônio liberador de tireotrofina (TRH) (100 μg) – e dextrose 10% à taxa mais baixa necessária para manter a glicose capilar acima de 2 mmol/l. O cortisol plasmático é de < 30 nmol/l aumentando para 50 nmol/l aos 30 minutos; LH e FSH não-detectáveis (< 0,5 unidades/l); TSH de 2,5, 29,3 e 31,4 mU/l aos 0, 30 e 60 minutos, respectivamente.

Pergunta

Qual é o diagnóstico e qual o outro sistema que deve ser examinado detalhadamente?

Resposta

Este bebê apresenta pan-hipopituitarismo com deficiência completa de gonadotrofina, levando a um micropênis, deficiência de ACTH resultando em hipoglicemia e hipotireoidismo hipotalâmico (o valor TSH aos 60 minutos excedendo o de 30 minutos).

No 6º dia o bebê é avaliado por um oftalmologista que confirma que os discos ópticos são pequenos com um sinal de "duplo anel", consistente com o diagnóstico de displasia septo-óptica.

Caso 3

Um menino de 14 anos de idade apresenta hipertensão (pressão sanguínea de 170/130) quando ele procurou seu GP com queixas de cefaléia. Investigações mostraram eletrólitos e exame renal por imagem normais, mas aldosterona elevada a 990 pmol/l [36 ng/dl], renina completamente suprimida. Existe uma história familiar de hipertensão com tio materno e avó materna falecendo jovens devido a derrame e a mãe esteve hipertensa durante a gestação.

Pergunta

Quais as possibilidades diagnósticas a serem consideradas e quais as investigações posteriores a serem realizadas?

Resposta

A história familiar de hipertensão em um menino com altos níveis de aldosterona é fortemente sugestiva de hiperaldosteronismo glicocorticóide-supressivo. Estudos genéticos moleculares confirmaram um gene quimérico CYP 11B1/2 em mãe e filho e a aldosterona do menino foi rapidamente suprimida com dexametasona. Exame adrenal por meio de imagem na busca por adenoma ou hiperplasia não foi necessária neste caso.

LEITURAS RECOMENDADAS

Consensus statement on management of 21-hydroxylase deficiency from the Lawson Wilkins Pediatric Endocrine Society and the European Society for Paediatric Endocrinology (2002) *Journal of Clinical Endocrinology and Metabolism* **97**(9), 4048-4053.

Forest, M.G. & Duncharme, J.R. (1993) Gonadotrophic and gonadal homones. In: *Paediatric Endocrinology* (eds J. Bertrand, B. Rappaport & P.C. Sizonenko), pp. 100-120. Williams & Wilkins, Baltimore.

Grumbach, M.M. & Conte, F.A. (1994) Disorders of sexual differentiation. In: *Williams Textbook of Endocrinology* (eds J.D. Wilson, D.W. Foster, H.M. Kronenberg & P.R. Larsen), 9th edn, pp. 1303-1426. W.B. Saunders.

Metherell, L.A., Chapple J.P., Cooray S. et al. (2005) Mutations in MRAP, encoding a new interacting partner of the ACTH receptor, cause familial glucocorticoid deficiency type 2. *Nature Genetics* **37**(2), 166.

Orth, D.N. & Kovacs, W.J. (1998) The adrenal cortex. In: *Williams' Textbook of Endocrinology* (eds J.D. Wilson, D.W. Foster, H.N. Kronenberg & P.R. Larsen), 9th edn, pp. 517-664. W.B. Saunders.

Savage, M.O. & Besser, G.M. (1996) Cushing's disease in child-hood. *Trends in Endocrinology and Metabolism* **7**, 257-260.

Storr, H.L., Isidori, M., Monson, J.P. et al. (2004) Prepubertal Cushing's disease is more common in males, but there is no increase in severity at diagnosis. *Journal of Clinical Endocrinology and Metablolism* **89**(8), 3818-3820.

Wallace, A.M., Beastall, S.H.,Cook, B. et al. (1986) Neonatal screening for congenital adrenal hyperplasia: a programme based on a novel direct radioimmunoassay for 17 hydroxyprogesterone in blood spots. *Journal of Endocrinology* **108**, 299-308.

Weber, A., Trainer, P.J., Grossman, A.B. et al. (1995) Investigation, management and therapeutic outcome in 12 cases of childhood and adolescent Cushing's syndrome. *Clinical Endocrinology* **43**, 19-28.

White, P.C. (1994) Disorders of aldosterone by synthesis in action. *New England Journal of Medicine* **331**, 250-258.

Zennaro, M.C. (1998) Syndromes of glucocorticoid and mineralocorticoid resistance. *European Journal of Endocrinology* **139**, 127-138.

9

EQUILÍBRIO HIDROSSALINO

FISIOLOGIA E FISIOPATOLOGIA

Controle do equilíbrio salino

A regulação do equilíbrio salino é obtida primariamente pela ativação do sistema renina-angiotensina-aldosterona e da liberação do peptídeo natriurético atrial. Renina é secretada pelas células justaglomerulares do rim em resposta à depleção de sódio ou restrição do volume líquido extracelular. Renina converte angiotensinogênio em angiotensina I que, por sua vez, é metabolizada pela enzima conversora da angiotensina em angiotensina II. Angiotensina II estimula a produção da aldosterona da zona glomerulosa do córtex adrenal. A secreção da aldosterona também pode ser estimulada diretamente pelo hormônio adrenocorticotrófico (ACTH), apesar de a importância fisiológica deste mecanismo não ser clara. Os íons potássio também facilitam a secreção da aldosterona. Em contrapartida, a secreção da renina e aldosterona pode ser inibida pelo peptídeo natriurético atrial.

Aldosterona liga-se com receptor mineralocorticóide aumentando a reabsorção de sódio pelo rim, glândulas sudoríparas e salivares. Os íons sódio são trocados por íons potássio e hidrogênio no túbulo distal. Cortisol também possui uma forte afinidade de ligação com o receptor mineralocorticóide, mas isto não ocorre assim devido ao metabolismo em cortisona inativa através da 11β-hidroxisteróide desidrogenase 2 em tecidos aldosterono-seletivos.

Controle do equilíbrio hídrico

Equilibro hídrico é mantido como um resultado da inter-relação entre a sede, função renal e o hormônio antidiurético arginina vasopressina (AVP). Vasopressina é sintetizada nos núcleos supra-óptico e paraventricular do hipotálamo e transportada ao longo do trato supra-hipofisário para ser armazenada na pituitária posterior. A liberação da vasopressina é regulada pelos osmorreceptores no hipotálamo, que detectam alterações na osmolaridade plasmática de 280 a 295 m Osm/kg, que podem ocorrer com perda de água extracelular. Altas concentrações de vasopressina também podem ser secretadas após reduções do volume sanguíneo ou da pressão sanguínea de 5% a 10%, detectadas pelos barorreceptores. Barorreceptores estão localizados no arco carotídeo, seio aórtico e átrio esquerdo e modulam a função neuronal vasopressinérgica via estimulação do vago e glossofaríngeo do tronco cerebral.

Vasopressina liga-se com receptores V_2 nos túbulos coletores renais, que regulam a inserção de proteínas do canal de água (aquaporina 2) para dentro da membrana celular. Isto permite água juntamente com um gradiente osmótico para dentro das células que revestem o ducto coletor e outras aquaporinas (aquaporina 4) permitem que esta água passe para o interstício renal e para a circulação. Este mecanismo regulatório mantém a osmolaridade do plasma entre 282 e 295 mOsm/kg. Quando a osmolaridade do plasma excede 295 mOsm/kg, a secreção da vasopressina não pode aumentar mais e o equilíbrio líquido é mantido com o aumento da sede, levando a uma maior ingesta de líquido. O efeito da vasopressina está sob modulação de *feedback* negativo através de prostaglandinas localmente geradas nas células medulares do ducto coletor. Glicocorticóides também são necessários para a excreção livre da água.

HIPONATREMIA

Etiologia

Hiponatremia pode ocorrer como resultado de depleção salina ou hídrica, na qual a perda salina excede a perda hídrica ou após sobrecarga hídrica com relativamente mais água do que sal. Estes mecanismos gerais para o desenvolvimento de hiponatremia são apresentados na Tabela 9.1.

Hiponatremia associada a perda de líquido extracelular nem sempre é uma conseqüência direta da perda hídrica, que freqüentemente é hipotônica ou isotônica em comparação com o plasma, mas pode ser causada pela reposição destas perdas hídricas com líquido hipotônico (p. ex., ingesta de água isoladamente ou uso de fluidos intravenosos hipotônicos).

História e exame

Quando uma criança apresenta hiponatremia sem causa aparente de imediato, os seguintes pontos devem ser focados em sua história:

1 Características sugestivas de perda salina:
- a presença de sintomas que causam excesso líquido e perda (p. ex., vômito, diarréia, poliúria) ou uma redução compensatória na produção urinária, que pode ocorrer quando a perda de sódio ocorreu a partir da pele ou intestino;
- evidência de que a hiponatremia é precipitada por doença intercorrente e associada a hipercalemia e hipoglicemia que podem sugerir insuficiência adrenal;
- sintomas de má absorção ou infecções torácicas recorrentes ou uma tendência para hiponatremia desenvolvida com climas quentes que podem ser indicativos de fibrose cística;
- o uso de medicação (p. ex., diuréticos) que predispõe à hiponatremia; e
- história familiar de fibrose cística, hiperplasia adrenal congênita ou hipoplasia ou pseudo-hipoaldosteronismo.

2 Características sugestivas de retenção hídrica:
- excesso da ingesta diária de líquidos;
- sintomas sugestivos de um distúrbio do sistema nervoso central ou respiratório como base (p. ex., meningite, aumento da pressão intracraniana, pneumonia), associados a síndrome de secreção inapropriada de hormônio antidiurético (SIADH);
- sintomas sugestivos de insuficiência cardíaca, renal, hepática ou doença tireóide.

Caso a perda de sódio tenha ocorrido, sinais clínicos de depleção de volume podem estar presentes como apresentado na Tabela 9.2. Se estes sinais estiverem ausentes, isto pode implicar em reposição prévia de fluidos com líquidos hipotônicos ou a presença de retenção hídrica. Nas últimas circunstâncias, pode haver evidências de edema ou rápido ganho de peso. Os sinais clínicos de sobrecarga hídrica são apresentados na Tabela 9.2. O rápido início de um estado hipoosmolar pode estar associado a manifestações neurológicas incluindo anorexia, apatia, confusão, cefaléias, fraqueza e câimbras mus-

Tabela 9.1 Causas de hiponatremia

Mecanismo	*Exemplos*
Perda salina	
Perda salina renal	Tratamento diurético
	Diurese induzida por glicose ou manitol
	Deficiência mineralocorticóide (p. ex., hiperplasia adrenal congênita ou hipoplasia adrenal congênita)
	Pseudo-hipoaldosteronismo
	Nefropatia com depleção salina (p. ex., displasia renal, uropatia obstrutiva, acidose tubular renal)
Perda sanguínea	Hemorragia
Perda cutânea	Perda salina excessiva pelo suor (p. ex., fibrose cística)
	Queimaduras
Perda gastrointestinal	Diarréia
	Vômito
	Perda salivar excessiva
	Pancreatite
	Obstrução intestinal
Retenção hídrica	
Aumento da reabsorção tubular renal proximal	Insuficiência cardíaca congestiva
	Cirrose
	Síndrome nefrótica
	Hipotireoidismo
Diluição tubular renal distal reduzida	SIADH
	Tratamento excessivo com desmopressin
	Deficiência glicocorticóide
Ingesta excessiva de água	Polidipsia primária
	Tratamento excessivo com soluções salinas hipotônicas intravenosas

SIADH, síndrome da secreção inapropriada de hormônio antidiurético.

culares. Sintomas mais graves podem incluir vômito, depressão dos reflexos tendíneos profundos, paralisia bulbar ou pseudobulbar, respiração de Cheyne-Stokes, comportamento psicótico, convulsões, coma e morte.

Evidência de distúrbio do crescimento pode sugerir uma causa de longa duração da hiponatremia resultante da perda de sódio. Exames clínicos cuidadosos devem ser realizados para todos os sistemas, buscando sinais sugestivos de doença intracraniana ou respiratória, cardíaca, hepática, renal ou insuficiência adrenal ou hipotireoidismo.

Investigações

- Eletrólitos no soro e urina e creatinina para calcular as perdas urinárias de sódio.
- Osmolaridade do soro e urina.
- Atividade da renina plasmática, aldosterona, 17-hidroxiprogesterona e cortisol.

Tabela 9.2 Diferenças entre perda de sódio e retenção hídrica

Estados de perda de sódio	*SIADH*
Perda de líquido e peso	Retenção hídrica e ganho de peso
Sinais clínicos de hipovolemia	Sinais clínicos de sobrecarga líquida
Taquicardia	Taquicardia ou ritmo de galope
Hipotensão ou ocasionalmente hipertensão	Hipertensão
Causada por aumento da vasoconstrição	Aumento da pressão venosa jugular
Baixa perfusão periférica (tempo de refil capilar acima de 2 s)	Edema hepatomegalia
Diminuição do turgor cutâneo	
Olhos encovados	
Distúrbio da consciência	
Aumento da osmolaridade urinária	Aumento da perda urinária de sódio
Perdas urinárias de sódio podem ser altas ou baixas dependendo da etiologia	

SIADH, síndrome da secreção inapropriada de hormônio antidiurético.

- Testes da função tireóide.
- Outras investigações indicadas para doença cardíaca, respiratória, hepática, renal ou intracraniana.
- Caso o paciente seja normó-osmolar, determinação das proteínas do plasma, lipídios e glicose.

Diagnóstico diferencial

Hiponatremia pode ser espúria como resultado de contaminação da amostra sanguínea obtida com uma cânula intravenosa com líquidos hipotônicos intravenosos ou devido à interferência com o exame com fotômetro de chama, devido ao excesso de lipídios ou proteínas no soro.

A exigência básica na avaliação de um paciente com hiponatremia é distinguir entre causas associadas com perda excessiva de sódio e aquelas associadas com retenção de água causada por SIADH. A distinção clínica entre os dois estados está resumida na Tabela 9.2.

Caso a causa do estado hipoosmolar não esteja clara quando da apresentação do paciente, osmolaridades urinárias > 100 mOsm/kg associadas a concentrações urinárias de sódio > 20 mmol/l sugerem SIADH aguda ou depleção renal, adrenal ou cerebral de sal. Osmolaridades urinárias > 100 mOsm/kg associadas a concentrações urinárias de sódio < 20 mmol/l sugerem hipovolemia ou SIADH de longa duração. Renina plasmática geralmente está suprimida na SIADH, mas elevada na hipovolemia. Quando não existe certeza se a SIADH é a causa da hiponatremia, um teste de infusão de solução salina hipertônica (veja abaixo) pode confirmar SIADH pela demonstração de uma resposta AVP exagerada ao desafio osmótico.

Diagnóstico

As causas da hiponatremia encontram-se resumidas na Tabela 9.1. Deficiência de mineralocorticóide pode ser uma conseqüência de hipoplasia ou aplasia adrenal congênita idiopática, defeitos biossintéticos da síntese da aldosterona (p. ex., hiperplasia adrenal congênita) ou insuficiência adrenal primária adquirida (p. ex., síndrome Waterhouse-Friderichsen, doença auto-imune após remoção cirúrgica). Resistência à aldosterona também pode ocorrer como um resultado da ausência ou função anormal do receptor mineralocorticóide. Hiponatremia também pode ocorrer no hipopituitarismo. Anormalidades da fisiologia mineralocorticóide são discutidas em maiores detalhes no Capítulo 8.

Os diversos casos de SIADH estão resumidos na Tabela 9.3.

Tratamento

Onde a hiponatremia for uma conseqüência da perda de sódio e no contexto de sinais clínicos de hipovolemia significativa, solução coloidal ou solução salina a 0,9% por via intravenosa deve ser administrada até que exista evidência clínica de melhora circulatória. Insuficiência adrenal deve ser tratada com fluorocortisona e glicocorticóides (veja Capítulo 8).

SIADH deve ser antecipada em indivíduos que tenham experimentado traumatismo craniano significativo ou cirurgia intracraniana, sendo necessária supervisão cuidadosa do equilíbrio hídrico. SIADH deve ser tratada com restrição hídrica que, ocasionalmente, pode estar reduzida a somente 40% da ingesta normal. Como a sede excessiva torna isso impossível, pode ser utilizada demeclociclina (em adultos, 3 a 5 mg/kg a serem administrados a cada 8 horas). Reversão da hiponatremia através do uso de solução salina hipertônica (3%) (0,1 ml/kg/minuto por 2 horas deve aumentar a concentração plasmática de sódio em cerca de 10 mmol/l, para prevenir hipervolemia, furosemide com reposição dos eletrólitos urinários excretados também pode ser necessário) deve ser reservada para aqueles com sintomas neurológicos significativos após início relativamente agudo de SIADH, uma vez que existe o risco de mielinose pontina letal caso as concentrações sorológicas de sódio aumentem muito rapidamente (> 10 mmol/l/dia).

Tabela 9.3 Causas da síndrome de secreção inapropriada de hormônio antidiurético (SIADH)

Causa	*Exemplos*
Distúrbio do sistema nervoso central	Meningite, encefalite
	Abscesso, tumor
	Traumatismo, hemorragia
	Hipoxia
	Síndrome de Guillain-Barré
	Obstrução de *shunt* ventricular
	Porfiria aguda intermitente
	Trombose do seio venoso
Doença do trato respiratório	Pneumonia
	Cavitação
	Tuberculose
Tumores	Timoma
	Linfoma
	Sarcoma de Ewing
Drogas	Que estimulam AVP (fenotiazinas, tricíclicos, vincristina, narcóticos)
	Que potencializam ação AVP (desmopressina, inibidores da sintetase de prostaglandinas)
	Outras (clorpropamida, ciclofosfamida, carbamazepina)

AVP, arginina vasopressina.

HIPERTENSÃO ENDÓCRINA

Etiologia

Hipertensão na infância como um resultado de patologia endócrina geralmente é uma conseqüência de excesso de glicocorticóide ou catecolamina, como demonstrado na Tabela 9.4.

História e exame

Os pontos-chave para elucidar na história e ao exame clínico incluem o seguinte:

- Uma história de cefaléias intermitentes, sudorese, *flushes*, náusea ou vômito é sugestiva de um feocromocitoma.
- Outros membros familiares afetados: uma hereditariedade autossômica recessiva sugere hiperplasia adrenal congênita, causada por deficiência de 11β-hidroxilase ou 17α-hidroxilase, enquanto um padrão autossômico dominante pode sugerir um feocromocitoma associado a síndrome neoplásica endócrina múltipla.
- Virilização em uma menina pode sugerir hiperplasia adrenal congênita.
- Sinais clínicos de síndrome de Cushing (veja Capítulo 8).
- A presença de sinais cutâneos sugestivos de neurofibromatose ou neuromas mucosos, que estão associados a doença de Hippel-Lindau podem sugerir a presença de um feocromocitoma, que pode estar associado a estes distúrbios.

Investigações

As seguintes investigações preliminares devem ser consideradas caso se suspeite de uma causa endócrina da hipertensão:

- Eletrólitos e creatinina no soro.
- Três coletas de 24 horas para determinação de cortisol livre urinário.

Tabela 9.4 Causas de hipertensão endócrina

Mecanismo	*Exemplos*
Mediados por corticosteróides	Iatrogênica
	Hiperplasia adrenal congênita
	deficiência de 11β-hidroxilase
	deficiência de 17α-hidroxilase
	Aldosteronismo primário
	hiperplasia adrenal cortical
	tumor adrenal
	Síndrome de Cushing
	Síndrome do excesso aparente de mineralocorticóide
	Síndrome de Liddle
	Hiperaldosteronismo glicocorticóide-suprimível
Mediado por catecolamina	Neuroblastoma
	Feocromocitoma
	Ganglioma

- Perfil de metabólitos esteróides urinários.
- Metabólitos urinários da catecolamina.
- Ultra-som abdominal.

Caso a síndrome de Cushing pareça provável, investigações adicionais para confirmar o diagnóstico e tratamento estão descritas no Capítulo 8. Caso a excreção urinária de metabólitos da catecolamina esteja aumentada, deve ser obtida uma amostra de sangue para determinação das catecolaminas. Dois terços dos feocromocitomas estão localizados na medula adrenal, mas também podem ocorrer em qualquer local da cadeia simpática, mais comumente próximos do hilo renal ou da bifurcação aórtica. A representação abdominal através de ressonância magnética (RM), tomografia computadorizada (TC), cintilografia com metaiodobenzilguanidina (MIBG) e, possivelmente, amostra venosa seletiva de catecolamina através de cateterização podem ser necessárias para determinação dos locais.

Diagnóstico

As diversas causas de hipertensão endócrina estão representadas na Tabela 9.4. Na hiperplasia adrenal congênita com deficiência de 11β-hidroxilase e 17α-hidroxilase, acumula-se desoxicorticosterona, que possui atividade mineralocorticóide, resultando em hipertensão, causada pela retenção de sódio e água, com supressão da renina e aldosterona. Deficiência de 11β-hidroxilase também está associada com produção excessiva de andrógeno e virilização, enquanto deficiência de 17α-hidroxilase causa deficiência de glicocorticóide e andrógeno, com masculinização inadequada no indivíduo masculino.

Aldosteronismo primário está associado a hipernatremia, aumento do volume plasmático e hiporreninemia. Hipertensão é comum na síndrome de Cushing na infância. A síndrome do excesso aparente de mineralocorticóide caracteriza-se por baixas concentrações plasmáticas de renina e aldosterona, sendo associada à deficiência de 11β-hidroxisteróide desidrogenase 2, que é responsável pela metabolização do cortisol para prevenir altas concentrações de cortisol ligando-se ao receptor mineralocorticóide.

Síndrome de Liddle origina-se de uma anormalidade do transporte tubular renal, causada por uma mutação ativadora do canal de sódio amiloride-sensitivo, que resulta em aumento da reabsorção de sódio e perda de potássio, com um quadro clínico e bioquímico similar àquele apresentado no excesso aparente de mineralocorticóide. Hiperaldosteronismo glicocorticóide-suprimível é um distúrbio raro no qual o aldosteronismo é regulado pelo ACTH e menos pela renina-angiotensina, devido à fusão das seqüências regulatórias do gene 11 β-hidroxilase em codificar as seqüências do gene da aldosterona sintase.

Tratamento

Na hiperplasia adrenal congênita 11β-hidroxilase e 17α-hidroxilase deficiente, a hipertensão responde à terapia com glicocorticóide, que suprime a secreção do ACTH e a produção de desoxicorticosterona. O tratamento da síndrome de Cushing é descrito detalhadamente no Capítulo 8.

Um feocromocitoma requer remoção cirúrgica. Controle pré e perioperatório da pressão sanguínea deve ser obtido através do uso de β-bloqueio adequado, utilizando-se fenoxibenzamina. Uma vez obtido isso, pode ser necessário aumentar a ingesta salina para ajudar na expansão líquida extracelular. β-bloqueadores também podem ser necessários para tratar uma taquicardia induzida por β-bloqueador. O tratamento medicamentoso perioperatório destes pacientes requer um apoio anestésico e cirúrgico experiente e hábil e somente deve ser realizado em centros especializados. Quando um neuroblastoma causa a hipertensão induzida por catecolaminas, tratamento medicamentoso similar pode ser necessário num período pré-operatório.

DIABETES INSÍPIDO

Etiologia

Diabetes insípido pode ocorrer como resultado de uma secreção inadequada de AVP (diabetes insípido craniano) ou quando existe resistência ao efeito antidiurético de AVP (diabetes insípido nefrogênico). Diabetes insípido craniano pode ser uma conseqüência de malformações cerebrais (p. ex., displasia septo-óptica), causada por doença adquirida (p. ex., craniofaringioma, histiocitose ou cirurgia) do eixo hipotálamo-pituitário ou familiar (Tabela 9.5). Diabetes insípido craniano autossômico dominante pode ser causado por uma mutação do gene AVP-neurofisin II, que leva a distúrbio do processamento do hormônio precursor AVP, causando lesão progressiva dos neurônios neurossecretores do hipotálamo e desenvolvimento de sintomas cada vez mais graves de diabetes insípido com o aumento da idade. Diabetes insípido nefrogênico pode ocorrer como conseqüência de mutações afetando o gene receptor V_2 (ligado ao X) ou o gene aquaporina 2 (autossômico recessivo) ou devido a distúrbios do rim que comprometem outros componentes do mecanismo de concentração urinária (Tabela 9.6).

Tabela 9.5 Causas do diabetes insípido craniano

Congênitas	
Familiares	Autossômica dominante
	Síndrome DIDMOAD
Anomalia cerebral	Displasia septo-óptica
	Síndrome da sela vazia
	Síndrome Laurence-Moon-Biedl
Adquiridas	
Traumatismo	Neurocirurgia
	Traumatismo craniano
Tumores	Craniofaringioma
	Germinoma
	Glioma óptico
Infiltrativas	Histiocitose
	Leucemia
	Sarcoidose
Vasculares	Hemorragia
	Hipoxia
	Anemia falciforme
	Infecção grave
	Anomalia
Outras	Auto-imune
	Inflamatória
	Idiopática
	Drogas (agonistas narcóticos)

DIDMOAD, síndrome diabetes insípido, diabetes melito, atrofia óptica e surdez.

Tabela 9.6 Causas de diabetes insípido nefrogênico

Congênitas	Ligadas ao X
	Autossômicas recessivas
Adquiridas	Metabólicas (hipocalemia, hipercalcemia)
	Nefrocalcinose
	Osmótica (diabetes melito)
	Doença policística
	Anemia falciforme
	Drogas (demeclociclina, lítio)
	Obstrução do trato urinário
	Doença renal crônica

História e exame

Diabetes insípido causa poliúria e polidipsia. Características clínicas adicionais podem incluir obstipação, febre, vômito, perda de peso, incapacidade de desenvolvimento e desidratação. Os seguintes pontos devem ser focalizados na história e exame clínico:

- A gravidade da poliúria e polidipsia. Consumo excessivo de líquidos com sabor somente em oposição à água sugere ingesta excessiva habitual. O ato de beber de locais não-usuais, tais como da toalete ou banheira, ou o consumo de líquidos não-usuais, tais como xampus, sugerem um distúrbio orgânico de base.
- Sintomas presentes desde o nascimento, sugerindo uma anormalidade congênita ou se foram desenvolvidos posteriormente, sugerindo um distúrbio adquirido.
- Sintomas neurológicos associados (p. ex., cegueira, retardo no desenvolvimento neurológico, cefaléia) e sinais neurológicos (p. ex., atrofia óptica), ou história de um distúrbio neurológico recente sugerindo fatores de risco para disfunção hipotálamo-pituitária.
- História médica pregressa de doença renal.
- Outros sinais ou sintomas sugestivos de diabetes melito ou hipercalcemia.
- Medicação.
- História familiar de casos afetados de modo semelhante.
- Anormalidades congênitas da linha média da face ou sinais da síndrome de Laurence-Moon-Biedl (veja Capítulo 11).
- Pressão sanguínea ou presença de rins aumentados em tamanho.
- Peso e altura.

Investigações

Beber excessivo habitual pode ser diagnosticado demonstrando-se que, quando os pais cessam em oferecer bebidas com sabor mas permitem que a criança tenha acesso irrestrito à água, a polidipsia se resolve. Caso os sintomas persistam, a criança deve ser internada para observação e a gravidade da poliúria e polidipsia deve ser confirmada pela medida da ingesta líquida de 24 horas e das perdas urinárias de 24 horas. Deve ser obtida uma amostra de sangue em jejum para medida da glicose plasmática e das concentrações sorológicas de sódio, potássio, cálcio e creatinina e uma amostra de urina para pesquisa de glicosúria e proteinúria.

Em um indivíduo significativamente sintomático, devem ser obtidas amostras de sangue e urina no início da manhã, para determinações dos eletrólitos e osmolaridade do soro e da urina. Diabetes insípido pode ser confirmado pela presença de um estado hiperosmolar (ou seja, osmolaridade do soro > 295 mOsm/kg) com urina inapropriadamente diluída (urina < 750 mOsm/kg) e amostras de plasma ou urina devem ser enviadas para determinação de AVP para confirmar se a causa é craniana ou nefrogênica. Nestas circunstâncias, um teste de privação de água pode ser perigoso e por isso é contra-indicado. Além disso, um teste de privação de água não é necessário quando existe uma clara história de polidipsia e poliúria no contexto de uma doença ou tratamento de base (p. ex., craniofaringioma ou histiocitose após remoção cirúrgica de um craniofaringioma), dos quais se sabe que causam diabetes insípido craniano.

Teste de privação da água

Caso a amostra de sangue matinal seja normal, o que pode ocorrer se o paciente consumir líquido durante a noite para prevenir o desenvolvimento de um estado hiperosmolar, a investigação de escolha é o teste de privação de água. Este deve ser realizado sob cuidadosa monitorização em crianças jovens. Pode ser utilizado o seguinte protocolo:

1 Permitir que a criança consuma sua ingesta líquida noturna normal.
2 Pesar a crianças às 8 horas da manhã e iniciar a privação de líquidos, medindo a osmolaridade plasmática e urinária.
3 Repetir a determinação do peso, amostras de sangue e urina a cada 2 horas e monitorar cuidadosamente a criança, para prevenir ingesta líquida.
4 Para a maior parte das crianças, um jejum de 8 horas é adequado e o teste deve ser descontinuado antes disso, caso sejam perdidos mais de 5% do peso corporal ou se a sede não puder mais ser tolerada.
5 No final da privação de líquidos, administrar desmopressina [DDAVP] seja na forma de uma injeção de 0,3 μg (por via subcutânea, intramuscular ou intravenosa) ou 5 μg por via intranasal, coletando-se simultaneamente amostras de urina e sangue para determinação da osmolaridade cerca de 4 horas após. Durante as 4 horas que seguem a administração de desmopressina, a criança pode beber 1,5 vez o volume de qualquer perda urinária.

Teste de infusão de solução salina hipertônica

Em crianças nas quais o teste de privação de líquidos tenha apresentado resultados duvidosos e que tenham idade suficiente para tolerar duas cânulas intravenosas e retirada de amostras adequadas de sangue para determinação de AVP, um teste de infusão de solução salina hipertônica pode esclarecer o diagnóstico. Isto requer a infusão de 0,05 ml/kg/min de solução salina a 5% por 2 horas ou menos, caso se obtenha uma osmolaridade plasmática > 300 mOsm/kg antes disso. Devem ser obtidas amostras de sangue a cada 30 minutos a partir dos 30 minutos iniciais antes de iniciar o teste para medida da osmolaridade plasmática e concentrações AVP, que podem ser interpretadas a partir da Figura 9.1. Amostras de urina devem ser coletadas antes de iniciar o teste e aproximadamente a cada hora após, para determinação do sódio e da osmolaridade. Sede e pressão arterial devem ser documentadas a cada 30 minutos.

Representação por imagem do sistema nervoso central e outras investigações

Caso seja feito o diagnóstico de diabetes insípido craniano, deve ser realizada uma RM do eixo hipotálamo-pituitário, uma vez que pode existir um tumor pituitário ou uma anormalidade da

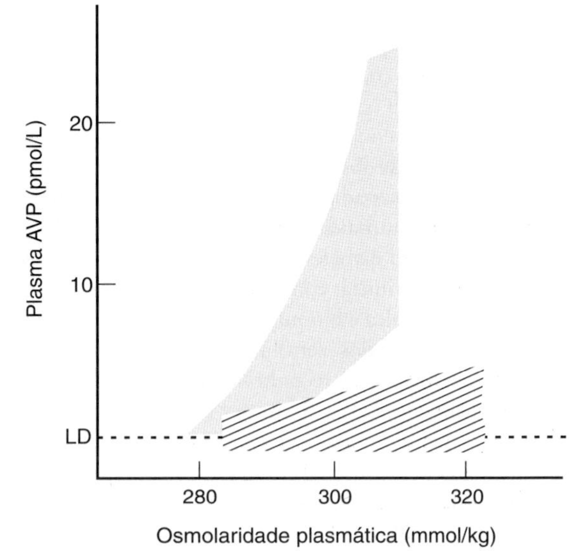

Fig. 9.1 A inter-relação entre osmolaridade do plasma e concentração AVP. Medidas que caiam para dentro da área cinza sugerem osmorregulação normal. Valores situados acima ou à esquerda desta área sugerem diabetes insípido nefrogênico enquanto valores abaixo e à direita (na área tracejada) são sugestivos de diabetes insípido craniano.

haste. Caso a RM demonstre espessamento da haste pituitária, devem ser organizados escaneamentos repetidos nos próximos anos, para monitorar o desenvolvimento de distúrbios infiltrativos tais como uma histiocitose X ou um germinoma, especialmente quando se desenvolverem sintomas tais como cefaléia ou deficiências adicionais de hormônios pituitários.

Testes funcionais da pituitária anterior também podem ser indicados. Diabetes insípido pode ser mascarado por insuficiência adrenal concorrente. Caso esteja presente uma insuficiência adrenal, deve ser instituído um tratamento com corticóide antes da realização de um teste diagnóstico para diabetes insípido.

Diagnóstico

Caso durante o teste de privação de líquido a osmolaridade plasmática permanecer entre 282 e 295 mOsm/kg e a osmolaridade urinária aumentar para > 750 mOsm/kg, o paciente não apresentará um diabetes insípido, devendo-se considerar a possibilidade de polidipsia primária devida a hábitos anormais de ingesta líquida.

Um diagnóstico de diabetes insípido craniano é sugerido pelo desenvolvimento de aumento da osmolaridade plasmática > 295 mOsm/kg na presença de uma osmolaridade urinária < 300 mOsm/kg que então aumenta para > 750 mOsm/kg após a administração de desmopressina. Incapacidade da urina em responder à desmopressina é indicativa de diabetes insípido nefrogênico. Uma resposta urinária parcial (300 a 750 mOsm/kg) à privação hídrica ou desmopressina sugere diabetes insípido cranial ou nefrogênico parcial. Nestas circunstâncias, a resposta plasmática AVP ao teste de infusão com solução salina hipertônica deve esclarecer o diagnóstico (veja Fig. 9.1).

Tratamento

Diabetes insípido craniano deve ser tratado com análogo da desmopressina AVP de ação prolongada. Podem ser necessários regimes com ampla variação, geralmente divididos em 2 ou 3 doses. Desmopressina pode ser administrada intranasalmente em uma dosagem de 2 a 40 μg/dia (exceto em recém-nascidos que podem requer 0,5 μg/dia). Um *spray* nasal a 10 μg pode ser utilizado ou, em crianças que requeiram uma dose menor, um *spray* a 2,5 μg ou uma solução intranasal em um frasco conta-gotas com um cateter para administração nasal. Naqueles indivíduos que usam desmopressina por via nasal, um aumento da dosagem medicamentosa pode ser necessário quando da presença de doenças do trato respiratório superior que possam causar congestão da mucosa nasal e distúrbios de absorção da droga. Caso os pacientes não tolerem administração nasal, a desmopressina pode ser administrada oralmente em uma dose variando de 100 a 1.000 μg/dia ou parenteralmente numa dose de 0,4 a 4,0 μg/dia.

Pacientes com diabetes insípido craniano podem ser muito sensíveis à desmopressina e assim, o tratamento deve iniciar com pequenas doses que devem ser aumentadas gradualmente de acordo com a resposta clínica e bioquímica. A resposta inicial ao tratamento deve ser monitorada de perto pelas determinações dos eletrólitos no soro e osmolaridade nos dias iniciais do tratamento. Tratamento excessivo pode ser reconhecido pela concentração sorológica de sódio e osmolaridade sorológica anormalmente baixas. Uma vez estabilizado o tratamento, os pacientes devem ser revistos na clínica pelo menos a cada 3 meses, uma vez que alterações sazonais na temperatura podem alterar suas necessidades de desmopressina. Pacientes que tenham experiência no manejo de seu diabetes insípido podem ter permissão para ajustar suas próprias dosagens de desmopressina caso detectem recorrência de poliúria. No entanto, é prudente permitir um curto período de diurese durante o dia, para permitir que o paciente excrete qualquer excesso da carga hídrica que possa ter ocorrido após ingesta excessiva de líquido. Apesar de não ser normalmente necessário prescrever uma ingesta hídrica, este passo pode ser necessário naqueles indivíduos que tenham diabetes insípido e distúrbio da percepção da sede e que sejam especialmente difíceis de tratar.

Diabetes insípido nefrogênico deve ser cuidado ou manipulado através do tratamento de qualquer causa metabólica de base. Na ausência dessa causa, pode ser tentado um tratamento com indometacina (0,5 a 1 mg/kg 2 vezes ao dia) e/ou um diurético tiazídico (p. ex., hidroclorotiazida 0,5 a 1 mg/kg 2 vezes ao dia desde o nascimento até a idade de 12 anos ou 12,5 a 25 mg 2 vezes ao dia em crianças mais velhas) juntamente com um diurético que poupa potássio, tal como amiloride (5 a 10 μg/1,73 m^2 2 vezes ao dia). Infelizmente, pacientes com diabetes insípido nefrogênico muitas vezes respondem muito pouco ao tratamento, sendo necessário permitir um acesso adequado a quantidades liberais de ingesta líquida.

Quando envolver um centro especializado

- Quando a investigação e o diagnóstico de indivíduos com distúrbios em seu equilíbrio hídrico e salino são difíceis (p. ex., para saber se a hiponatremia é causada por perda salina ou retenção de água, se o diabetes insípido é craniano ou nefrogênico ou em casos de suspeita de diabetes insípido em lactentes).
- Causas endócrinas de hipertensão que geralmente requerem investigações especializadas e especialistas (p. ex., cirurgiões endocrinológicos).
- Diabetes insípido, particularmente quando associado com distúrbios da sensação de sede e que podem ser de difícil tratamento.
- Se os pacientes não se desenvolvem adequadamente após a introdução de um tratamento aparentemente apropriado para perda salina ou hídrica.
- Pacientes com causas oncológicas para seu desequilíbrio salino e hídrico.
- Disfunção hormonal múltipla.

DESENVOLVIMENTOS FUTUROS

- O tratamento do diabetes insípido nefrogênico permanece difícil, sendo necessária pesquisa futura para compreender os mecanismos mais claramente, de modo que possam ser desenvolvidos tratamentos mais eficazes.
- Excreção urinária e natriurese excessiva levando à hiponatremia é uma complicação reconhecida de uma grave complicação do sistema nervoso central (a assim chamada "depleção salina central"), que é diferente da SIADH. O esclarecimento do fato de isto ser uma conseqüência de secreção atrial inapropriada do peptídeo natriurético e opção apropriada de tratamento são necessários.
- Pesquisa recente sugeriu que o controle endócrino da pressão sanguínea na idade fetal e pós-natal precoce pode ser responsável pela "programação" da pressão sanguínea do adulto. Esta hipótese requer investigação futura.

PONTOS DE CONTROVÉRSIA

- A desmopressina intranasal ou oral deve ser utilizada como tratamento de primeira escolha?
- Em que extensão o teste de infusão de solução salina hipertônica pode substituir o teste de privação de água como investigação de primeira escolha em pacientes com possível diabetes insípido?
- Qual é o tratamento mais apropriado para diabetes insípido nefrogênico?

ARMADILHAS POTENCIAIS

- Tratamento de hiponatremia inapropriado e potencialmente danoso à vida devido à incapacidade de obter uma história e exame clínico suficientemente cuidadoso para distinguir entre causas devidas à perda salina e aquelas devidas à retenção de água.
- Um teste inconclusivo de privação de água que resulta de uma supervisão inadequada do paciente que sub-repticiamente obteve água para beber (p. ex., do vaso sanitário enquanto produzia uma amostra de urina para medida da osmolaridade) ou falha em estender o teste por um período de tempo suficientemente longo.
- Hiponatremia sintomática após administração de desmopressina ao final do teste de privação de água devida à incapacidade de evitar que a criança consuma água em excesso.
- Hiponatremia sintomática em uma criança com diabetes insípido craniano, recebendo desmopressina regular devido à incapacidade em permitir um período curto de diurese a cada dia para excretar qualquer excesso da ingesta líquida ou devido à revisão com freqüência inadequada em paciente externo e ajuste da dose de desmopressina para levar em conta alterações nas necessidades líquidas durante o ano.
- Falha em planejar e ajustar freqüentemente o ajuste de ingesta líquida em uma criança com diabetes insípido craniano e adipsia.
- Tratamento inadequadamente agressivo do diabetes insípido nefrogênico levando à incapacidade de desenvolvimento.

RELATO DE CASOS

Caso 1

Um menino com 2 semanas de idade foi admitido com hiponatremia seguindo uma história de 11 dias de vômito, obstipação e incapacidade em recuperar seu peso de nascimento. Ao exame, notava-se que ele tinha um peso baixo, sem outros sinais anormais. Sabe-se que o irmão materno desenvolveu um problema semelhante na infância e recebeu tratamento a longo prazo para tal. Investigações iniciais demonstraram o seguinte:

Sódio	114 mmol/l
Potássio	8,1 mmol/l
Cortisol	241 mmol/l
7 [8,7 microgramas/dl]	
17-hidroxiprogesterona	5,4 nmol/l
[179 mg/dl]	

Perguntas

1 Qual o diagnóstico mais provável?

2 Quais as investigações adicionais indicadas?

3 Qual o tratamento que o bebê deve receber?

Respostas

1 No contexto de hiponatremia grave, o cortisol está inapropriadamente baixo. A 17-hidroxiprogesterona baixa exclui uma hiperplasia congênita 21-hidroxilase-deficiente e a história familiar sugere um diagnóstico provável de hipoplasia adrenal congênita ligada ao X.

2 Uma amostra de sangue para determinação da glicose plasmática, renina, aldosterona, ACTH, hormônio luteinizante (LH), hormônio folículo-estimulante (FSH), testosterona e glicerol (deficiência de gonadotrofina e glicerol quinase estão associadas a hiplasia adrenal congênita ligada ao X). Uma amostra de urina para determinação dos metabólitos esteróides ou um teste de estimulação Synacthen devem auxiliar a confirmar o diagnóstico caso exista alguma dúvida.

3 Uma vez obtida a amostra inicial de sangue para investigações, o bebê deve ser tratado com líquidos por via intravenosa contendo solução salina a 0,9% com dextrose adicional para fornecer uma concentração de 10% de dextrose. Ele necessita hidrocortisona intravenosa em uma dosagem de aproximadamente 60 mg/m^2/dia, dividida a cada 8 horas, que pode ser reduzida para 10 a 15 mg/m^2/dia por via oral, quando o paciente estiver recuperado da doença que apresenta (veja Capítulo 8). Uma vez cessado o vômito, pode ser adicionada fludrocortisona por via oral em uma dosagem de 150 mg/m^2/dia.

Caso 2

Um menino de 11 anos de idade apresenta-se com uma história de 8 semanas de duração com poliúria e polidipsia. Ele está bem, exceto por apresentar cefaléias freqüentes. Investigações na clínica mostraram o seguinte:

Sódio sorológico	142 mmol/l	
Potássio sorológico	3,7 mmol/l	
Uréia sorológica	2,3 mmol/l	[6,5 mg/dl]
Creatinina sorológica	52 μmol/l	[0,6 mg/dl]
Osmolaridade do plasma	305 mOsm/l	
Glicose plasmática	6,2 mmol/l	
Sódio urinário	16 mmol/l	[112 mg/dl]
Osmolaridade urinária	78 mOsm/kg	

Perguntas

1 Quais outras investigações são necessárias para esclarecer o diagnóstico?

2 Quais investigações adicionais são então necessárias?

Respostas

1 Tendo em vista que esta criança é espontaneamente hiperosmolar, um teste formal de privação de água é contra-indicado. Contudo, não está claro se esta criança apresenta um diabetes insípido craniano ou nefrogênico e a resposta à desmopressina deve ser avaliada. Sua osmolaridade urinária está aumentada de 74 para 530 mOsm/kg e existe uma redução dramática em sua excreção urinária, sugerindo que ele tem um diabetes insípido craniano.

2 Dado o diagnóstico de diabetes insípido craniano e uma história de cefaléias, é indicada uma avaliação global da função pituitária e avaliação craniana por imagem. O eixo hipotálamo-pituitário estava normal à RM. Uma amostra de sangue basal demonstrou função tireóidea normal e concentrações normais de cortisol. Contudo, após 6 meses foi demonstrado crescimento pobre a despeito de uma resolução dramática de seus sintomas com uso regular de desmopressina. Em resposta à hipoglicemia induzida por insulina, a concentração máxima do hormônio de crescimento foi de 4,7 mU/l (normal > 20). Nova RM mostrou a presença de um tumor que demonstrou ser um germinoma.

LEITURAS RECOMENDADAS

Baylis, P.H. & Cheetham, T. (1998) Diabetes insipidus. *Archives of Disease in Childhood* **79**, 84-89.

Deal, J.E., Sever, P.S., Barratt, T.M. & Dillon, M.J. (1990) Phaeochromocytoma: investigation and management of 10 cases. *Archives of Disease in Childhood* **65**, 269-274.

Gruskin, A.B. & Sarnaik, A. (1992) Hyponatraemia: pathophysiology and treatment, a paediatric perspective. *Paediatric Nephrology* **6**, 280-286.

Ishikawa, S. & Schrier, R.W. (2003) Pathophysiological roles of arginine vasopressin and aquaporin-2 in impaired water excretion. *Clinical Endocrinology* **58**, 1-17.

Maghnie, M., Cosi, G., Genovese, E. et al. (2003) Central diabetes insipidus in children and young adults. *New England Journal of Medicine* **343**, 998-1007.

Mohn, A., Acerini, C.L., Cheetham, T.D. et al. (1998) Hypertonic saline test for the investigation of posterior pituitary function. *Archives of Disease in Childhood* **79**, 431-434.

Sakarcan, A. & Bocchini, J. (1998) The role of fludrocortisone in a child with cerebral salt wasting. *Paediatric Nephrology* **12**, 769-771.

CÁLCIO E OSSOS

10

FISIOLOGIA

Introdução

Cerca de 99% do cálcio corporal total são encontrados no esqueleto ligado ao fosfato e íons hidroxil na forma de hidroxiapatita. A concentração sorológica total normal em todas as idades varia de 2,2 a 2,6 mmol/l e consiste de cálcio ionizado fisiologicamente ativo (cerca de 50%), sendo o restante ligado à albumina ou globulinas (cerca de 40%) ou circulante em complexo com citrato, fosfato ou outros constituintes do soro (cerca de 10%). O cálcio no líquido intra e extracelular está envolvido em muitos processos metabólicos, incluindo muitas reações enzimáticas, secreção hormonal e coagulação sanguínea. As concentrações sorológicas do cálcio são influenciadas por:

- absorção intestinal de cálcio;
- deposição de cálcio nos ossos e mobilização de cálcio após absorção óssea; e
- reabsorção tubular renal de cálcio.

Aproximadamente 85% do fosfato corporal estão contidos na hidroxiapatita óssea. Muitas reações celulares requerem fosfato orgânico ou inorgânico. Concentrações sorológicas normais de fosfato inorgânico variam de 1,3 a 2,3 mmol/l na infância a 0,8 a 1,5 mmol/l no final da puberdade. Cerca de 15% do fosfato circulante são ligados à proteína. Fosfato livre é necessário juntamente com cálcio ionizado para a mineralização óssea normal. O metabolismo do cálcio é regulado primariamente pela vitamina D, hormônio paratireóide (PTH) e calcitonina.

Vitamina D

Vitamina D é ingerida pela dieta ou sintetizada na pele após irradiação ultravioleta a partir da luz solar.

Vitamina D circulante (Fig. 10.1) é metabolizada no fígado em 25-hidroxivitamina D e então nos rins para uma forma metabolicamente ativa (1,25-diidroxivitamina D) ou para uma forma inativa (24,25-diidroxivitamina D). A síntese de 1,25-diidroxivitamina D é estimulada pela hipocalcemia, PTH e hipofosfatemia.

Vitamina D circulante exerce seu efeito no órgão-alvo através da ligação a um receptor intracelular da vitamina D. A vitamina D estimula a atividade de células semelhantes a osteoclastos, mas suprime a atividade de células semelhantes a osteoblastos e, na presença de PTH, mobiliza o cálcio dos ossos. 1,25-diidroxivitamina D estimula a absorção intestinal do cálcio, mas ainda não

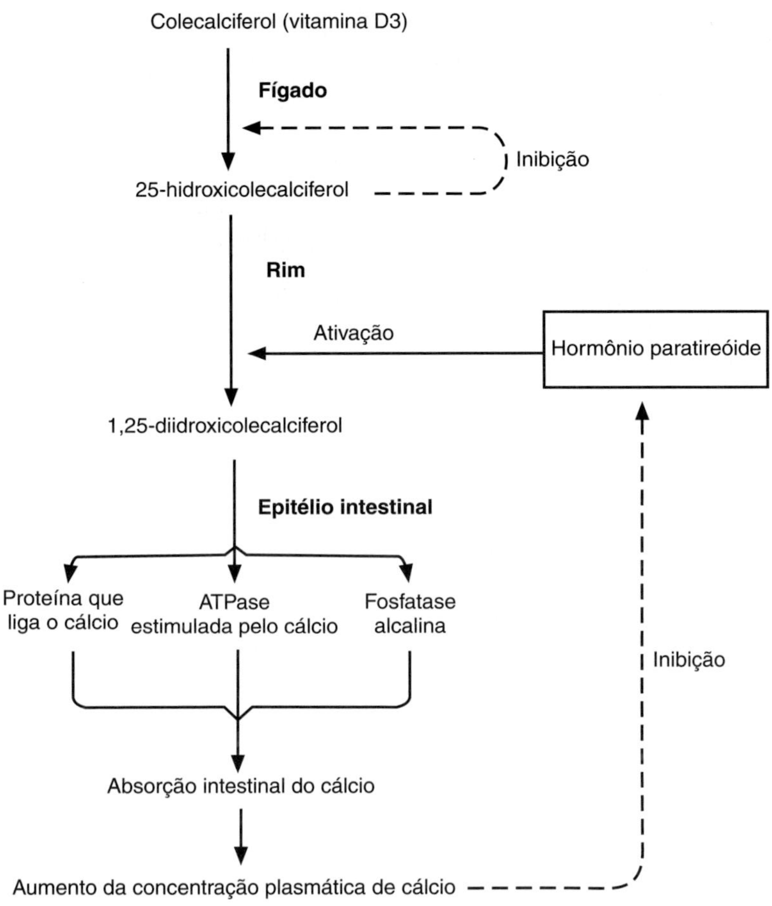

Fig. 10.1 Metabolismo da vitamina D.

está claro como ela influencia o manejo renal do cálcio e fosfato. Os receptores da vitamina D foram localizados em muitos outros tecidos do corpo, sugerindo um papel mais amplo para a vitamina do que a simples regulagem do metabolismo do cálcio.

Hormônio paratireóide

O gene PTH foi localizado no braço curto do cromossomo 11. PTH é sintetizado como um pré-pró-hormônio nas quatro glândulas paratireóides. Pré-pró-PTH é convertido em pró-PTH sendo transportado através do retículo endoplasmático grosseiro, sendo armazenado nos grânulos secretores na forma do peptídeo maduro PTH com 84 aminoácidos. A liberação de PTH é estimulada pela hipocalcemia e inibida pela hipercalcemia atuando através de um receptor específico cálcio-sensível na membrana plasmática da célula paratireóide.

A função primária do PTH é prevenir a hipocalcemia. Em minutos, alterações na secreção de PTH afetam a função renal, aumentado a absorção de cálcio e a excreção de fosfato e a reabsorção osteoclástica do osso. Por um período de 1 a 2 dias, através da estimulação da síntese de 1,25-diidroxivitamina D, PTH também aumenta a absorção intestinal de cálcio.

PTH produz seu efeito de célula-alvo através da ligação a um receptor ligado à membrana, que estimula a produção de adenosina monofosfato cíclica (cAMP) a partir da adenosina trifosfato (ATP) mediada pela proteína guanina ligada ao nucleotídeo (proteína G). Isto, por sua vez, estimula a ativação da proteíno-quinase A e fosforilação das enzimas intracelulares levando à ação fisiológica do PTH.

Calcitonina

Calcitonina é produzida nas células "C" ou células parafoliculares da glândula tireóide. A calcitonina é codificada por um gene que também está localizado no braço curto do cromossomo 11, sendo sintetizada na forma de uma grande molécula precursora. O processamento tecido-específico pode levar a um produto alternativo de calcitonina genética, o peptídeo calcitonina relacionado ao gene, que é um vasodilatador potente.

A secreção de calcitonina é estimulada pelo cálcio e alguns hormônios gastrointestinais (gastrina, colecistoquinina e glucagon). A função primária da calcitonina não está clara e parece apresentar um papel relativamente menor no metabolismo do cálcio. Ela reduz as concentrações sorológicas do cálcio com a inibição direta do PTH e com a reabsorção óssea osteoclástica mediada pela 1,25-diidroxivitamina D. A calcitonina também aumenta a excreção urinária de cálcio e fosfato, mas facilita a absorção do cálcio derivado da alimentação para o sangue.

Metabolismo ósseo

O osso tem 2 funções principais, formando o esqueleto rígido e tendo um papel central na homeostase do cálcio e fosfato. Macroscopicamente, existem 2 tipos de osso:

1. Osso trabecular (de estrutura porosa, esponjoso) é encontrado nas áreas metafisárias dos ossos longos, vértebras e na maioria dos ossos planos. Constitui cerca de 20% do esqueleto e é metabolicamente muito ativo, apresentando um papel importante no metabolismo do cálcio e do fosfato.
2. Osso cortical é encontrado na diáfise dos ossos longos sendo relativamente inativo em termos metabólicos.

O osso consiste em:

- uma matriz orgânica – principalmente de colágeno;
- uma fase mineral inorgânica – hidroxiapatita;
- osteoblastos que sintetizam e mineralizam a matriz óssea;
- osteoclastos que reabsorvem o osso sendo então substituídos por osteoblastos que produzem osso novo; e
- osteócitos, que são osteoblastos que se tornaram embebidos por osso mineralizado e que podem desempenhar um papel na percepção do tracionamento mecânico ou controlando a troca mineral entre osso e soro sem degradação da matriz óssea.

Crescimento ósseo e reestruturação ocorrem durante a infância e adolescência. Crescimento longitudinal dos ossos longos ocorre pela formação óssea encondral (Fig. 10.2). Neste processo, as células cartilaginosas (condrócitos) proliferam em colunas e passam por diferenciação hipertrófica dentro da placa de crescimento. A proliferação dos condrócitos é regulada localmente pela interação do fator de crescimento dos fibroblastos com o receptor 3 do fator de crescimento dos fibroblastos (FGFR3). Mutações ativadoras do FGFR3 são responsáveis pela acondroplasia e hipocondroplasia. Diferenciação hipertrófica dos condrócitos é regulada por meio de uma alça de *feedback* negativo envolvendo o peptídeo relacionado com o hormônio citoquina paratireóide (PTHrP) e

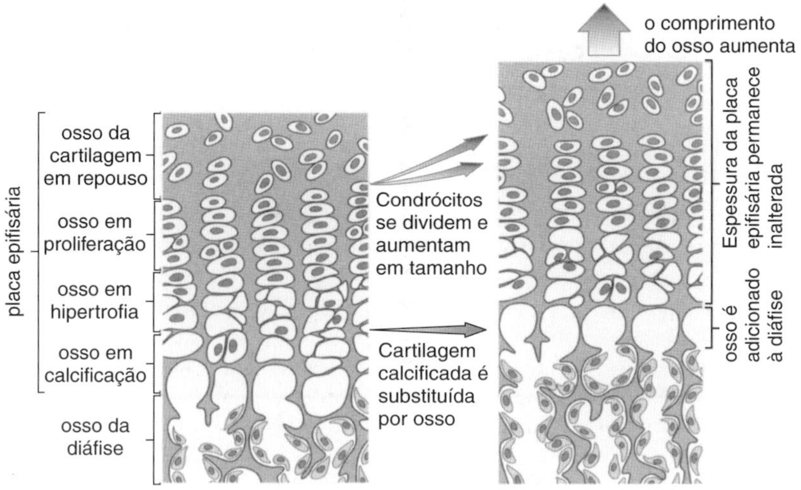

Fig. 10.2 Crescimento longitudinal dos ossos longos através da formação de osso encondral.

uma molécula sinalizadora conhecida como *Indian hedgehog*. Os condrócitos hipertróficos são circundados por uma matriz na qual o cálcio está depositado. Cartilagem recentemente calcificada se condensa para ser circundada por osteoblastos que produzem osteóide calcificado. Este tecido calcificado é reabsorvido e substituído por osso trabecular. Em contrapartida, o crescimento em largura e espessura ocorre pelo processo da formação óssea intramembranosa. Este processo ocorre na superfície periosteal, sem uma matriz cartilaginosa enquanto a reabsorção óssea ocorre na superfície endosteal.

Por outro lado, o remodelamento ósseo é um processo que se continua por toda vida, através do qual o tecido esquelético é continuamente reabsorvido e substituído para manter a integridade esquelética, sua forma e massa. Em indivíduos sadios, o equilíbrio entre formação óssea e reabsorção óssea é finamente ajustado. A massa óssea aumenta progressivamente através da infância e adolescência, até atingir um máximo na idade adulta (o assim chamado "pico da massa óssea"), durante a terceira década de vida. Após isto, ocorre uma perda da massa óssea quando a reabsorção óssea excede a síntese de osso novo na idade mais avançada. O total do pico da massa óssea é o principal fator de risco para fraturas na senilidade, sendo influenciado por fatores genéticos, hormônios, nutrição e sobrecarga mecânica (Tabela 10.1).

HIPOCALCEMIA

Etiologia

As causas da hipocalcemia podem ser subdivididas naquelas que se apresentam na tenra infância e naquelas que se apresentam em crianças mais velhas, como podemos verificar na Tabela 10.2. Hipoparatireoidismo PTH-deficiente pode ser familiar (autossômico dominante, recessivo ou recessivo ligado ao X) e associado a outras anormalidades tais como a doença de Addison ou surdez.

Tabela 10.1 Fatores que influenciam o pico da massa óssea

Influência	*Aumento da massa óssea*	*Redução da massa óssea*
Genética	Afro-caribenhos	Caucasianos
		Orientais
Hormônios	Calcitonina	Hormônio paratireóide
	Estrógeno	Vitamina D (déficit)
	Hormônio de crescimento	Glicocorticóides
Citoquinas	Fator β do hormônio de crescimento transformador	Interleuquina 1
		Fator α de necrose tumoral
Nutrição	Cálcio	Anorexia
	Obesidade	Má absorção
Mecânica	Exercício	Inatividade

Tabela 10.2 Causas de hipocalcemia

Tenra infância	*Infância*
Prematuridade	Deficiência de vitamina D
Asfixia	Raquitismo dependente de vitamina D (tipo 1 e 2)
Diabetes gestacional	Insuficiência renal crônica
Hipoparatireoidismo transitório ou permanente	Hipoparatireoidismo
Alta carga de fosfato no leite	Pseudo-hipoparatireoidismo
Hipomagnesemia	
Nutrição parenteral	
Transfusão de troca	
Alcalose crônica ou terapia com bicarbonato	
Hiperparatireoidismo materno	

Hipoparatireoidismo PTH deficiente não-familiar pode estar presente na infância, podendo ser transitório ou persistente (p. ex., associado a síndrome DiGeorge). Em crianças mais velhas, pode ser idiopático ou secundário (p. ex., após remoção cirúrgica da paratireóide ou hipomagnesemia).

Pseudo-hipoparatireoidismo é causado por resistência à ação do PTH. Este é conhecido como distrofia hereditária de Albright (AHO) quando associado a características dismórficas descritas na Tabela 11.5 e Figura 11.4. A resistência PTH da AHO comumente está associada à redução da atividade da proteína G nas membranas celulares (tipo 1 A), que também pode afetar outros receptores acoplados à proteína-G (p. ex., hormônio adrenocorticotrófico (ACTH), hormônio tireoestimulante (TSH), hormônio luteinizante (LH), hormônio foliculoestimulante (FSH) e glucagon).

História e exame

Ao avaliar uma criança com hipocalcemia, os seguintes pontos da história clínica devem ser elucidados:

- sintomas sugestivos de hipocalcemia (p. ex., parestesia, câimbras musculares ou tetania, convulsões e diarréia);

- fatores de risco predisponentes (p. ex., doença intestinal ou tubular renal) para hipomagnesemia;
- evidência de doença endócrina afetando outros receptores acoplados com proteína G (p. ex., tratamento prévio com tiroxina devido a uma baixa concentração sorológica de T_4 concentração sorológica de TSH levemente aumentada);
- sintomas de doença auto-imune;
- fatores precedentes de risco cirúrgico (p. ex., tireoidectomia ou paratireoidectomia);
- uma história familiar de hipoparatireoidismo.

Caso se suspeite de hipocalcemia em uma criança mais velha, pode ser detectada tetania latente a partir do sinal de Chvostek positivo (contração facial quando se percute o nervo facial na região anterior à orelha) e sinal de Trousseau (espasmo carpal 3 minutos após inflar um manguito de pressão acima da pressão sanguínea sistólica, Fig. 10.3) ou estridor. Sinais extrapiramidais devidos à calcificação de gânglios basais, cataratas, papiledema, pele seca, cabelo áspero, unhas quebradiças e hipoplasia do esmalte dentário são sinais sugestivos de hipocalcemia crônica. Em contraste com a criança mais velha, a hipocalcemia na tenra infância está associada a sintomas relativamente inespecíficos, incluindo tremor, apnéia, cianose e letargia. Sinais clínicos sugestivos de hipoparatireoidismo auto-imune ou pseudo-hipoparatireoidismo são apresentados pela Tabela 10.3 com detalhes das características dismórficas de pseudo-hipoparatireoidismo apresentados na Tabela 11.5 e Figura 11.4.

Investigações

Caso se suspeite de hipocalcemia, deve ser obtida uma amostra de sangue para determinações de:

- cálcio;
- fosfato;
- fosfatase alcalina;
- PTH;
- 25-hidroxivitamina D; e
- uma amostra de sangue armazenada para possível determinação de 1,25-diidroxivitamina D mais tarde, caso isso seja indicado.

O diagnóstico diferencial de anormalidades bioquímicas do metabolismo do cálcio é apresentado pela Tabela 10.4.

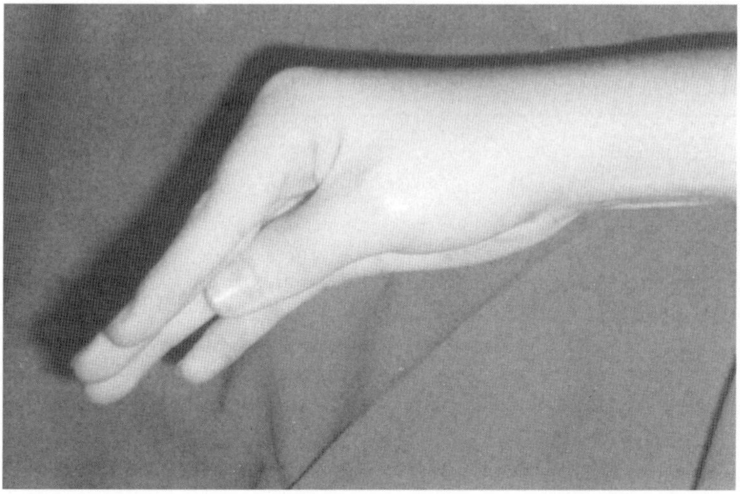

Fig. 10.3 Sinal de Trousseau.

Tabela 10.3 Sinais clínicos que devem ser observados ao exame

Sinal clínico	*Diagnóstico provável*
Candidíase	Hipoparatireoidismo auto-imune (doença auto-imune poliglandular tipo 1)
Distrofia do esmalte dentário e das unhas	
Alopecia	
Vitiligo	
Sinais de doença de Addison ou hipotireoidismo	
Baixa estatura	Pseudo-hipoparatireoidismo
Calcificação subcutânea	
Características dismórficas	
Edema de punhos	Raquitismo por deficiência de vitamina D
Junções costocondrais proeminentes (rosário raquítico) e sulcos de Harrison	
Pernas em arco ou joelhos *knock*	
Tabes craniano	
Retardo na erupção dentária e hipoplasia do esmalte dentário	
Fraqueza muscular e tetania	
Baixo crescimento	Raquitismo hipofosfatêmico
Arqueamento das pernas	
Escleras azuladas	Osteogênese imperfeita
Dentição anormal	
Hiperextensibilidade articular	
Surdez	
Região frontal grosseira e proeminente	Síndrome de Williams
Nariz curto e arrebitado com ponte nasal achatada	
Lábio superior proeminente	
Erupção dentária tardia	
Estenose aórtica supravalvar	
Estenose pulmonar periférica	
Dificuldades de aprendizado com labilidade emocional	
Baixa estatura leve	

Tratamento

A hipocalcemia aguda, quando complicada por tetania, deve ser tratada com uma injeção intravenosa lenta durando de 5 a 10 minutos, de 0,3 ml/kg de peso corporal de 10% de gluconato de cálcio, seguida por uma infusão de manutenção de 0,2 ml/kg/horas que pode ser necessária por alguns dias. Deve-se tomar cuidado quando se administra cálcio por via intravenosa, uma vez que o extravasamento do cálcio para os tecidos subcutâneos ao redor do local de injeção pode levar à necrose. Na ausência de sintomas neurológicos agudos, podem ser administrados 50 mg/ kg/dia de cálcio por via oral, subdivididos em 4 doses.

Tabela 10.4 Diagnóstico diferencial de distúrbios do metabolismo da vitamina D e do hormônio paratireóide (PTH)

Diagnóstico	*Ca_2*	*PO_4*	*PTH*	*25-OHD*	*$1,25\text{-}(OH)_2D$*
Raquitismo por deficiência de vitamina D	LN	L	H	L	L,N,H
Raquitismo dependente de vitamina D					
tipo 1 (deficiência de 1 α-hidroxilacão)	L	L	H	N,L	L
tipo 2 (resistência a $1,25\text{-}(OH)_2D$)	L	L	H	N,L	N,H
Raquitismo hipofosfatêmico ligado ao X	N	L	N	N	L,N
Raquitismo hipofosfatêmico com hipercalciúria	N	L	N	N	H
Raquitismo induzido por tumor	N	L	N	N	L
Osteodistrofia renal	N,L	H	H		N,L
Hiperparatireoidismo primário	H	L	H	N	N,H
Hipoparatireoidismo	L	H	L	N	L,N
Pseudo-hipoparatireoidismo	L	H	H	N	L,N
Intoxicação por vitamina D	H	N	L	H	N,H
Hipercalcemia em distúrbios granulomatosos	H	N	L	N	H

Ca_2, cálcio; PO_4, fosfato; 25-OHD, 25-hidroxivitamina; $1,25\text{-}(OH)_2D$, 1,25-diidroxivitamina D; H, elevado; N, normal; L, baixo; LN, baixo-normal.

Tratamento de manutenção a longo prazo da hipocalcemia requer vitamina D administrada como colecalciferol (50 μg (2.000 UI/kg) ou alfacalcidol (25 a 50 ng/kg) ou calcitriol (25 a 50 ng/kg). Os dois últimos são recomendados devido à sua meia-vida mais curta e rápido cessamento de ação caso ocorra toxicidade. Pode ser necessária a administração de vitamina D em combinação com o cálcio (20 mg/kg/dia). Monitoração freqüente das concentrações sorológicas de cálcio é necessária logo após início do tratamento – semanalmente caso existam preocupações sobre a resposta ao tratamento. Uma vez que o paciente tenha apresentado uma resposta satisfatória, devem ser medidas a concentração sorológica do cálcio e a proporção cálcio urinário:creatinina a cada 3 meses com ultra-sonografia renal regular para verificar possível calcificação.

Em crianças com hipoparatireoidismo, a meta do tratamento é a obtenção de concentrações sorológicas normais de cálcio (2 a 2,25 mmol/l) [8 a 9 mg/dl], evitando-se proporções de cálcio urinário:creatinina maiores que 0,7 mmol/l [0,16 mg/dl]. Naqueles com pseudo-hipoparatireoidismo, a resistência ao PTH afeta primariamente o túbulo renal proximal. Conseqüentemente, para evitar seqüelas ósseas adversas, o tratamento deve suprimir os níveis de PTH para a variação normal, o que pode requerer a manutenção de concentrações de cálcio no soro em direção à ponta superior da variação normal (2,25 a 2,5 mmol/l) [9 a 10 mg/dl].

RAQUITISMO

Etiologia

Raquitismo é causado por retardo na mineralização da matriz junto à placa de crescimento, resultando em acúmulo excessivo de cartilagem não-calcificada e matriz óssea (osteóide). As causas mais comuns do raquitismo são aquelas associadas a deficiência de vitamina D. Apresentam-se mais freqüentemente em épocas de crescimento rápido, que podem ocorrer na infância ou na puberdade, particularmente em crianças asiáticas. Deficiência de vitamina D pode ser resultado de insuficiência dietética, má absorção (p. ex., doença celíaca) ou exposição inadequada à luz solar. Existe uma necessidade de maior conhecimento clínico sobre o raquitismo por deficiência de vitamina D nas sociedades ocidentais industrializadas, uma vez que a prevalência atual, particularmente em crianças e adolescentes, parece ser mais alta do que a esperada, mesmo em países bem ensolarados. Para prevenir o raquitismo, recomenda-se, nos Estados Unidos da América do Norte, a complementação alimentar com 200 unidades de vitamina D por dia para todas as crianças e, no Reino Unido, 340 unidades diárias para lactentes com menos de 6 meses de idade e 280 unidades para crianças com menos de 4 anos de idade. Raquitismo da prematuridade acredita-se ser causado por deficiência de cálcio e/ou fosfato mais do que por deficiência de vitamina D.

Raquitismo hipofosfatêmico é um distúrbio dominante ligado ao X, que está associado a insuficiência da reabsorção do fosfato no túbulo renal proximal. Raquitismo por deficiência de vitamina D é muito raro, podendo ser causado por deficiência da 1α-hidroxilação da 25-hidroxivitamina D (tipo 1) ou resistência à 1,25-diidroxivitamina D (tipo 2). A classificação das diferentes formas de raquitismo e suas características bioquímicas encontram-se demonstradas na Tabela 10.4.

Na insuficiência renal aguda, a síntese da 1,25-diidroxivitamina D encontra-se perturbada, o que, juntamente com aumento das concentrações sorológicas de fosfato, leva à hipocalcemia e ao hiperparatireoidismo secundário com doença óssea (osteodistrofia renal).

Raquitismo e osteomalacia (mineralização defeituosa do tecido osteóide) são comuns nas muitas causas da síndrome de Fanconi e acidose tubular renal tipo 2. A doença metabólica óssea é causada por uma combinação de hipofosfatemia induzida por fosfatúria, hipercalciúria, metabolismo anormal da vitamina D e insuficiência renal.

História e exame

Quando uma criança apresenta raquitismo, os detalhes a seguir devem ser elucidados:

- Sintomas sugestivos de doença associada (p. ex., insuficiência renal, má absorção).
- História dietética da ingesta alimentar, tal como produtos de consumo diário ricos em cálcio e vitamina D.
- Fatores de risco para exposição inadequada à luz solar.
- História familiar de raquitismo.

A criança deve passar por cuidadoso exame clínico, incluindo documentação de seu *status* de crescimento e puberal. Os sinais clínicos que devem ser procurados encontram-se sinalizados na Tabela 10.3.

Investigações

Raquitismo causa mineralização óssea anormal, que pode ser evidenciada aos raios X. Características radiológicas adicionais incluem, comumente, um alargamento da placa de crescimento com formato de taça alargada e desgaste metafisário com margens irregulares (Fig. 10.4). Os sinais clínicos característicos de raquitismo por deficiência de vitamina D e raquitismo hipofosfatêmico são detalhados na Tabela 10.3 e Figs. 10.5 e 10.6.

O limiar renal mais baixo para reabsorção de fosfato, que é associado a raquitismo hipofosfatêmico, pode ser calculado a partir de medidas bioquímicas simultâneas no soro e na urina conforme Kruse *et al.* (1982) ou Shaw *et al.* (1990), que também fornecem detalhes de variações de referência apropriadas para a idade. A presença de glicosúria, amino-acidúria ou acidose metabólica com urina inapropriadamente alcalina é sugestiva de um defeito maior na função tubular, como a síndrome de Fanconi ou a acidose tubular renal.

Tabela 10.5 Tratamento do raquitismo

Etiologia	*Tratamento*
Raquitismo por deficiência de vitamina D	Vitamina D, 50 a 150 μ por duas semanas, reduzindo-se depois para 10 μg por dia *ou* ergocalciferol 15.000 μg em dose intramuscular única
Raquitismo da prematuridade como resultado de deficiência de cálcio	Cálcio 700 mg/dia por via oral caso amamentado com mamadeira ou 30 mg/kg/dia via oral caso amamantado ao seio (prevenção: 200 mg/kg/dia via oral ou 20-60 mg/dl na nutrição parenteral
Raquitismo da prematuridade como resultado de uma deficiência de fosfato	Fosfato, 115 a 120 mg/kg/dia via oral caso amamentado com mamadeira, 25 mg/kg/dia caso amamentado ao seio ou 15 a 47 mg/dl na nutrição parenteral
Raquitismo dependente de vitamina D (tipo 1)	Calcitriol 0,25 a 2 μg/dia
Raquitismo dependente de vitamina D (tipo 2)	Calcitriol, doses elevadas (mais de 50 μg/dia) e alta dose oral a longo prazo ou cálcio intravenoso
Raquitismo hipofosfatêmico	Fosfato 50 a 70 mg/kg/dia (aumentado a partir de uma dose inicial de 20 a 40 mg/kg e subdivididos em quatro a seis doses diárias para limitar efeitos colaterais gastrointestinais
	Calcitriol, iniciar com 15 a 20 ng/kg/dia e aumentar para 30 a 60 ng/kg/dia subdivididos em uma ou duas doses ao dia

Tratamento

Dependendo da causa do raquitismo, são necessários diferentes preparados de vitamina D para um tratamento eficaz, como mostra a Tabela 10.5. Quando a disfunção renal está associada à doença óssea metabólica, o tratamento desta anormalidade metabólica sistêmica é necessário. Orientação detalhada quanto a isto se encontra além do escopo deste livro, recomendando-se ao leitor a consulta de livros-texto apropriados sobre nefrologia pediátrica. Crianças com a síndrome de Fanconi podem requerer tratamento com fosfato, já aquelas com acidose tubular renal requerem tratamento com bicarbonato.

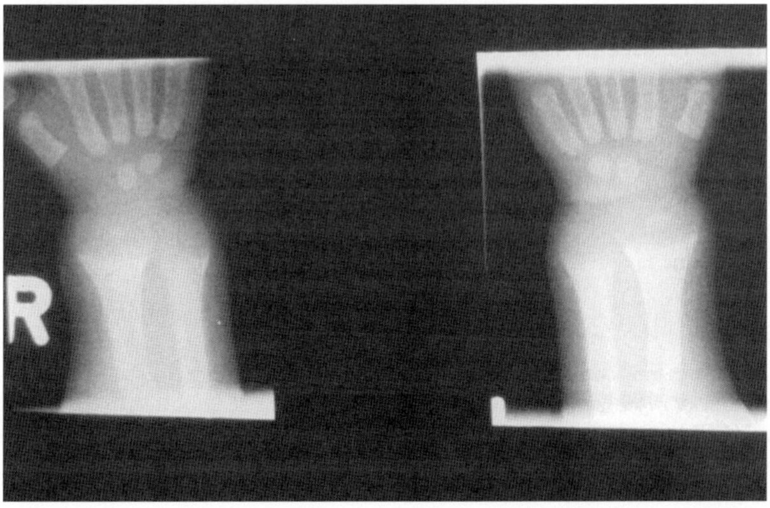

Fig. 10.4 Raios X do punho de uma criança com raquitismo causado por deficiência de vitamina D.

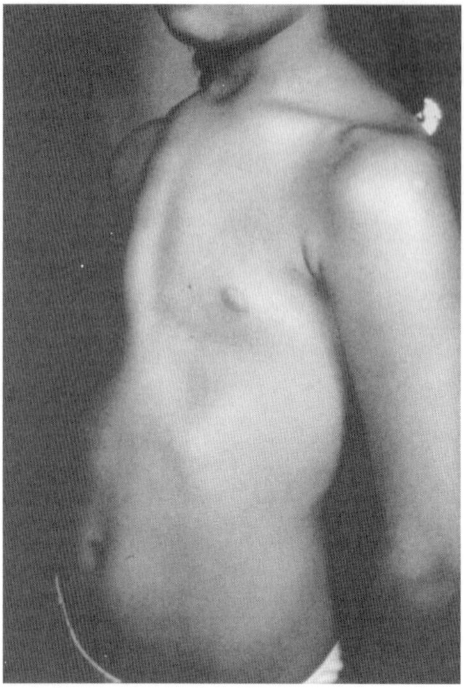

Fig. 10.5 Rosário raquítico.

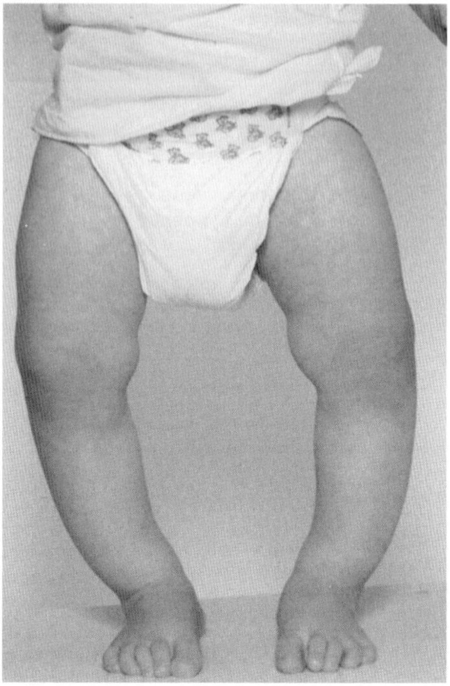

Fig. 10.6 Arqueamento das pernas em uma criança com raquitismo hipofosfatêmico.

OSTEOPOROSE

Etiologia

Diferente dos adultos, a osteoporose em crianças não está claramente definida, mas é causada pela massa óssea reduzida por unidade de volume, com uma proporção normal de mineral para matriz. A possibilidade de osteoporose deve ser considerada em uma criança que apresenta fraturas após traumatismo mínimo, que também apresente evidências de densidade óssea mineral reduzida (geralmente mais do que três desvios-padrão abaixo da média para idade, tamanho e puberdade). Isto pode ocorrer como resultado de um desequilíbrio entre formação óssea e reabsorção óssea por diversas razões ou como resultado de anormalidades da síntese de colágeno tipo 1 (p. ex., osteogênese imperfeita). As causas de densidade óssea mineral diminuída, que podem predispor à osteoporose e que se apresentam na infância, encontram-se na Tabela 10.6.

História e exame

Osteoporose pode estar presente com sinais óbvios de uma fratura de osso longo após traumatismo mínimo ou com dor lombar e deformidade devido a fraturas de compressão das vértebras (Fig. 10.7). Avaliação clínica e investigações devem visar a excluir as causas de redução da densidade óssea mineral apresentadas na Tabela 10.6. Caso uma criança apresente osteopenia, os seguintes detalhes devem ser elucidados:

Tabela 10.6 Causas da osteoporose e outros distúrbios que podem levar a uma redução da densidade óssea mineral

Base patogênica	*Exemplos*
Doença óssea primária	Osteoporose juvenil idiopática Osteogênese imperfeita Síndrome osteoporose pseudoglioma
Inflamatória	Doença inflamatória intestinal Artrite reumatóide
Endócrina	Síndrome de Cushing
Drogas	Glicocorticóides
Outras	Imobilidade Leucemia linfoblástica aguda Talassemia Homocistinúria Pós-transplante
Causas de redução do conteúdo mineral ósseo (osteopenia) não necessariamente graves o suficiente para causar osteoporose	Anorexia Doença celíaca Hipopituitarismo Hipogonadismo (p. ex., síndrome de Turner ou Klinefelter) Hiperparatireoidismo Insuficiência renal Doença hepática crônica Tireotoxicose Queimaduras Metotrexato

- Sintomas sugestivos de doença associada (p. ex., doença renal, má absorção, doença inflamatória intestinal).
- Características sugestivas de insuficiência de crescimento ou retardo puberal.
- História médica pregressa de fraturas na ausência de traumatismo significativo.
- Medicação (p. ex., esteróides).
- História familiar de osteoporose ou fraturas.

Exame clínico deve incluir uma avaliação cuidadosa do crescimento, *status* nutricional, desenvolvimento puberal e sinais clínicos de osteogênese imperfeita, listados na Tabela 10.3. A presença de sensibilidade e dor óssea inexplicada, particularmente na região da coluna e associada a deformidade da coluna, como cifose ou escoliose, pode sugerir fraturas prévias insuspeitadas. Estas podem ocorrer com osteoporose grave ou osteogênese imperfeita.

A distinção entre osteogênese imperfeita e osteoporose idiopática juvenil pode ser difícil. Osteogênese imperfeita deve ser considerada na presença de sinais clínicos listados na Tabela 10.3. Uma radiografia do crânio para verificar a presença de ossos wormianos e uma biópsia cutânea para cultura de fibroblastos para avaliar anormalidades na síntese de colágeno tipo 1 podem auxiliar no diagnóstico da osteogênese imperfeita. Osteoporose idiopática juvenil pode ser sugerida através de radiografia evidenciando fraturas de compressão metafisária junto ao joelho. Exame histomorfométrico do material da biópsia óssea também pode auxiliar a distinguir entre estas duas condições.

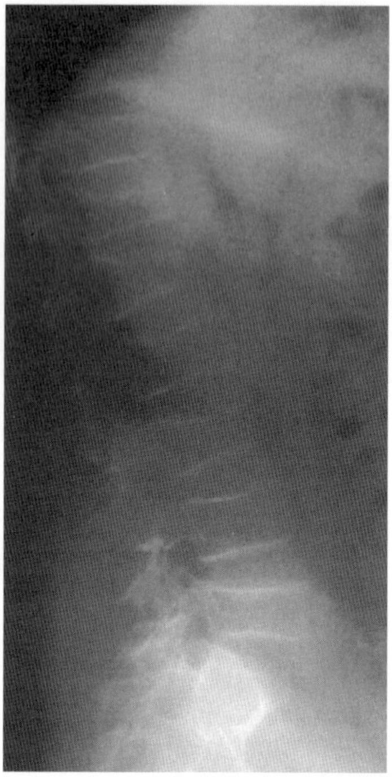

Fig. 10.7 Raios X mostrando compressão vertebral em uma criança com osteoporose.

Investigações

A densidade óssea mineral pode ser medida pela densiometria por absorção de raios X de dupla energia da coluna lombar ou do quadril (Fig. 10.8). Este método envolve exposição mínima à radiação mínima, sendo baseado na medida da atenuação dos raios X de intensidade energética diferente enquanto passam através do osso. No entanto, estas características são influenciadas pela largura do osso através do qual passam os raios X, que pode variar na criança em conseqüência da idade, tamanho corporal ou puberdade, adicionalmente à doença. A interpretação dos dados deve levar em consideração estes fatores (Warner *et al.* 1998). Recomenda-se que a densidade mineral óssea somente deva ser medida em crianças portadoras de fatores de risco para baixa densidade óssea associados a traumatismo leve ou fraturas recorrentes, dor lombar, deformidade da coluna ou perda de peso, alteração na mobilidade ou má nutrição.

Tratamento

As seguintes medidas podem auxiliar no tratamento da osteoporose:

- Analgesia adequada para fraturas.
- Fisioterapia, talas e intervenção ortopédica e terapia ocupacional caso necessárias.
- Ingesta dietética ideal de cálcio e vitamina D com suplementação quando necessária.
- Tratamento eficaz da doença de base.
- Caso a osteoporose seja induzida por esteróides, reduzir a dosagem diária de glicocorticóides a um mínimo possível, considerar terapia em dias alternados ou utilizar aqueles com efeitos colaterais mínimos (p. ex., deflazacort).

University Hospital of Wales.

k = 1.208 d0 = 117.9(1.000H)

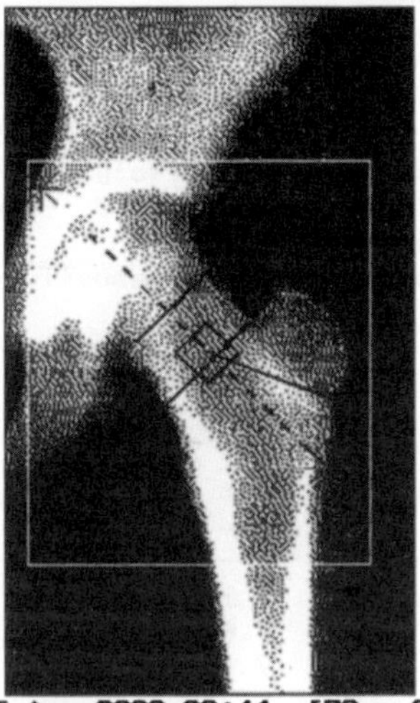

·25.Aug.2000 08:44 [79 x 95]
Hologic QDR-1000/W (S/N 1043 P)
Left Hip V4.76P

Y05059904 Wed 05.May.1999 10:08
Name: EXAMPLE
Comment: Osteope nia
I.D.: Sex: F
S.S.#: - - Ethnic: W
ZIPCode: Height: 135.10 cm
Scan Code: EAJ Weight: 48.80 kg
BirthDate: 01.Jan.90 Age: 9
Physician:
Image not for diagnostic use

TOTAL BMD CV 1.0%

C.F.	1.000	1.000	1.000
Region	Area (cm^2)	BMC (grams)	BMD (gms/cm^2)
Neck	4.08	2.10	0.514
Troch	4.64	1.48	0.318
Inter	12.41	7.06	0.569
TOTAL	21.13	10.64	0.503
Ward's	1.10	0.44	0.402

Midline (82, 98)-(136, 44)
Neck -44 x 16 at [23, 13]
Troch 14 x 29 AXIS 9.049 cm
Ward's -11 x 11 at [6, 5]

HOLOGIC

University Hospital of Wales.

P Left Hip
Reference Database •

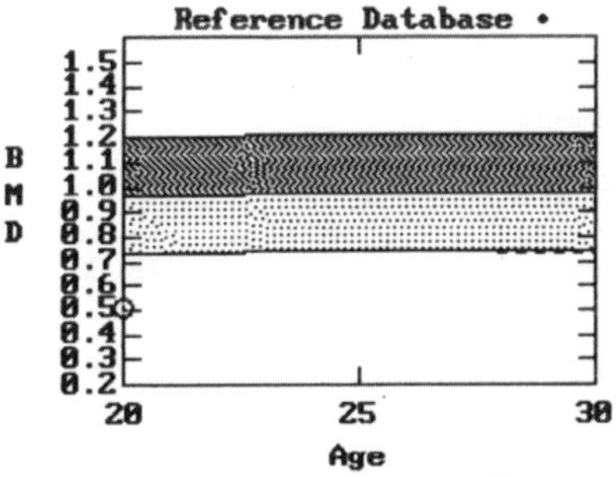

Y05059904 Wed 05.May.1999 10:08
Name: EXAMPLE
Comment:
I.D.: Sex: F
S.S.#: - - Ethnic: W
ZIPCode: Height: 135.10 cm
Scan Code: EAJ Weight: 48.80 kg
BirthDate: 01.Jan.90 Age: 9
Physician:

BMD(Total[L]) = 0.503 g/cm^2

Region	BMD	T	Z
Neck	0.514	-3.81 57% (22.0)	
Troch	0.318	-4.48 44% (30.0)	
Inter	0.569	-4.13 50% (29.0)	
TOTAL	0.503	-3.93 52% (28.0)	
Ward's	0.402	-3.58 50% (20.0)	

• Age and sex matched
T = peak bone mass
Z = age matched TK 25 Oct 91

HOLOGIC

Fig. 10.8 Relatório de imagem de densiometria por absorção de raios X do quadril e coluna lombar. (*Conntinua.*)

University Hospital of Wales.

k = 1.204 d0 = 113.3(1.000H)

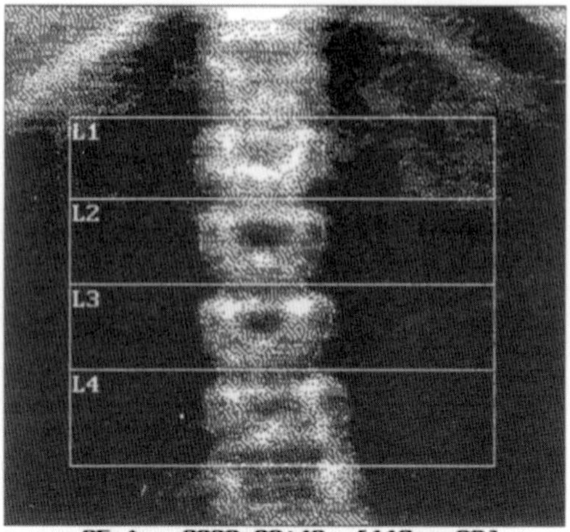

·25.Aug.2000 08:40 [119 x 99]
Hologic QDR-1000/W (S/N 1043 P)
Lumbar Spine V4.76P

Y05059903 Wed 05.May.1999 09:56
Name: EXAMPLE
Comment: Osteope nia
I.D.: Sex: F
S.S.#: - - Ethnic: W
ZIPCode: Height: 135.10 cm
Scan Code: EAJ Weight: 48.80 kg
BirthDate: 01.Jan.90 Age: 9
Physician:
Image not for diagnostic use

TOTAL BMD CV FOR L1 - L4 1.0%

C.F.	1.008	1.088	1.000
Region	Area (cm^2)	BMC (grams)	BMD (gms/cm^2)
L1	6.73	2.87	0.426
L2	7.05	2.90	0.411
L3	7.49	3.51	0.469
L4	9.79	4.15	0.424
TOTAL	31.07	13.43	0.432

HOLOGIC

University Hospital of Wales.

P Lumbar Spine
Reference Database •

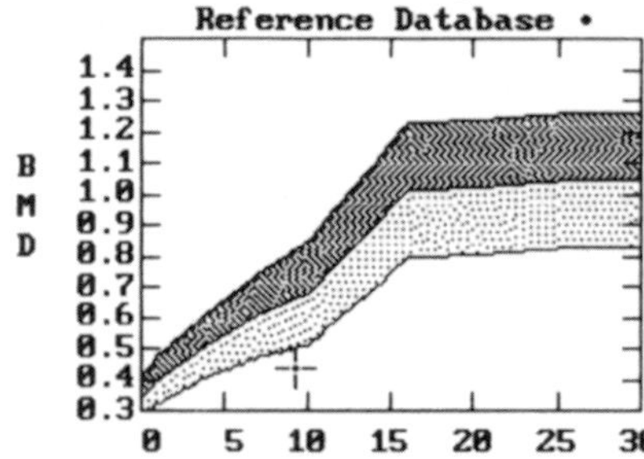

BMD(L1-L4) = 0.432 g/cm^2

Region	BMD	T(30.0)		Z	
L1	0.426	-4.54	46%		
L2	0.411	-5.60	40%		
L3	0.469	-5.59	43%		
L4	0.424	-6.29	38%		
L1-L4	0.432	-5.59	41%	-2.81	65%

• Age and sex matched
T = peak bone mass
Z = age matched TK 04 Nov 91

Y05059903 Wed 05.May.1999 09:56
Name: EXAMPLE
Comment:
I.D.: Sex: F
S.S.#: - - Ethnic: W
ZIPCode: Height: 135.10 cm
Scan Code: EAJ Weight: 48.80 kg
BirthDate: 01.Jan.90 Age: 9
Physician:

HOLOGIC

Fig. 10.8 *(Continuação)*

Tabela 10.7 Causas de hipercalcemia

Hipocalcemia materna gestacional
Hipercalcemia idiopática da infância
Síndrome de Williams
Hiperparatireoidismo neonatal primário
Retardo do crescimento pré-termo ou intra-uterino associado a depleção de fosfato
Intoxicação por vitamina D
Adenoma paratireóide
Hiperparatireodismo familiar isolado
Neoplasia endócrina múltipla tipo 1
Neoplasia endócrina múltipla tipo 2A
Hipercalcemia hipocalciúrica familiar
Hipercalcemia em distúrbios granulomatosos
Leucemia linfoblástica aguda
Imobilização

- Indução da puberdade com testosterona ou estrógeno em dose baixa caso esteja presente retardo puberal (veja Capítulo 5).
- Calcitonina foi sugerida em alguns estudos pequenos como sendo benéfica para crianças com osteopenia.
- Bifosfonatos (p. ex., pamidronato) têm sido utilizados na infância, especialmente para o tratamento da osteogênese imperfeita. A despeito de uma incerteza residual sobre sua segurança a longo prazo, existe evidência cada vez maior de que beneficiam crianças reduzindo a dor associada a fraturas, aumentando a densidade mineral óssea e facilitando a reabilitação física e a mobilidade. Parecem existir poucos efeitos colaterais a curto e a médio prazos, mas parece ser útil otimizar a ingesta dietética de cálcio e vitamina D durante o tratamento para reduzir ao mínimo os riscos de desenvolvimento de hipocalcemia.

HIPERCALCEMIA

Etiologia

Hipercalcemia ocorre quando a concentração sorológica de cálcio excede 2,65 mmol/l. As causas da hipercalcemia são apresentadas na Tabela 10.7.

Hipercalcemia leve idiopática na infância apresenta-se com sintomas entre as idades de 2 e 9 meses, porém se resolve espontaneamente aos 4 anos de idade. Quando grave, pode estar presente no período neonatal em associação às características dismórficas da síndrome de Williams (Tabela 10.3 e Fig. 10.9). Hipercalcemia está associada a doença granulomatosa (p. ex., sarcoidose e tuberculose) como resultado da conversão da 25-hidroxivitamina D em 1,25-diidroxivitamina D nas células granulomatosas.

Hipercalcemia neonatal

Hiperparatireoidismo primário neonatal é um distúrbio sério de etiologia desconhecida, que causa anorexia, hipotonia, deformidades torácicas e dificuldade respiratória. Está associado à alta

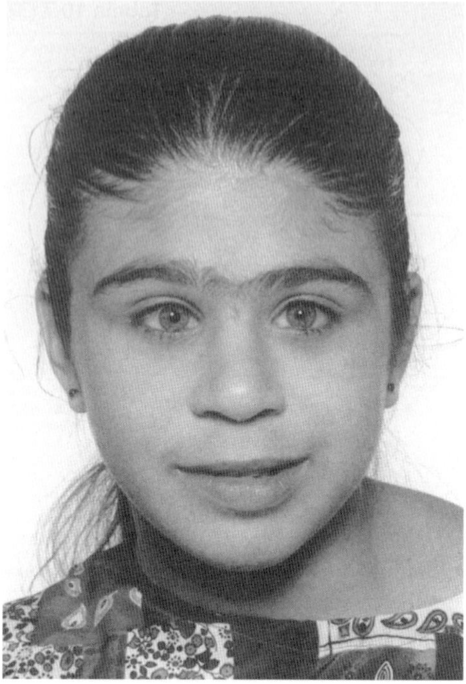

Fig. 10.9 Síndrome de Williams.

mortalidade no período neonatal e, para ser tratado com sucesso, requer paratireoidectomia urgente. Este distúrbio é causado por mutações homozigóticas do gene receptor do cálcio, cujo produto regula a secreção PTH. Mutações heterozigóticas similares são responsáveis por hipercalcemia hipocalciúrica familiar autossômica dominante.

Hipercalcemia na infância

Hiperparatireoidismo primário também pode estar associado a adenomas pituitários e gastrinomas ou outros tumores pancreáticos (neoplasia endócrina múltipla tipo 1) ou em associação ao câncer tireóide medular e ao feocromocitoma (neoplasia endócrina múltipla tipo 2 A). Estes dois grupos de distúrbios são herdados de forma autossômica dominante e todos os descendentes de indivíduos afetados devem ser examinados para estas endocrinopatias. A presença de concentrações sorológicas elevadas de PTH pode diferenciar hiperparatireoidismo de hipercalcemia causada por intoxicação por vitamina D, hipercalcemia infantil idiopática, doença granulomatosa e neoplasias.

História e exame

Ao avaliar uma criança com possível hipercalcemia, os seguintes pontos devem ser elucidados na história clínica:

- Sintomas sugestivos de hipercalcemia (p. ex., fraqueza, anorexia, náusea e vômito, obstipação, poliúria e polidipsia).
- Sintomas sugestivos de tuberculose ou sarcoidose.

- Tratamento com vitamina D.
- Uma história familiar de neoplasia endócrina múltipla.

Investigações

Caso se suspeite de hipercalcemia, deve ser obtida uma amostra de sangue para determinações de:

- cálcio;
- fosfato;
- PTH;
- 25-hidroxivitamina D; e
- uma amostra deve ser armazenada para possíveis medidas da concentração de 1,25-diidroxivitamina D mais tarde, caso isso seja indicado.

O diagnóstico diferencial de anormalidades bioquímicas do metabolismo do cálcio está representado na Tabela 10.4.

Tratamento

O tratamento de hipercalcemia envolve a interrupção da suplementação de vitamina D e de cálcio quando relevantes. Os pacientes devem ser encorajados a beber muito líquido. A introdução de solução salina intravenosa com ou sem furosemida e prednisolona pode ser necessária. Um adenoma paratireóide pode ser localizado através de exame ultra-sonográfico cuidadoso e tratado com a remoção cirúrgica da glândula afetada. Hiperparatireoidismo causado por hiperplasia difusa requer remoção cirúrgica das quatro glândulas.

Quando envolver um centro especializado

- Hipoparatireoidismo.
- Raquitismo hipofosfatêmico.
- Osteoporose de gravidade suficiente para se considerar tratamento com bifosfonatos.
- Osteoporose secundária a outros distúrbios de base (p. ex., doença inflamatória intestinal, artrite reumatóide ou síndrome de Cushing) deve receber o tratamento da doença de base, sendo o tratamento discutido com especialistas relevantes.
- Hiperparatireoidismo.

DESENVOLVIMENTOS FUTUROS

- Administração de doses suficientemente elevadas de fosfato a crianças com raquitismo hipofosfatêmico permanece sendo problemática e estratégias terapêuticas alternativas são necessárias para prevenir o desenvolvimento de deformidade óssea nestas crianças.
- A causa da osteoporose juvenil idiopática permanece não-determinada. Um teste diagnóstico para esta e para a osteogênese imperfeita é mais necessário para ajudar os médicos em sua investigação e tratamento de crianças que se apresentam com fraturas associadas com osteoporose grave.
- São necessárias mais informações sobre a segurança a longo prazo do tratamento com bifosfonatos e sobre estratégias alternativas para o tratamento da osteoporose infantil grave.
- Classificação da base molecular do hiperparatireoidismo primário tornará possível a detecção precoce desse distúrbio e da neoplasia endócrina múltipla tipo 1. A descoberta do receptor cál-

cio-sensitivo oferece a promessa de estratégias terapêuticas alternativas para o tratamento do hiperparatireoidismo.

PONTOS DE CONTROVÉRSIA

- A gravidade da osteopenia na criança em crescimento prediz o risco futuro de fraturas assim como nas mulheres pós-menopausadas?
- As meninas portadoras da síndrome de Turner apresentam um risco de osteopenia maior que aquele causado por tratamento inadequado do hipogonadismo?
- Os andrógenos possuem um efeito direto sobre a mineralização óssea, dependente de sua conversão em estrógenos?
- O tratamento com bifosfonatos está indicado para o tratamento da osteopenia na ausência de fraturas?
- Os bifosfonatos são o tratamento indicado para crianças de tenra idade sem risco para a saúde óssea futura?
- A freqüência e a etiologia das fraturas na infância que não são devidas a traumatismo não-acidental?

ARMADILHAS POTENCIAIS

- Confusão diagnóstica entre deficiência de vitamina D e hipoparatireoidismo como a causa de hipocalcemia na infância: interpretação cuidadosa das concentrações sorológicas de fosfato, PTH e vitamina D devem auxiliar a distinguir entre ambas as condições.
- Tratamento excessivamente agressivo do hipoparatireoidismo aumentando o risco de nefrocalcinose.
- Determinação desnecessária da densidade mineral óssea em uma criança com risco relativamente baixo para desenvolver osteoporose.
- Diagnóstico incorreto de osteoporose baseado exclusivamente nos achados de radiografia relatados como sugestivos de osteopenia ou pela incapacidade de levar em consideração o pequeno tamanho da criança ao interpretar as medidas da densidade mineral óssea a partir de densiomefria por absorção de raios X de dupla energia..
- Falha em suspeitar clinicamente de fraturas de compressão de vértebras. Estas devem ser consideradas em qualquer criança com osteoporose, que se queixe de dor lombar ou rigidez ou que tenha evidências de deformidades vertebrais, mesmo que pequenas.
- Confusão diagnóstica entre osteogênese imperfeita e lesão não-acidental como causa de fraturas em criança jovem: quando o diagnóstico é incerto, estas crianças devem ser encaminhadas para avaliação posterior para um médico especialista em proteção à infância e doença óssea.
- Incapacidade de apreciar que a maior parte das causas de hipercalcemia na infância é benigna, autolimitante e com boa resposta ao tratamento conservador.

RELATO DE CASOS

Caso 1

Um menino de 2 anos de idade foi encaminhado para avaliação de suas pernas cada vez mais arqueadas. Sabe-se que sua mãe foi portadora de raquitismo hipofosfatêmico. Raios X mostraram arqueamento das hastes femorais, sem evidências de raquitismo. Foram obtidas as seguintes determinações sanguíneas:

Cálcio	2,37 mmol/l	[9,50 mg/dl]
Fosfato	1,13 mmol/l	[3,50 mg/dl]
Fosfatase alcalina	805 UI/l (variação de referência 100-400)	
PTH	1,3 pmol/l (variação de referência 0,9-5,5)	[12,35 pg/ml]

Perguntas

1 Esta criança tem possibilidade de ser portadora de raquitismo hipofosfatêmico ligado ao X?

2 Quais investigações adicionais podem esclarecer este diagnóstico?

Respostas

1 Este menino tem uma chance de 50% de raquitismo hereditário de sua mãe. Com um distúrbio dominante ligado ao X, ele estará mais gravemente afetado que sua mãe. Na presença de sua deformidade óssea, a ausência de evidência bioquímica de hipofosfatemia é surpreendente.

2 Deve ser obtida uma amostra simultânea de sangue e urina para determinação do fosfato e creatinina, de modo que se possa calcular o limiar renal da concentração de fosfato (Kruse *et al.* 1982; Shaw *et al.* 1990). Neste paciente, o diagnóstico de raquitismo hipofosfatêmico ligado ao X foi confirmado pela demonstração de redução acentuada da reabsorção tubular do fosfato (55%) e um limiar renal da concentração de fosfato de 1,4 mmol/l.

Caso 2

Uma menina de 9 anos de idade foi admitida com dor grave nas costas depois que caiu por cima de seu cachorro. Ela teve uma fratura prévia de punho, após traumatismo significativo. Seu peso estava acima do 99º percentil, altura no 50º percentil e ela apresenta desenvolvimento mamário precoce. Os raios X mostraram múltiplas fraturas por colabamento de diversas vértebras torácicas e lombares e osteopenia disseminada. Investigações iniciais demonstraram o seguinte:

Cálcio	2,45 mmol/l	[9,82 mg/dl]
Fosfato	1,32 mmol/l	[4,10 mg/dl]
Fosfatase alcalina	264 UI/l (variação de referência 100-400)	
PTH	4,2 pmol/l (variação de referência 0,9-5,5)	[40 pg/ml]
25-hidroxivitamina D	12,4 ng/ml (variação de referência 8-50)	[39,9 pg/ml]
Proteína C-reativa	< 1 mg/l	

Testes funcionais renais, hepáticos e tireóideos normais assim como concentrações normais do anticorpo antiendomísio.

Perguntas

1 Quais observações futuras serão de interesse?

2 Quais investigações adicionais são necessárias?

3 Qual o diagnóstico diferencial?

Respostas

1 Seria interessante saber se ela tem evidências de escleras de cor azulada, hiperextensibilidade articular ou audição anormal, que podem sugerir osteogênese imperfeita. Dada sua obesidade, também é importante procurar por outros sinais sugestivos da síndrome de Cushing.

2 Uma densiometria de dupla energia confirmou a gravidade da osteopenia com um conteúdo mineral da coluna lombar de -2,79 SD e do colo femoral de -3,65 SD. Um exame de urina de 24 horas demonstrou taxas normais de excreção de cortisol, o que excluiu a síndrome de Cushing.

3 A menina provavelmente apresenta uma osteoporose juvenil idiopática ou, possivelmente, osteogênese imperfeita.

LEITURAS RECOMENDADAS

Al Zahrani, A. & Levine, M.A. (1997) Primary hyperparathyroidism. *Lancet* **349**, 1233-1238.

Fewtrell, M.S., on behalf of the British Paediatric and Adolescent Bone Group. (2003) Bone densitometry in children assessed by dual x ray absorptiometry: uses and pitfalls. *Archives of Disease in Childhood* **88**, 795-798.

Kruse, K. (1992) Vitamin D and parathyroid. In: *Functional Endocrinologic Diagnostics in Children and Adolescents* (ed. M.B. Ranke), 1st edn, pp.153-167. J & J Verlag, Mannheim.

Kruse, K., Kracht, U. & Gopfert, G. (1982) Renal threshold phosphate concentration ($TmPO_4$/GFR). *Archives of Disease in Childhood* **57**, 217-223.

Marini, J.C. (2003) Do bisphosphanates make children's bones brittle or better? *New England Journal of Medicine* **349**, 423-426.

Reid, I.R. (ed.) (1997) *Baillière's Clinical Endocrinology and Metabolism: Metabolic Bone Disease.* Ballière Tindall, London.

Shaw, N.J., Wheeldon, J. & Brocklebank, J.T. (1990) Indices of in-tact serum parathyroid hormone and renal excretion of calcium, phosphate and magnesium. *Archives of Disease in Childhood* **65**, 1208-1211.

Singh, J., Moghal, N., Pearce, S.H.S. & Cheetham, T. (2003) The investigation of hypocalcaemia and rickets. *Archives of Disease in Childhood* **88**, 403-407.

Warner, J.T., Cowan, F.J., Dunstan, F.D.J. et al. (1998) Measured and predicted bone mineral content in healthy boys and girls aged 6-18 years: adjustment for body size and puberty. *Acta Paediatrica* **87**, 244-249.

Wharton, B. & Bishop, N. (2003) Rickets. *Lancet* **362**, 1389-1400.

11

OBESIDADE

FISIOLOGIA

Definição

Na infância, a obesidade pode ser avaliada de diferentes maneiras. A determinação do peso, isoladamente, é inadequada dada a influência da altura sobre o peso. Apesar da obesidade ser clinicamente óbvia, caso o percentil de peso da criança seja maior que o percentil da altura, a gravidade da obesidade é mais bem definida utilizando-se o índice de massa corporal (IMC) onde

$$IMC = peso\ (kg)/altura\ (m)$$

Alternativamente, a gordura corporal pode ser avaliada a partir de medidas diretas da espessura da prega cutânea, utilizando-se um compasso para medida da espessura da prega cutânea ou a partir da medida da circunferência da cintura. Dada a variação normal de IMC, espessura da prega cutânea e circunferência da cintura durante a infância, são necessárias referências a gráficos de percentis para interpretação dos dados. A utilidade da espessura da prega cutânea e das medidas da circunferência da cintura é limitada pelas dificuldades práticas em obter estas medidas de forma precisa, de modo que a determinação de IMC é, atualmente, o melhor método clínico para a identificação e monitorização da obesidade na infância.

Não existem definições amplamente aceitas com relação à obesidade na infância, uma vez que existem poucos dados correlacionando definições específicas com riscos futuros para a saúde. No Reino Unido, crianças com um IMC acima do percentil 91 para a idade e sexo, podem ser definidas como portadoras de sobrepeso e aquelas acima do 98° percentil são consideradas obesas (veja Apêndice 2 para United Kingdom 1990 *sex-specific* IMC *centile reference charts*). Em todo o mundo industrializado, existem claras evidências de um aumento rápido, crescente na prevalência da obesidade em crianças e adultos, sendo crianças mais velhas mais afetadas que lactentes. Nos Estados Unidos da América do Norte, mais de 30% das crianças apresentam um índice de massa corporal que excede o 95º percentil.

Etiologia

Um maior risco de obesidade está associado a fatores genéticos, ambientais (Tabela 11.1) e patológicos (Tabela 11.2). É provável que uma combinação de um estilo de vida cada vez mais sedentário com uma ingesta calórica excessiva para as necessidades seja o principal responsável pela obesidade notada através da última década.

Tabela 11.1 Fatores de risco não-patológicos para obesidade

Fator de risco	*Exemplos*
Genético	Obesidade em um ou ambos os pais
	Rebote precoce de adiposidade
Ambiental	Privação socioeconômica
	Filho único
	Só um dos pais presentes
Relacionado com a dieta	Alimentação com mamadeira na infância
	Dieta rica em gordura
	Padrões alimentares desorganizados
Relacionado com a atividade	Inatividade física
	Assistir TV por período longo de tempo
	Curta duração do sono

Tabela 11.2 Causas patológicas de obesidade

Causa	*Exemplos*
Síndromes	Síndrome de Laurence-Moon-Biedl
	Síndrome de Down
	Síndrome de Prader-Willi (Fig. 11.2)
Mutações de genes isolados	Receptor melacortin-4
	Pró-opiomelanocortina
	Leptina
	Receptor da leptina
	Pseudo-hipoparatireoidismo
Lesão hipotalâmica	Trauma
	Tumores, p. ex., craniofaringioma
	Pós-encefalite
Anormalidades endócrinas	Deficiência do hormônio de crescimento
	Hipotireoidismo
	Síndrome de Cushing
	Hiperinsulinismo
Imobilidade	Espinha bífida
	Paralisia cerebral
Retardo no crescimento esquelético	Acondroplasia
Drogas	Insulina
	Esteróides
	Drogas antitireoideanas
	Valproato de sódio

Crianças obesas com menos de 3 anos de idade, sem pais obesos, apresentam menor risco de obesidade na idade adulta. No entanto, em crianças mais velhas, a presença de obesidade torna-se um fator cada vez mais importante para predizer a obesidade adulta, independente do fato de os pais serem ou não obesos, com mais que dois terços das crianças obesas aos 10 anos de idade ou mais, tornando-se adultos obesos. Obesidade dos pais mais do que dobra o risco de obesidade adulta para crianças jovens. Estudos com gêmeos sugeriram uma hereditariedade da massa corporal de 40% a 70%.

Regulação da gordura corporal

As quantidades normais de gordura corporal variam durante a infância, como pode ser observado através dos gráficos de IMC (Apêndice 2). Lactentes ganham gordura como conseqüência de aumento do tamanho das células adiposas, relativamente rápido até a idade de 1 ano, mas depois emagrecem até a idade aproximada de 6 anos, quando as células adiposas diminuem em tamanho. A partir deste ponto em diante, existe um aumento constante na gordura corporal até a idade adulta jovem (a assim chamada "adiposidade rebote"), associada ao aumento do número de células adiposas. Existe pouca diferença entre a quantidade de gordura corporal em meninas e meninos lactentes. Contudo, após a infância, a gordura subcutânea aumenta mais rapidamente em meninas, particularmente durante a puberdade, quando meninos apresentam maior centralização de seus estoques de gordura corporal.

Obesidade ocorre quando a ingesta energética excede cronicamente o gasto energético. Em crianças obesas existem amplas variações na ingesta energética e nem todas as crianças obesas comem excessivamente. A alta densidade calórica e o conteúdo de gordura da dieta moderna estão associados ao maior risco de obesidade.

O hipotálamo possui um papel central na regulação do equilíbrio energético, integrando mensagens neuronais, hormonais e nutritivas dentro do corpo e transmitindo sinais que levam a sensações tais como fome ou saciedade (Fig. 11.1). O hipotálamo também influencia o gasto energético via função nervosa e regulação da liberação de hormônios pituitários. Muitos neurotransmissores hipotalâmicos demonstraram influenciar a ingesta energética (Tabela 11.3).

O gasto energético consiste de três componentes:

1 Taxa metabólica residual é a energia gasta em repouso para a manutenção das atividades celulares básicas, excluindo a manutenção da temperatura corporal, sendo responsável por 60% a 70% do gasto energético total. A massa livre de gordura é metabolicamente mais ativa que a massa de gordura. Indivíduos obesos apresentam aumento das quantidades de gordura corporal e da massa livre de gordura e, conseqüentemente, a maior parte dos indivíduos obesos apresenta aumento de suas taxas metabólicas de repouso *absolutas*, devido a seu aumento de massa livre de gordura.

2 Termogênese é o gasto energético em resposta à digestão e absorção de alimento, alterações da temperatura, influências emocionais ou drogas com influência das respostas fisiológicas a tais estímulos. É responsável por aproximadamente 10% do gasto energético total. É improvável que variações na termogênese sejam clinicamente importantes no equilíbrio energético do indivíduo obeso.

3 A energia gasta com atividade física em crianças varia amplamente numa base individual diária e entre indivíduos, sendo responsável por 20% a 30% do gasto energético total. Apesar de crianças obesas serem relativamente inativas fisicamente, apresentam um aumento do custo energético de atividades que envolvam peso e, conseqüentemente, não demonstram acentuadas reduções em seu componente de gasto energético quando comparadas com crianças de peso normal.

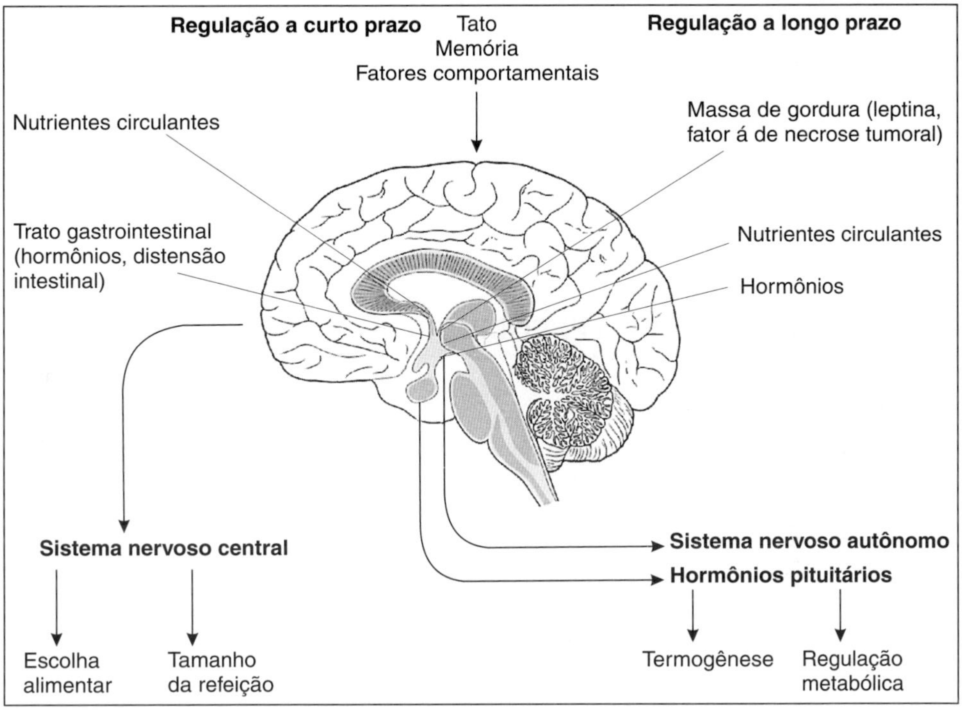

Fig. 11.1 Influências do controle hipotalâmico da saciedade.

Como conseqüência destas influências sobre o gasto energético, na maioria das crianças obesas o gasto energético total *absoluto* encontra-se aumentado. Contudo, existe evidência de que uma taxa metabólica *relativa* baixa (ou seja, ajustada para o tamanho corporal) predisponha ao ganho de peso.

Tabela 11.3 Fatores que influenciam a regulação hipotalâmica da ingesta energética

Fatores que aumentam a ingesta alimentar	*Fatores que diminuem a ingesta alimentar*
Noradrenalina	Serotonina
Opióides	Dopamina
Ghrelin	Colecistoquinina
Galanina	Fator liberador de corticotrofina
Neuropeptídeo Y	Neurotensina
Hormônio concentrador da melanina	Bombesina
	Peptídeo calcitonina relacionado com gene
	Amilina
	Adrenomedulina
	Peptídeo YY3-36
	Leptina
	Glucagon
	Peptídeo-1 semelhante ao glucagon

Existem interações complexas entre vias sinalizadoras que controlam a ingesta de energia e saciedade e aquelas que regulam a massa de gordura. Tecido adiposo pode influenciar a regulação hipotalâmica do equilíbrio energético através da secreção de leptina, um hormônio que cruza a barreira sangue-cérebro e suprime a função do neuropeptídeo Y dentro do hipotálamo, levando à redução do apetite e aumento do gasto energético. No entanto, a maioria das crianças obesas apresenta aumento das concentrações de leptina em proporção com seu aumento de gordura corporal. Distúrbios da síntese ou ação da leptina são muito raros, sendo responsáveis por poucos casos de obesidade.

EXAME E INVESTIGAÇÃO PRELIMINARES

História

A maioria das crianças com obesidade não apresenta uma causa patológica de base e apresentam a assim chamada "obesidade simples". Tais crianças geralmente demonstram um crescimento e desenvolvimento físico rápido. Em contraste, crianças que são obesas, de baixa estatura e que crescem lentamente têm maior probabilidade de apresentar uma anormalidade endócrina ou, caso exista associação de sinais dismórficos e distúrbio intelectual, uma causa sindrômica pode ser a responsável pela sua obesidade. Uma história e exame cuidadosos são necessários para distinguir entre as poucas crianças com patologia significativa de base causando sua obesidade e aquelas que apresentam "obesidade simples". A história deve incluir os seguintes detalhes:

- Peso ao nascer. Caso aumentado, sugere um mecanismo de base, tal como hiperinsulinismo, que pode ter iniciado *in utero*.
- Idade de início da obesidade, uma vez que início precoce da obesidade antes dos 2 anos de idade ou durante alimentação exclusiva com leite materno é sugestivo de uma causa genética ou sindrômica.
- Presença de anomalias congênitas ou sintomas sugestivos de uma síndrome (p. ex., problemas iniciais de alimentação requerendo uma sonda nasogástrica para alimentação e hipotonia, com certas características dismórficas podem sugerir a síndrome de Prader-Willi; Fig. 11.2).
- História detalhada alimentar e dietética. Muitas vezes é útil detalhar todo um dia de dieta típica.
- Informação sobre os níveis de atividade física.
- A extensão dos efeitos adversos da obesidade – particularmente psicossociais ou relacionados com a escola – sobre a criança, o desejo da criança e dos pais para que a criança perca peso e a extensão e sucesso de intervenções anteriores para obtenção de controle do peso.
- Medicação.
- Sintomas de patologia hipotálamo-pituitária (p. ex., cefaléia, sintomas visuais ou história prévia de traumatismo ou encefalite).
- Sintomas sugestivos de anormalidade endócrina (Tabela 11.2).
- Presença de poliúria e polidipsia (indicando diabetes tipo 2).
- História familiar de obesidade.

Exame

Ao exame, a criança deve ser submetida à avaliação precisa do peso e altura, com medidas anotadas em gráficos de peso, altura e IMC. As medidas de altura devem ser comparadas com a variação de altura-alvo, derivada do percentil médio da altura dos pais, uma vez que aqueles relativa-

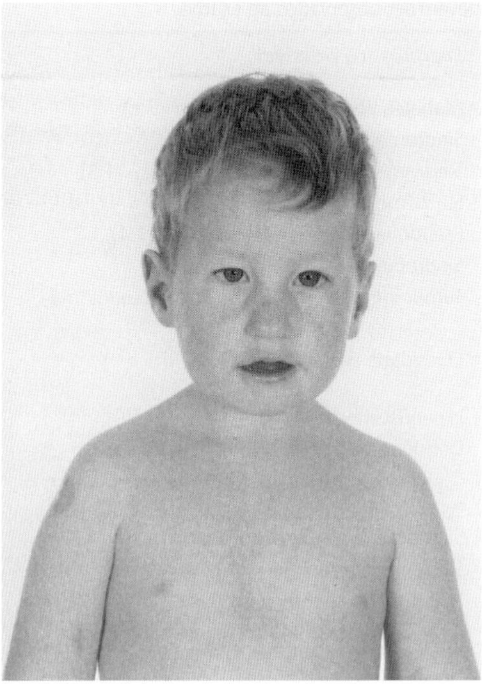

Fig. 11.2 Síndrome de Prader-Willi.

mente pequenos para seu *background* genético têm maior chance de apresentar uma causa sindrômica ou endócrina para sua obesidade, enquanto aquelas relativamente altas têm maior chance de apresentar obesidade simples. Avaliação posterior da gravidade da obesidade pode ser feita a partir da medida da circunferência da cintura ou tríceps e das pregas cutâneas subescapulares, apesar de estas técnicas de medida requererem treinamento e serem difíceis de realizar em indivíduos muito obesos. Nem todas as causas patológicas de obesidade são auto-evidentes e exame clínico cuidadoso é necessário para identificar sinais sugestivos de certos distúrbios ou complicações da obesidade. É particularmente importante notar a presença de *acantose nigricans* (Prancha 1) mais comumente observada na axila ou pescoço, uma vez que pode indicar resistência insulínica e um maior risco para o desenvolvimento de diabetes tipo 2. Sinais-chave a serem observados ao exame clínico são apresentados na Tabela 11.4. As características clínicas das síndromes que podem estar presentes com obesidade encontram-se resumidas na Tabela 11.5.

Complicações

Os principais efeitos adversos da obesidade estão resumidos na Tabela 11.6. Na infância, complicações médicas agudas da obesidade simples são em menor quantidade e menos importantes. A combinação de resistência insulínica, hipertensão, hipertrigliceridemia e uma baixa concentração da lipoproteína colesterol (a assim chamada síndrome X ou síndrome plurimetabólica) geralmente é rara na infância, apesar de nos Estados Unidos da América do Norte uma entre quatro crianças com excesso de peso na faixa etária de 6 a 12 anos atualmente apresentar um distúrbio da tolerância à glicose e 60% destas apresentarem pelo menos um fator de risco para doença cardíaca.

Tabela 11.4 Sinais clínicos que devem ser observados ao exame

Sinal clínico	*Diagnóstico possível*
Acantose nigricans (Prancha 1)	Diabetes tipo 2 (resistência insulínica)
Hipertensão	Síndrome X
Características dismórficas (veja Tabela 11.5)	Síndrome Laurence-Moon-Biedl (Fig. 11.3)
	Síndrome Prader-Willi (Fig. 11.2)
	Pseudo-hipoparatireoidismo (Fig. 11.4)
	Síndrome Beckwith-Wiedemann
Distúrbio dos campos visuais	Tumor intracraniano, p. ex., craniofaringioma
Papiledema ou atrofia óptica	
Alta estatura ou aumento da velocidade de crescimento	Obesidade simples
	Hiperinsulinismo
Baixa estatura ou diminuição da velocidade de crescimento	Deficiência de hormônio do crescimento
	Hipotireoidismo
	Síndrome Laurence-Moon-Biedl
	Síndrome Prader-Willi
	Pseudo-hipoparatireoidismo
Defeitos cranianos da linha média (p. ex., fenda labiopalatino)	Deficiência de hormônio do crescimento
Obesidade do tronco	
Bócio	Hipotireoidismo
Reflexos prolongados do tornozelo	
Miopatia proximal	Síndrome de Cushing
Hipertensão	
Obesidade do tronco	
Marcha anormal	Espinha bífida
	Paralisia cerebral

Mais comumente, crianças obesas são altas para sua idade e apresentam desenvolvimento esquelético avançado com um avanço na idade óssea. Algumas podem passar por puberdade precoce, com conseqüências potencialmente adversas para sua altura adulta final. Por quê o excesso de gordura corporal tem este efeito ainda não está claro. Crianças obesas também podem apresentar um distúrbio de sua auto-imagem e para meninos isto pode ser complicado por um acentuado coxim adiposo suprapúbico, fazendo com que o pênis fique enterrado na gordura e, como resultado, pareça ser muito pequeno.

Investigações

As seguintes investigações devem ser consideradas naquelas em que existam preocupações clínicas com relação à causa patológica de base ou com relação a uma possível complicação metabólica da obesidade.

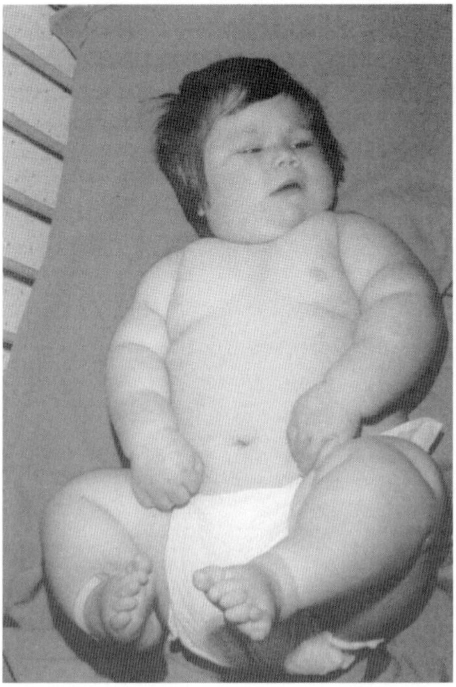

Fig. 11.3 Polidactilia numa criança com a síndrome de Laurence-Moon-Biedl.

- Uma avaliação da tolerância, por exemplo, análise urinária para glicosúria, glicemia de jejum ou, ocasionalmente, um teste oral de tolerância à glicose.
- Aumento da insulina sorológica de jejum e diminuição das concentrações da globulina que liga hormônio podem confirmar a presença de resistência insulínica.
- Perfil lipídico.
- Testes de função da tireóide (concentrações sorológicas de T4 e do hormônio tireoestimulante (TSH)).
- Testes de função hepática.
- Três estimulações de 24 horas de cortisol urinário.
- Idade óssea.

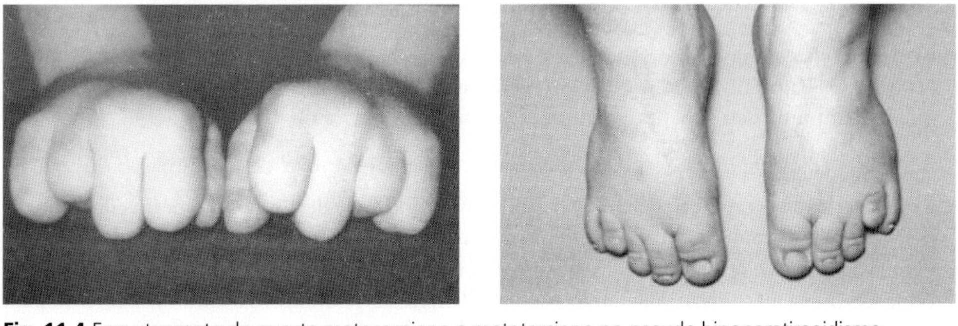

Fig. 11.4 Encurtamento do quarto metacarpiano e metatarsiano no pseudo-hipoparatireoidismo.

Tabela 11.5 Características clínicas de causas sindrômicas comuns da obesidade (Figs. 11.2, 11.3 e 11.4)

Sistema	*Síndrome Prader-Willi*	*Síndrome Laurence-Moon-Biedl*	*Pseudo-hipo-paratireoidismo*
Facial	Fronte estreita	Estrabismo	Fácies arredondada
	Olhos amendoados		Pescoço curto
	Fenda antimongolóide		
	Pregas epicânticas		
	Estrabismo		
	Boca de carpa		
	Micrognatia		
	Lóbulos de orelha anormais		
Esquelético	Baixa estatura	Baixa estatura	Baixa estatura
	Pés e mãos pequenos	Polidactilia	Quarto metacarpiano e metatarsiano encurtados
	Clinodactilia	Clinodactilia	
	Sindactilia		
	Escoliose		
	Deslocamento dos quadris		
Neuromuscular	↓ QI	↓ QI	↓ QI
	Hipotonia e problemas alimentares na infância	Retinite pigmentar	
	Apetite insaciável		
	Raiva incontrolável		
Endócrino	Hipogonadismo hipogonadotrófico	Hipogonadismo hipogonadotrófico	Hipocalcemia PTH-resistente
	Diabetes tipo 2	Diabetes *insipidus*	
Outros		Anomalias renais	Calcificações subcutâneas

- Concentrações sorológicas de LH, FSH, estradiol, 17-hidroxiprogesterona, androstenediona e testosterona e um ultra-som pélvico em meninas com hirsutismo ou irregularidade menstrual, que tenham um risco para apresentação de doença policística do ovário.

A necessidade de investigações adicionais irá depender do nível de preocupação dos pais.

- Em casos de suspeita ou certeza de hipotireoidismo, síndrome de Cushing, hiperinsulinismo ou deficiência de hormônio de crescimento, consulte o capítulo relevante para outras investigações.
- Caso se suspeite de síndrome de Laurence-Moon-Biedl, encaminhamento para um geneticista pode ser útil na identificação de características dismórficas relevantes e o encaminhamento para um oftalmologista para exame retiniano detalhado incluindo eletrorretinografia é importante.

Tabela 11.6 Complicações da obesidade simples

Sistema	*Efeito adverso*
Metabólico e endócrino	Hiperinsulinemia
	Distúrbio da tolerância à glicose
	Diabetes tipo 2
	Hiperlipidemia
	Síndrome X (síndrome multimetabólica)
	Desenvolvimento puberal avançado
	Doença dos ovários policísticos
	Hepatite esteatosa
Cardiovascular	Hipertensão
Respiratório	Ofegante ao esforço
	Apnéia obstrutiva do sono
	Síndrome de Pickwick
Esquelético	Joelhos knock ou pernas arqueadas
	Deslizamento das cabeças femorais
Psicológico	Auto-imagem pobre
	Intimidamento
	Problemas comportamentais

- Crianças com a síndrome de Prader-Willi causada por uma deleção do cromossomo 15(q11-13) ou dissomia unimaterna podem ser diagnosticadas através de uma combinação de hibridização fluorescente *in situ* (FISH) e exame de DNA.
- Caso se suspeite de pseudo-hipoparatireoidismo, medir as concentrações sorológicas de cálcio, fosfato e hormônio paratireóide. No caso de baixo cálcio no soro e aumento do hormônio paratireóide (PTH) e do fosfato, o diagnóstico pode ser confirmado pela demonstração de mutações deativadoras do gene que codifica a subunidade α da proteína G estimulatória que está localizada no braço longo do cromossomo 20.
- Nas síndromes associadas a hipogonadismo, investigação do eixo pituitário-gonadal deve ser considerada naqueles que apresentam hipoplasia gonadal, retardo acentuado da puberdade ou desenvolvimento inadequado de características sexuais secundárias (veja Capítulo 5).

TRATAMENTO

Crianças jovens freqüentemente parecem obesas e uma redução espontânea da gordura corporal ocorre como parte das alterações normais na composição corporal com o aumento da idade. Conseqüentemente, por estes motivos raramente um regime de emagrecimento é necessário para crianças jovens. No entanto, devem ser realizadas investigações para excluir causa patológica de obesidade em todas as crianças com obesidade grave, de início precoce. Caso seja cogitada uma restrição calórica, a meta deve ser a manutenção do peso corporal mais do que uma perda de peso, uma vez que a última pode levar a deficiências dietéticas específicas (p. ex., de vitaminas) ou a distúrbios do crescimento.

Para muitas crianças obesas, a perda de peso em direção a um "peso ideal para a altura" provavelmente é irrealista. Todavia, uma redução mais modesta do peso ou mesmo a prevenção de ganho de peso futuro, podem produzir benefícios para a saúde a longo prazo. Tais metas, que são mais prováveis de serem atingidas, devem ser consideradas quando do planejamento de regimes terapêuticos individuais. Infelizmente, não existem evidências publicadas com relação a qualquer tratamento eficaz para obesidade infantil.

Crianças mais velhas com obesidade simples devem ser encorajadas a tentar controlar seu ganho de peso por meio de:

- educação sobre a natureza da obesidade e suas conseqüências a longo prazo;
- avaliação realística dos benefícios de regimes de emagrecimento;
- alimentação saudável (p. ex., horários regulares das refeições familiares, evitar excesso de "lanchinhos", alimentos fritos, gorduras adicionadas e açúcares, assim como bebidas altamente energéticas, encorajando-se alimentos com alto teor de fibras), com modesta restrição calórica e encaminhamento a uma nutricionista quando necessário;
- aumento da atividade física habitual (p. ex., caminhada em vez de utilizar o transporte escolar, participação em jogos ou esportes com os quais a criança tenha afinidade, restringir televisão ou jogos computadorizados); e
- apoio psicológico (p. ex., freqüência regular em uma clínica psicológica com apoio dietético, terapia de grupo (p. ex., Vigilantes do Peso) com ênfase no apoio mútuo e promoção da auto-estima positiva).

Uma vez desenvolvida a obesidade em uma criança, a perda de peso e manutenção a longo prazo de um melhor peso corporal são difíceis de obter. O encorajamento de crianças com obesidade simples é mais bem obtido com visitas freqüentes (p. ex., a cada 3 meses) do paciente a uma clínica ou serviço de apoio com equipe motivada e interessada. Serviços multidisciplinares envolvendo pediatras da comunidade, clínicos gerais, nutricionistas, psicólogos ou psiquiatras, podem ajudar a melhorar o resultado. Contudo, não existe motivo para continuar a encorajar a freqüência de pacientes obesos que falham em cumprir com as intervenções sugeridas e que falham na perda de peso significativa, apesar de serem necessárias consultas clínicas intermitentes de acompanhamento, para monitorar sinais precoces de complicações da obesidade.

Apesar de tratamento medicamentoso, incluindo inibidores da absorção de nutrientes pelo intestino (p. ex., acarbose, *guar gum* e inibidores da lipase pancreática), redutores do apetite (p. ex., derivados da anfetamina e agentes serotoninérgicos) e agentes que aumentam o gasto energético (p. ex., tiroxina e agonistas adrenérgicos) terem sido utilizados no tratamento da obesidade em adultos, existe pouca experiência de seu uso e eficácia na infância. Seus efeitos colaterais podem ser problemáticos e seu uso atualmente não está indicado em crianças. Existe um aumento do interesse no valor de intervenções cirúrgicas, tais como bandeamento gástrico laparoscópico ou o procedimento de *bypass* de Roux em Y para crianças extremamente obesas. Quando realizados em crianças pode-se obter perda dramática de peso e estas crianças precisam ser cuidadosamente monitoradas para efeitos colaterais.

Quando a obesidade é a conseqüência de uma endocrinopatia de base, o tratamento da deficiência hormonal com uma reposição hormonal relevante (p. ex., hormônio de crescimento ou tiroxina) deve resultar em uma redução da gordura corporal. Existem evidências de que a síndrome de Prader-Willi está associada a disfunção hipotalâmica, incluindo distúrbio da secreção de hormônio de crescimento. Terapia com hormônio do crescimento (0,25 mg/kg/semana até um máximo de 2,7 mg ao dia) atualmente é indicada para melhorar o crescimento e a composição corporal em crianças com a síndrome de Prader-Willi, desde que se comprove não existir evidência de obstrução de via aérea superior ou obesidade grave (peso excedendo 200% do ideal para a altura) e estudos do sono pré-tratamento não tenham evidenciado apnéia do sono. Intervenções medicamentosas ou cirúrgicas para hiperinsulinismo ou síndrome de Cushing também levarão à perda de peso significativa.

Quando envolver um centro especializado

- Crianças com suspeita de tumores hipotalâmicos ou causas endócrinas para obesidade devem ser tratadas em conjunto com centros que tenham especialistas nas investigações neurocirúrgicas relevantes e endocrinologistas pediátricos.
- Crianças com obesidade tão grave que se suspeite de conseqüências cardiorrespiratórias adversas significativas, devem ser encaminhadas a uma unidade especializada, para uma avaliação cardiorrespiratória detalhada, incluindo estudos do sono.
- Crianças com obesidade suficientemente grave, nas quais se considera um tratamento com drogas ou cirurgia, devem ser encaminhadas para um centro especializado para outras avaliações.

DESENVOLVIMENTOS FUTUROS

- Estudos controlados, randomizados e de alta qualidade para intervenções sobre o estilo de vida, que visam prevenir ou tratar a obesidade na infância pela alteração do comportamento alimentar ou padrões da atividade física necessária.
- É necessária uma avaliação dos possíveis benefícios do metformina ou inibidores da ação da lipase pancreática no intestino, para promover a perda de peso e sensibilidade insulínica em crianças obesas.
- Uma avaliação dos riscos e benefícios da cirurgia para o tratamento de obesidade na infância.
- Pesquisas futuras devem esclarecer o papel e a relação entre os múltiplos neurotransmissores conhecidos para influenciar a função hipotalâmica, na esperança de que seja descoberto um componente que possa ter um efeito significativo sobre a saciedade, sem efeitos colaterais adversos.
- Uma abordagem terapêutica alternativa pode originar-se da melhora de nossa compreensão do controle do gasto energético, tal como a recente descoberta de proteínas não-ligadas em humanos. Estas proteínas quebram a conexão entre o metabolismo alimentar e a produção de energia, resultando em aumento da produção de calor mais do que em energia “útil” (ou seja, utilização ineficiente de energia).

PONTOS DE CONTROVÉRSIA

- Quão extensivamente devem ser investigadas as crianças obesas, de alta estatura e sem sinais dismórficos?
- Qual a importância relativa de fatores de risco genéticos e ambientais para a obesidade na infância?
- Qual o risco futuro de obesidade na vida adulta para uma criança obesa jovem?
- A obesidade no início da infância é mais perigosa na vida adulta que a obesidade no início da idade adulta?
- As crianças que se tornam obesas são menos ativas que aquelas que não são obesas?
- Crianças de famílias obesas, que têm um risco aumentado para obesidade, apresentam uma redução herdada em suas taxas metabólicas?

ARMADILHAS POTENCIAIS

- Falha no reconhecimento da importância diagnóstica em distinguir entre crianças obesas que são relativamente altas e aquelas que são baixas.
- Expectativas excessivas e não-realísticas com relação ao sucesso de intervenções para o tratamento da obesidade infantil, especialmente quando ambos os pais são obesos.
- a Investigação excessiva para uma causa patológica inexistente para a obesidade em uma criança que, sob outros aspectos, está bem de saúde e que cresce normalmente e apresenta uma boa altura.
- Encorajar crianças obesas a obter uma dramática perda de peso a curto prazo dificilmente levará ao sucesso na manutenção de um bom peso a longo prazo.
- Perda de peso excessiva pode levar a distúrbio do crescimento.
- Atraso no diagnóstico de diabetes tipo 2 ou erro diagnóstico de um diabetes tipo 1 em criança obesa com sintomas mínimos e ausência de cetonúria, quando a hiperglicemia finalmente é documentada.

RELATO DE CASOS

Caso 1

Um garoto de 12 anos de idade apresentando obesidade. Ele foi um lactente hipotônico e não se alimentava bem até a idade de 7 anos. Ao exame, apresentava um retardo do desenvolvimento e necessidades educacionais especiais. Sua altura situava-se no 50º percentil e seu peso bem acima do 97º percentil. Os seguintes achados foram obtidos a partir de uma amostra de sangue basal:

cálcio	1,95 mmol/l	[7,82 mg/dl]
albumina	41 g/l	[4,1 g/l]
fosfato	1,90 mmol/l	[5,9 mg/dl]
creatinina	78 nmol/l	[0,9 mg/dl]
fosfatase alcalina	202 IU/l (variação de referência 100 a 400)	
PTH	14,5 pmol/l (variação de referência 0,9 a 5,5)	[138 pg/ml] (variação de referência 10 a 65)
25-OH-colecalciferol	16,1 ng/ml (variação de referência 8 a 50)	
T4 livre	11 pmol/l (variação de referência 9,8 a 23,1)	[0,88 ng/dl] (variação de referência 0,0 a 2,4)
TSH	5,7 mU/l (variação de referência 0,35 a 5,5)	

Perguntas

1 O que estes resultados demonstram?

2 Qual o diagnóstico mais provável?

3 Quais as investigações adicionais que podem esclarecer o diagnóstico?

Respostas

1 Hipocalcemia com hiperfosfatemia, aumento da concentração PTH e teste de função tireóide com resultados limítrofes.

2 Pseudo-hipoparatireoidismo é o diagnóstico mais provável.

3 A presença de resistência PTH pode ser confirmada pela demonstração de ausência de uma resposta monofosfatase adenosídeo urinário cíclico (cAMP) à infusão de PTH. Análise DNA pode confirmar o defeito genético de base. Caso se suspeite clinicamente de hipotireoidismo, a repetição de testes da função tireóide ou um teste de estimulação do hormônio liberador da tireotrofina (TRH) podem ser úteis para avaliar uma possível resistência TSH associada.

Caso 2

Uma menina de 1 ano de idade foi encaminhada com obesidade maciça. Ela foi o produto de um parto normal com 41 semanas de gestação, peso ao nascer 4,28 kg. Notou-se que ela apresentava polidactilia em ambas as mãos e quinto pododáctilo do pé esquerdo bífido. Ela foi amamentada ao seio desde o nascimento, alimentos sólidos foram introduzidos com 9 meses de idade. Não existia evidência de pigmentação retiniana. Seu quociente de inteligência geral (excluindo a parte locomotora) era de 89. Investigações sorológicas bioquímicas iniciais demonstraram o seguinte:

uréia, eletrólitos e glicose		normais
cálcio	2,24 mmol/l	[9,0 mg/dl]
fosfato	1,33 mmol/l	[4,1 mg/dl]
T4 livre	14,9 pmol/l	[1,2 ng/dl]
TSH	1,82 mU/l	
IGF-1	5,7 nmol/l (variação normal 5,0 a 33,6)	[44 ng/dl (38 a 257)]

Perguntas

1 Qual o diagnóstico mais provável?

2 Quais as investigações adicionais que podem ajudar?

Respostas

1 O diagnóstico mais provável é a síndrome de Laurence-Moon-Biedl.

2 Exame de sua função tireoidiana demonstrou ausência de potencial evocado ou reposta eletrorretinográfica ao *flash*. Um ultra-som abdominal não demonstrou quaisquer anormalidades renais associadas.

LEITURAS RECOMENDADAS

Auwerx, J. & Staels, B. (1998) Leptin. *Lancet* **351**, 737-742.

Berger, A., Brand, M. & O'Rahilly, S. (1998) Uncoupling proteins: the unravelling of obesity? Increased understanding of mechanisms may lead, in time, to better drugs. *British Medical Journal* **317**, 1607-1608.

Gortmaker, S.L., Must, A., Perrin, J.M. et al. (1993) Social and economic consequences of overweight in adolescence and young adulthood. *New England Journal of Medicine* **329**, 1008-1012.

Leibel, R.L. (1997) And finally, genes for human obesity. *Nature Genetics* **16**, 218-220.

Miller, J ., Rosenbloom, A. & Silverstein, J. (2004) Childhood obesity. *Journal of Clinical Endocrinology & Metabolism* **89**, 4211-4218.

Rudolf, M.C.J. (2004) The obese child. *Archives of Disease in Childhood* **89**, ep57-ep62.

Whitaker, R.C., Wright, J.A., Pepe, M.S. et al. (1997) Predicting obesity in young adulthood from childhood and parental obesity. *New England Journal of Medicine* **337**, 869-873.

Wilding, J. (1997) Obesity treatment. *British Medical Journal* **315**, 997-1000.

12

Efeitos Endócrinos do Tratamento do Câncer

FISIOPATOLOGIA

Houve um aumento considerável nas taxas de sobrevida de crianças com relação à maioria das doenças malignas nos últimos 30 anos. Esta melhora resultou do uso de sofisticados regimes de quimioterapia com agentes quimioterápicos múltiplos, freqüentemente combinados com novas técnicas radioterápicas e cirúrgicas. O tratamento do câncer na infância é intensivo e associado a efeitos sobre muitos órgãos, dos quais o sistema endócrino é particularmente vulnerável. O risco de efeitos endócrinos tardios nos sobreviventes está mais relacionado com o tratamento recebido que com a natureza da doença maligna de base. A Tabela 12.1 apresenta os órgãos relacionados com a função endócrina e ao crescimento, susceptíveis aos efeitos do tratamento do câncer.

Tabela 12.1 Órgãos relacionados com a função endócrina ou crescimento, que são suscetíveis à lesão devido ao tratamento de câncer

Eixo hipotalâmico-pituitário
Hormônio do crescimento
Hormônio adrenocorticotrófico
Hormônio luteinizante/folículo-estimulante
Hormônio tireoestimulante
Tireóide
Testículo
Ovário
Coluna
Ossos longos
Placa de crescimento
Tecido mamário
Massa adiposa

Quimioterapia

Quimioterapia citotóxica pode lesar células normais em desenvolvimento e o dano depende do tipo e dose do agente quimioterápico utilizado. O epitélio germinativo no testículo é altamente suscetível a agentes alquilantes, tais como a ciclofosfamida. Similarmente, o potencial para a função ovariana normal pode estar prejudicado por quimioterapia intensiva. Lesão direta da placa de crescimento está sendo estudada como um mecanismo de distúrbio do crescimento induzido pela quimioterapia.

Radioterapia

Radioterapia, usada isoladamente ou em combinação com quimioterapia ou cirurgia, é eficaz no tratamento de muitos cânceres da infância. No entanto, isto ocorre freqüentemente à custa da função endócrina e do crescimento. O potencial para lesão está relacionado com a dose de radioterapia liberada, do protocolo de liberação e do local da lesão primária. Lesão do eixo hipotálamo-hipofisário é relativamente comum após irradiação de tumores cerebrais, da face, órbita e áreas adjacentes. A tireóide é susceptível à irradiação da cabeça e pescoço e a coluna em crescimento é vulnerável à radioterapia direta ou indireta. Similarmente, o testículo pré-puberal – muitas vezes o local de recorrência na leucemia – é suscetível ao tratamento direto.

INVESTIGAÇÃO E TRATAMENTO DOS EFEITOS ENDÓCRINOS TARDIOS

A clínica oncológico-endócrina combinada

O estabelecimento de uma clínica oncológico-endócrina combinada ou, alternativamente uma clínica de efeitos oncológicos tardios com um atendimento endocrinológico, mostrou ser benéfico no tratamento de pacientes (Fig. 12.1). Pediatras e endocrinologistas pediátricos devem ser encorajados a trabalhar junto com oncologistas para estabelecer um trabalho conjunto visando à identificação, investigação e tratamento dos efeitos endócrinos tardios. A principal meta do oncologista é o tratamento e monitorização do *status* do distúrbio primário do paciente. O endocrinologista pode apoiar este processo, contribuindo com conhecimento e experiência sobre potenciais e reais disfunções endócrinas. Monitorização auxológica é uma função essencial desta clínica.

Encaminhamento à clínica oncológica-endócrina

Encaminhamento tardio para essa clínica pode levar a um atraso considerável no diagnóstico de efeitos endócrinos tratáveis. Conseqüentemente, *todos os pacientes* que tenham recebido radioterapia na infância *dirigida a qualquer órgão*, devem ser encaminhados 1 ano após terem completado o tratamento. Desta maneira, a monitorização auxológica pode identificar precocemente distúrbios do crescimento e anormalidades potenciais da puberdade podem ser estudadas. Pacientes tratados com quimioterapia, que pode causar potencial disfunção endócrina, também devem ser encaminhados. Qualquer paciente oncológico com dúvidas sobre crescimento, puberdade ou alterações na composição corporal, por exemplo, obesidade, pode beneficiar-se de um encaminhamento precoce a esta clínica.

Investigação e monitorização de pacientes

Procedimentos que podem ser realizados na clínica conjunta ou associados com ela são mostrados na Tabela 12.2.

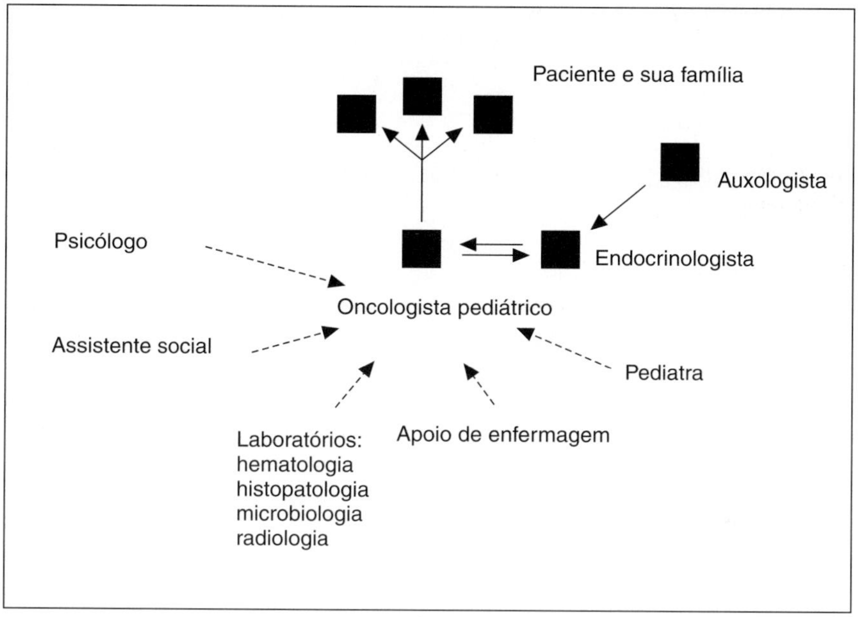

Fig. 12.1 Sugestão de modelo para uma clínica associada de oncologia-endocrinologia pediátrica.

ANORMALIDADES ENDÓCRINAS ESPECÍFICAS E DO CRESCIMENTO ASSOCIADAS AO TRATAMENTO DO CÂNCER

O tratamento do câncer pode afetar a função de muitos órgãos endócrinos e tecidos relacionados com o crescimento. Freqüentemente, diversos sistemas orgânicos são afetados num mesmo paciente. As principais anormalidades endócrinas e do crescimento são descritas individualmente.

Crescimento linear anormal

O crescimento pode estar afetado por:

- efeito direto da radioterapia sobre a medula;
- lesão do eixo hipotálamo-pituitário com deficiência resultante do hormônio do crescimento (GH);
- lesão gonadal com deficiência de esteróides sexuais, resultando em distúrbio do crescimento puberal; e
- efeito da rádio e quimioterapia sobre as placas de crescimento.

Irradiação da coluna

Irradiação da coluna, como a administrada para condições tais como o meduloblastoma (Fig. 12.2) e germinoma, afetará seriamente o subseqüente crescimento medular. O efeito é particularmente grave na infância precoce. Crescimento da coluna é um componente essencial para o estirão do crescimento na adolescência. Conseqüentemente, baixa estatura com desproporção devida a um tronco curto freqüentemente é observada nestes pacientes.

Tabela 12.2 Procedimentos dentro ou associados com a clínica associada de oncologia-endocrinologia

Freqüência clínica – a cada 4-6 meses
Monitorização auxológica
Altura
Velocidade de crescimento
Altura do indivíduo sentado
Peso
Idade óssea
Índice de massa corporal
Estagiamento do desenvolvimento puberal (incluindo volume testicular)
Determinações hormonais
Níveis basais
T4, TSH, corticol, testosterona, estradiol, LH, FSH, prolactina IGF-I
Testes dinâmicos
Estimulação do hormônio do crescimento (e ACTH), p. ex., glucagon, insulina, teste da clonidina, perfil noturno do hormônio do crescimento
Teste LHRH
Teste TRH
Estimulação hCG
Ultra-som da tireóide
Ultra-som pélvico
DXA *scan* para densidade mineral óssea e composição corporal

ACTH, hormônio adrenocorticotrófico; FSH, hormônio folículo-estimulante; hCG, gonadotrofina coriônica; IGF-I, fator de crescimento similar à insulina; LH, hormônio luteinizante; LHRH, hormônio liberador do LH; T4, tiroxina; TRH, hormônio liberador da tireotrofina; TSH, hormônio tireoestimulante.

Deficiência do hormônio de crescimento

Lesão do eixo hipotálamo-pituitário resultando em deficiência de GH pode ocorrer após radioterapia administrada em:

- altas doses (< 3.000 cGy) como terapia curativa para tumores cerebrais, orbitários e de tecidos adjacentes;
- doses de 1.800 a 2.400 cGy como profilaxia para leucemia do SNC; e
- doses de 750 a 1.200 cGy como irradiação corporal total.

A prevalência e gravidade da deficiência de GH estão relacionadas com a dosagem total da radioterapia e a programação do fracionamento. A mesma dose total administrada em um maior número de frações menores certamente será menos danosa. Regimes radioterápicos para tumores cerebrais e tumores da face e órbita, que liberam doses > 3.000cGy para o eixo hipotalâmico-pituitário, resultam quase invariavelmente em deficiência de GH. Esta geralmente está presente 2 anos após o tratamento.

A freqüência da deficiência de GH após irradiação profilática do SNC e após irradiação de corpo total é variável. No entanto, diversos estudos relataram uma prevalência de mais de 50%. Uma forma mais sutil de deficiência de GH pode ser observada quando a resposta do GH à esti-

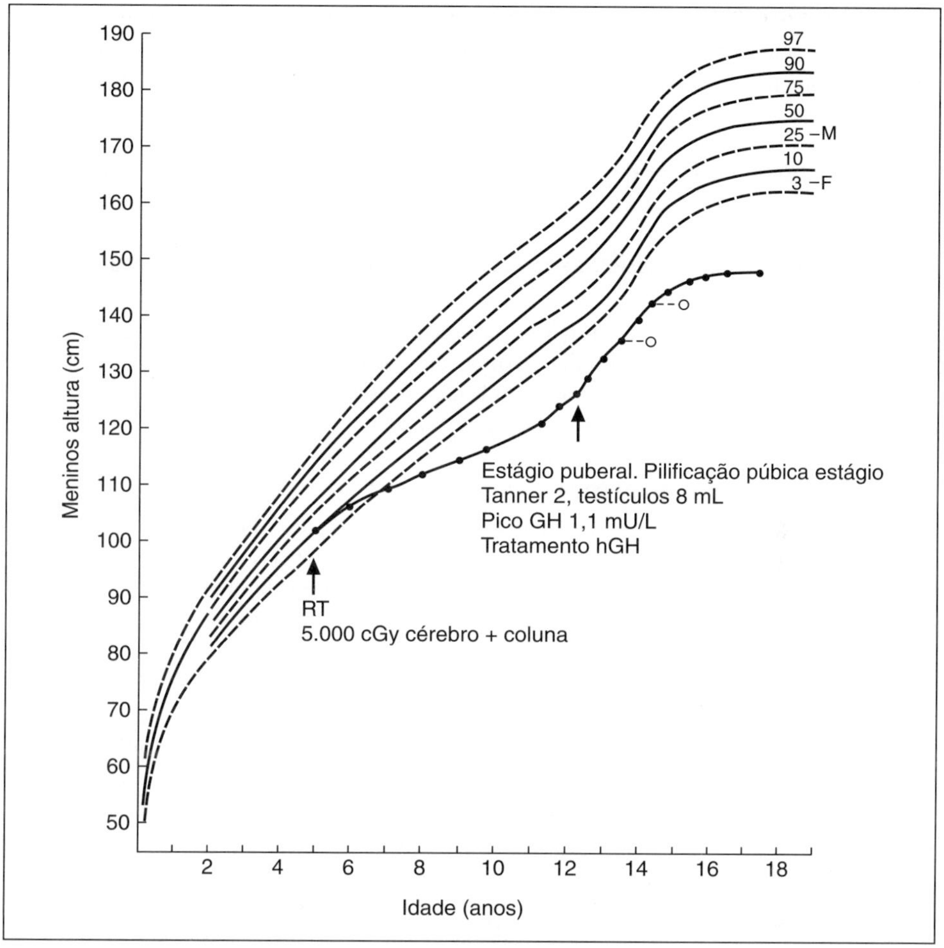

Fig. 12.2 Crescimento após radioterapia do crânio e coluna devida a um meduloblastoma. Note a grave perda de altura devida à irradiação da coluna, a puberdade precoce e a altura final gravemente restringida.

mulação farmacológica é normal; contudo, a secreção fisiológica de GH e o incremento normal na secreção GH que ocorre na puberdade ficam deficitários.

Diagnóstico

Um alto índice de suspeita é importante quando crianças com risco de deficiência de GH são avaliadas na clínica oncológico-endócrina. As crianças devem ser submetidas ao exame de estimulação do GH quando da suspeita de uma velocidade subnormal de crescimento. Para interpretação destes resultados, veja Capítulo 3. O *status* puberal sempre deve ser avaliado e considerado quando da interpretação de achados auxológicos. A puberdade estimula o crescimento, o que pode mascarar uma deficiência de GH.

Tratamento

Os mesmos princípios de tratamento de outras etiologias aplicam-se ao tratamento da deficiência de GH induzida por irradiação. Não existe evidência de que terapia com GH humano normal (hGH) aumente o risco de recorrência de processos malignos depois que sua remissão foi induzida. Apesar de ser reconhecido que nestes pacientes o defeito básico pode estar na secreção hipotalâmica do hormônio liberador do crescimento (GHRH), indica-se o tratamento com hGH e, como sempre, o diagnóstico precoce leva ao melhor resultado a longo prazo.

Deficiência de esteróides sexuais e lesão direta da placa de crescimento e dos ossos longos

Deficiência de esteróide sexual será discutida na seção sobre lesão gonadal. Foi descrita insuficiência de crescimento na ausência de irradiação direta da coluna ou deficiência de GH. Os mecanismos deste efeito aparente da quimioterapia ainda não estão claros. É possível que as placas de crescimento da coluna e ossos longos sejam susceptíveis à lesão por quimioterapia intensiva.

Função pituitária anormal

O eixo do hormônio de crescimento é mais vulnerável à lesão por radioterapia. Outros hormônios da pituitária anterior são relativamente resistentes. Deficiências de gonadotropina e hormônio adrenocorticotrófico (ACTH) podem ocorrer a um intervalo mais longo de aproximadamente 10 anos após o tratamento, seguidas de deficiência de hormônio tireoestimulante (TSH), que parece ser ainda mais infreqüente.

Puberdade precoce seguida de irradiação craniana

Este fenômeno foi inicialmente relatado nos anos 1980, sendo atualmente reconhecido como uma complicação, particularmente em meninas. Crianças que receberam irradiação craniana, particularmente numa idade bem jovem, apresentam um início significativamente mais precoce da puberdade no que diz respeito à idade cronológica e idade óssea.

A combinação de deficiência de GH e puberdade precoce reduz o potencial de crescimento. Nesta situação, a puberdade deve ser suprimida utilizando-se um análogo do hormônio de liberação de gonadotrofina (GnRH), para permitir um benefício máximo da reposição do hGH.

Lesão gonadal

Lesão gonadal na infância pode ocorrer após quimioterapia ou radioterapia. Existem diferenças específicas afetando testículo e ovário, de modo que cada uma será discutida separadamente.

O testículo

Quimioterapia

O uso de regimes quimioterápicos que incluem agentes alquilantes, tais como ciclofosfamida, clorambucil e nitrosureías, adicionalmente ao procarbazine, vimblastina, citosina arabinosídeo e, possivelmente, *cis*-platina pode causar lesão do epitélio germinativo, resultando em azoospermia e infertilidade na vida adulta. Esta tem sido relatada particularmente na leucemia e doença de Hodgkin. Com este conhecimento estabelecido, regimes quimioterápicos estão agora sendo modificados, visando à minimização desta complicação. Elevação do hormônio folículo-estimulante basal (FSH) é um guia útil de lesão do epitélio germinativo. A produção de testosterona pelas células de Leydig geralmente não está afetada.

Radioterapia

O testículo é vulnerável à lesão por radiação que, por sua vez, depende da dose total e da dose por fração. Após irradiação corporal total (dose 1.200 a 1.500 cGy) de crianças pré-puberais para tratamento de leucemia, a função das células de Leydig não foi afetada; no entanto, ocorreu azoospermia. Após irradiação testicular direta, a produção de testosterona foi severamente reduzida, resultando em infertilidade.

Conseqüentemente, é importante avaliar o tamanho e a função testicular, através de estimulação com gonadotrofina coriônica humana (hCG) se necessário e determinação das gonadotrofinas basais, visando a definir a necessidade de reposição de testosterona. Terapia com andrógeno a longo prazo pode ser indicada para assegurar desenvolvimento puberal satisfatório e níveis normais de testosterona na idade adulta.

O ovário

Quimioterapia

Aparentemente o ovário é mais resistente à lesão que o testículo. Fertilidade e função endócrina normais podem ser esperadas nos sobreviventes adultos de tratamento de leucemia infantil. Regimes quimioterápicos intensivos para condições tais como a doença de Hodgkin podem conferir maior risco para a função ovariana. Elevação do FSH basal pode indicar lesão ovariana.

Radioterapia

O ovário é susceptível à lesão por radioterapia. Radioterapia direta ou indireta como na irradiação corporal total, podem causar insuficiência ovariana com distúrbio da ovulação e possível secreção subnormal de esteróide sexual. Pacientes vulneráveis necessitam de avaliação cuidadosa pelo endocrinologista para assegurar desenvolvimento puberal normal.

Anormalidades tireóideas

Anormalidades tireóideas são passíveis de ocorrer após radioterapia que tenha incluído a área da tireóide. Existem 3 tipos principais de potencial disfunção tireóidea: hipotireoidismo, nódulos tireóideos benignos e câncer da tireóide. As crianças com maior risco são aquelas tratadas para doença de Hodgkin, que tenham recebido de 3.000 a 5.000 Cgy na região do pescoço. Destes pacientes, aproximadamente 25% desenvolvem hipotireoidismo durante os primeiros anos após o tratamento. O primeiro sinal é geralmente a elevação do TSH, que deve ser prontamente tratado com reposição de tiroxina. A freqüência aumenta para > 50% após 6 anos.

Irradiação corporal total e irradiação craniana também estão associadas a hipotireoidismo, que deve ser excluído através de exames regulares da função tireóide, realizados na clínica associada de oncologia-endocrinologia. Nódulos de tireóide podem desenvolver-se após um longo intervalo. Podem ser detectados clinicamente ou através de ultra-som.

Câncer de tireóide também é geralmente uma complicação tardia da irradiação do pescoço. Qualquer neoplasia suspeita deve ser investigada com ultra-som. Elevação de TSH por longos períodos de tempo parece conferir maior risco de malignização à glândula irradiada.

Anomalias adrenais

Função adrenal anormal é rara em crianças devido ao tratamento de câncer. Deficiência de ACTH pode ser uma complicação tardia da irradiação craniana com alta dose (> 3.000 cGy) e deve ser considerada caso outros hormônios da pituitária anterior estejam deficitários.

Anormalidades da composição corporal

Sabe-se que os sobreviventes de leucemia infantil e de tumores cerebrais podem tornar-se obesos. Atualmente não existe uma boa explicação para este fato. Também pode ocorrer distúrbio da mineralização óssea durante a infância, que pode ser demonstrada com avaliação pelo DXA. Doença crônica, pouco exercício físico, terapia esteróide, efeitos diretos de outros agentes quimioterápicos sobre os osteoblastos, deficiência de GH e distúrbio da secreção esteróide são fatores potenciais que contribuem com este achado. O diagnóstico pronto e preciso de deficiências endócrinas deve ajudar a normalizar a mineralização óssea, diminuindo assim o risco de osteoporose na idade adulta.

Quando envolver um centro especializado

- Todos os sobreviventes a longo prazo de um câncer infantil devem ser revistos por um departamento oncológico especializado. Quando apropriado, estes pacientes devem freqüentar uma clínica associada de oncologia-endocrinologia para seguimento.

DESENVOLVIMENTOS FUTUROS

- O desafio para os oncologistas é o desenvolvimento de tratamentos futuros que sejam eficazes no tratamento de neoplasias primárias e que causem os menores efeitos colaterais.
- Técnicas radioterápicas mais específicas e visadas estão sendo desenvolvidas.
- Crioterapia de tecido gonadal antes do tratamento do câncer está sendo explorada dentro de limites éticos.

PONTOS DE CONTROVÉRSIA

- Questões éticas e práticas éticas de coleta e preservação de gametas antes do tratamento que causa lesão gonadal.
- Possível proteção das gônadas de lesão provocada pelo agente quimioterápico ou pela radioterapia através de terapia endócrina, ou seja, supressão GnRH do eixo pituitário-gonadal.
- Tratamento da prevenção da menstruação em pacientes que possam desenvolver sangramento acentuado.

ARMADILHAS POTENCIAIS

- Falha em perceber que uma resposta de crescimento subideal de GH em crianças com GHD previamente tratadas com radioterapia cranioespinal pode refletir uma lesão da placa de crescimento induzida pela radioterapia.
- Importância do estagiamento clínico da puberdade para assegurar que GHD coexistente com puberdade precoce não foi perdida.
- Falha em identificar logo após a radioterapia deficiência endócrina, que se torna cada vez mais provável com o passar do tempo após o tratamento. Posteriormente, não identificação da necessidade de acompanhamento a longo prazo em pacientes que receberam irradiação craniana em excesso de 1.800 ou 2.400 Gy.

RELATO DE CASOS

Um menino de 3 anos de idade foi diagnosticado como portador de um rabdomiossarcoma do antro maxilar esquerdo. Ele recebeu radioterapia tumoral (5.046 cGy) e quimioterapia. Não houve recorrência do tumor. Com a idade de 5 anos, seu crescimento passou a ser lento. Ele não foi encaminhado para uma clínica associada de oncologia-endocrinologia até a idade de 7,4 anos, mas nesta época sua altura estava muito abaixo do 3º percentil e sua velocidade de crescimento era de 3,6 cm/ano.

Questões

1 Quais as investigações indicadas?

2 Qual o diagnóstico provável e quais os testes que você faria?

3 Como você interpretaria este teste?

4 Ele apresenta deficiência de gonadotrofina adicionalmente a suas deficiências de GH e TSH?

Respostas

1 Auxologia detalhada e determinações hormonais basais foram realizadas (Tabela 12.2). A bioquímica foi normal. Um teste dinâmico de estimulação GH (glucagon 15 μg/kg intramuscularmente) foi realizado e seu nível de pico de GH foi de 1,4 mU/l. Conseqüentemente, ele apresentava deficiência grave de GH. Foi iniciado tratamento de GH com uma dosagem-padrão de 14 IU/m^2/semana. Sua velocidade de crescimento aumentou para 8,4 cm/ano.

Com a idade de 14 anos, seu T_4 era de 58 nmol/l (variação normal de 57 a 170) e seu TSH era de 1,6 mU/l (variação normal de 0,4 a 5,0). Isto é sugestivo de hipotireoidismo central.

2 Os resultados sugerem hipotireoidismo central. Foi realizado um teste TRH com TRH 200 μg intravenosamente. Os resultados encontram-se demonstrados na Tabela 12.3.

3 Este é um teste anormal. O nível de 20 minutos deve ser mais alto que o nível de 60 minutos. Ele apresenta hipotireoidismo central, tendo sido iniciado um tratamento com tiroxina 100 μg/dia.

Com a idade de 15 anos ele encontrava-se em estágio pré-puberal.

4 Isto é muito difícil de afirmar com esta idade. Nenhum teste é específico. O passo mais importante é o tratamento de seu retardo puberal. Ele passou a receber enantato de testosterona 125 mg ao mês.

Diagnóstico geral: deficiências múltiplas de hormônio pituitário, secundárias à irradiação de um rabdomiossarcoma situado próximo ao eixo hipotalâmico-pituitário.

Tabela 12.3 Resultados do teste do hormônio liberador da tireotrofina

Tempo (min)	*TSH (mU/l)*
0	1,6
20	6,8
60	8,9

TSH, hormônio tireoestimulante.

LEITURAS RECOMENDADAS

Bath, L.E., Wallace, H.B. & Kelnar, C.J.H. (1998) Disorders of growth and development in the child treated for cancer. In: *Growth Disorders: Pathophysiology and Treatment* (eds C.J.H. Kelnar, M.O. Savage, H.F. Stirling & P. Saenger), pp. 640-641. Chapman & Hall Medical, London.

Wallace, W.H. Thomson, A.B. (2003) Preservation of fertility in children treated for cancer. *Archives of Disease in Childhood* **88**, 493-496.

Apêndice 1

Grupos de Suporte ao paciente no Reino Unido e na América do Norte

Diabetes UK
10 Parkway
London NW17AA
UK
Tel: 020 7424 1000
Fax: 020 7424 1001
Website: www.diabetes.org.uk

Child Growth Foundation
2 Mayfield Avenue
Chiswick
London W41PW
UK
Tel: 020 8995 0257
Fax: 020 8995 9075
Website: www.heightmatters.org.uk

The Turner Syndrome Support Society
12 Irving Quadrant
Hardgate
Clydebank G81 6AZ
UK
Tel: 01389 380385
Fax: 01389 380384
Email: Turner.Syndrome@tss.org.uk
Website: www.tss.org.uk

Premature Sexual Maturation Group
Este grupo trabalha com o apoio da Child Growth Foundation (ver acima).

Restricted Growth Association (RGA)
PO Box 4744
Dorchester DT2 9FA

UK
Tel: 01308 898445
Website: www.restrictedgrowth.co.uk

Prader Willi Syndrome Association UK (PWSA UK)
125a London Road
Derby DE1 2QQ
UK
Tel: 01332 365676
Fax: 01332 360401
Website: www.pwsa-uk.demon.co.uk

The British Thyroid Foundation
PO Box 97
Clifford
Wetherby
West Yorkshire LS23 6XD
UK
Tel/fax: 0870 7707933
Website: www.btf-thyroid.org

Laurence-Moon-Bardet-Biedl Society (LMBBS)
10 High Cross Road
Rogerstone
Newport NP10 9AD
UK
Tel: 01633 718415
Website: www.lmbbs.org.uk

The Congenital Adrenal Hyperplasia Support Group
2 Windrush Close
Flintwick
Bedfordshire MK45 1PX
UK
Tel: 01525 717536
Website: www.cah.org.uk

Androgen Insensitivity Syndrome Group UK
PO Box 429
Oldham
Lancs OL4 4ZT
UK
Website: www.medhelp.org/www/ais

Juvenile Diabetes Research Foundation International (JDRF)
120 Wall Street
New York, NY 10005-4001
USA
Tel. 1-800-533-CURE (2873)
Email: info@jdrf.org
Website: www.jdf.org/

The MAGIC Foundation (baixa estatura e outros distúrbios endócrinos)
6645 W. North Avenue
Oak Park, IL 60302
USA
Tel. 1-800-00.362.4423 (1.800.3 MAGIC 3)
Website: www.magicfoundation.org

Human Growth Foundation
997 Glen Cove Avenue, Suite 5
Glen Head, NY 11545
USA
Tel. 1-800-451-6434
Fax 1-516-671-4055
Email: hgf1@hgfound.org
Website: www.hgfound.org

Turner Syndrome Society of the United States
14450 TC Jester, Suite 260
Houston, TX 77014
USA
Tel. 1-800-365-9944;
Email: tssus@turner-syndrome-us.org
Website: www.turner-syndrome-us.org

CARES Foundation, Inc.for CAH
189 Main Street, 2nd flr.,
Millburn, NJ 07041
USA
Tel. 1-973-912-3895,
1-866-227-3737 (ligação gratuita)
Fax: 973-912-8990
Website: www.caresfoundation.org

2

APÊNDICE

GRÁFICOS DE CRESCIMENTO E IMC

*Por gentileza, cole uma etiqueta (caso disponível) ou escreva no espaço abaixo.

Sobrenome

Primeiro nome

NHS n° Local n°

G.P. Código

H.V. Código

Meninas

Gráfico de crescimento

(nascimento-18 anos)

Reino Unido cross-sectional reference data: 1996/1

D.N. ... : ... : ... Semanas gestação ....

Computador Hospital nº..

pré-termo

Para uma menina antes de completadas 37 semanas, faça uma linha "pré-termo" na semana apropriada e coloque as medidas a partir desta linha por no mínimo 12 meses. Para todos os partos posteriores, coloque a linha DEP (data estimada do parto).

medidas

peso: um lactente ou bebê sempre deve ser pesado nu em uma escala autocalibradora ou regularmente calibrada. Uma criança mais velha deve ser pesada com o mínimo de roupa.

circunferência craniana: as medidas da circunferência craniana devem ser feitas a partir da linha média entre sobrancelhas e linha do cabelo na região frontal da cabeça e proeminência occipital atrás. Deve ser utilizada uma fita métrica fina plástica ou de metal: linha de costura ou de faixa de papel não são recomendadas para este propósito.

comprimento supino: um lactente: criança de aproximadamente 18 meses deve ser medida na posição supina (de costas) por duas pessoas com equipamento apresentando uma tábua para a cabeça e móvel para os pés. Enquanto uma das pessoas segura a cabeça contra a tábua para a cabeça, com a cabeça voltada para cima no plano Frankfurt*, a segunda pessoa mede o comprimento levando a tábua para os pés contra os calcanhares. A pressão para baixo dos joelhos da criança para assegurar que as pernas estão esticadas não leva a um deslocamento do quadril.

altura em pé: a altura em pé deve ser medida contra uma medida vertical apropriada, porta ou parede livre de rodapé, cornos ou tábuas nas bordas. Os pés devem estar alinhados com calcanhares, nádegas e os ombros devem tocar a vertical e a cabeça deve estar posicionada no plano Frankfurt*. Para assegurar que a altura máxima seja obtida, pode-se considerar uma pressão para cima sobre os processos mastóides.

*O plano Frankfurt é uma linha imaginária a partir do centro do buraco da orelha até a borda superior do olho.

guidelines para o registro, planilhamento e referência

Registre a medida utilizando as tabelas neste gráfico imediatamente após tê-la obtido. Coloque a data, especifique a medida no espaço marcado com asterisco (ou seja, **C/C** = circunferência craniana, **A** = altura, **C** = comprimento, **P** = peso) e assine seu registro. Pode ser que você considere útil colocar a idade atual na coluna apropriada. Assinale cada medida na grade com um ponto bem definido. Trace a curva de crescimento com uma linha, mas deixe os pontos claramente visíveis. Uma curva de crescimento normal é uma que corre sempre grosseiramente na/paralela a uma das linhas de centis impressas. Caso isto não aconteça, considere estas *guidelines*

Data	Idade	*	Medida	Nome
24 : 09 : 92	*10/12*	*C*	*72 : 5 cm*	*Mary Brown*
24 : 09 : 92	*10/12*	*C/C*	*44 : 3 cm*	*Mary Brown*
24 : 09 : 92	*10/12*	*P*	*9 : kg*	*Mary Brown*

Encaminhe uma menina cuja altura situe-se acima do 99,6º percentil ou abaixo da 0,4º linha de percentil ou fora da Target Centile Range (TCR) ou Variação-Alvo. Encaminhe-a também caso sua curva de crescimento se desvie para cima/para baixo por um período de 12 a 18 meses na largura de uma faixa de percentil ou, após iniciar a a escola, em 2/3 da faixa. Caso, antes do início da freqüência escolar, a curva varie em somente 2/3 da faixa ou, subseqüentemente, em ½ da faixa, assinale esta criança para que seja revista em 12 meses e a encaminhe caso esta tendência continue. Responda às dúvidas dos pais sobre o crescimento da criança, independentemente do percentil atual, monitorando a altura por um período de, no mínimo, 9 meses e siga os critérios acima (Fonte: BSPED setembro 1996)

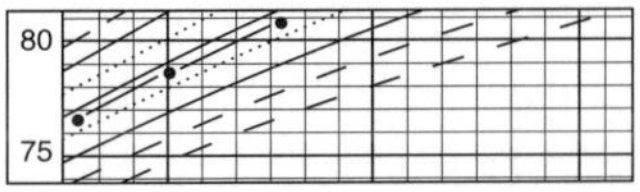

altura adulta potencial

A tabela e ilustrações abaixo mostram como é calculada a altura adulta potencial de uma menina. Elas mostram que ela está seguindo seu padrão genético e que sua curva de crescimento deve seguir o 50º percentil para alcançar 164 cm na idade adulta **altura média dos pais (MPH)**. O 50º percentil é seu **percentil médio dos pais (MPC)**. Caso a curva siga continuadamente um centil entre o 91º-9º percentis (**MPH** ± 8,5 cm) ela estará dentro da **variação-alvo de percentil (TRC)** e eu crescimento será considerado normal. Note: este cálculo não é apropriado caso um dos pais não apresente estatura normal.

Agora utilize o espaço no verso da página para calcular a altura potencial adulta da menina.

Calcule (e complete no verso da página) como a seguir:

(a) = altura do pai
(b) = altura da mãe
(c) = soma de (a) e (b)
(d) = (c) + 2
(e) = (d) 7 cm **(MPH)**
(f) = **MPC** percentil mais próximo de (e)
(g) = **TRC** (altura parental média ± 8,5 cm)

Faça uma seta (h) na altura parental média/percentil e desenhe uma linha vertical acima e abaixo dela para representar a variação-alvo do percentil.

(a) ...*186*..cm
(b) ...*156*..cm
(c) ...*342*..cm
(d) ...*171*..cm
(e) ...*164*..cm (f) ..*50º*.percentil
(g) ...*91º*... percentil-...*9º*...percentil

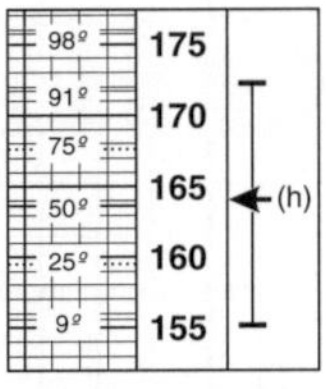

referências e agradecimentos

Artigos
1. Do growth chart centiles need a face lift? (TJ Cole) BMJ 1994;308:641-2
2. Cross-sectional stature and weight reference curves for the UK, 1990 (JV Freeman, TJ Cole, S Chinn, PRM Jones, EM White, MA Preece) *ARCH DIS CHILD* 1995;73:17-24
3. Growth Charts for ethnic populations in the UK (S Chinn, TJ Cole, MA Preece, R Roma) The Lancet March 23rd 1996;347:839-840

Compilation Institute of Child Health, London (Freeman JV et all). Data sources: British Size Surveys, Loughborough Consultants Ltd (Jones PRM, Norgan NG, Hunt MJ, Hooper RH): National Study of Health Growth (Chinn S, Rona RJ); ONS NationalHeights and Weight Survey, 1980 & National Diet and Nutrition Survey, 1995; Tayside Growth Study (White EM et all); MRC Dunn Nutrition Group, Cambridge (Lucas A, Paul AA, Whitehead RG): MRC Human Genetics Unit, Edinburgh (Ratcliffe SG, Butler GE); UCH, London, 1000 births 1987/88(Colley NV, Hanson GL), Rosie Hospital, Cambridge(Glazebrook C, Rennie JM) & Northern RHA birth data (Waryar UK); Chard 1976-1988 Normal Puberty Longitudinal Study(DungerDB, Cameron N, Baines-Preece J, Cox L, Preece MA)

Designed and Published by
© CHILD GROWTH FOUNDATION 1997/1
(Charity Reg. No. 274325)
2 Mayfield Avenue,
London W4 1PW

Printed by and Supplied by
HARLOW PRINTING LIMITED
Maxwell Street ◊ South Shields
Tyne & Wear ◊ NE33 4PU

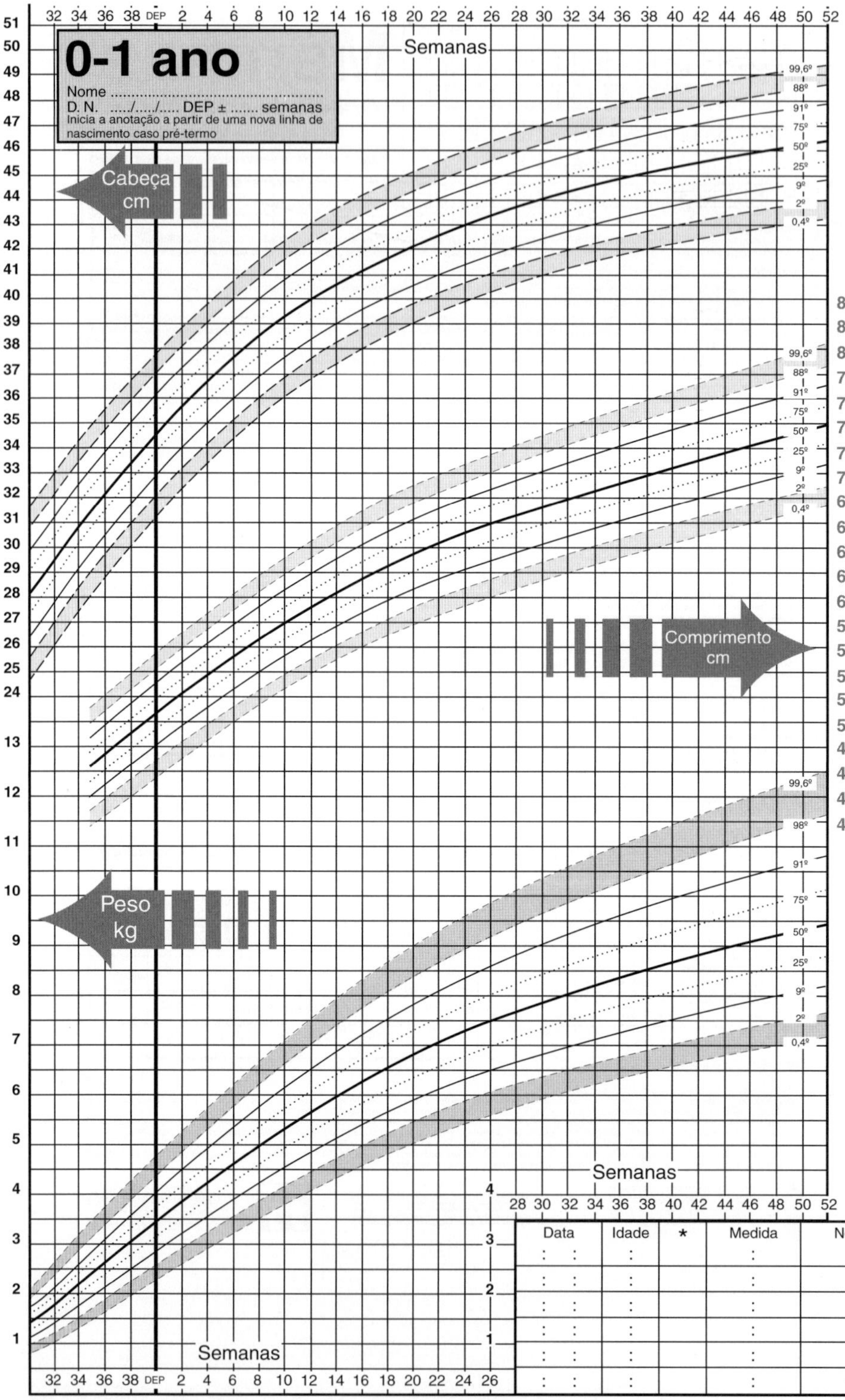

Data	Idade	*	Medida	Nome
: :	:		:	
: :	:		:	
: :	:		:	
: :	:		:	
: :	:		:	
: :	:		:	

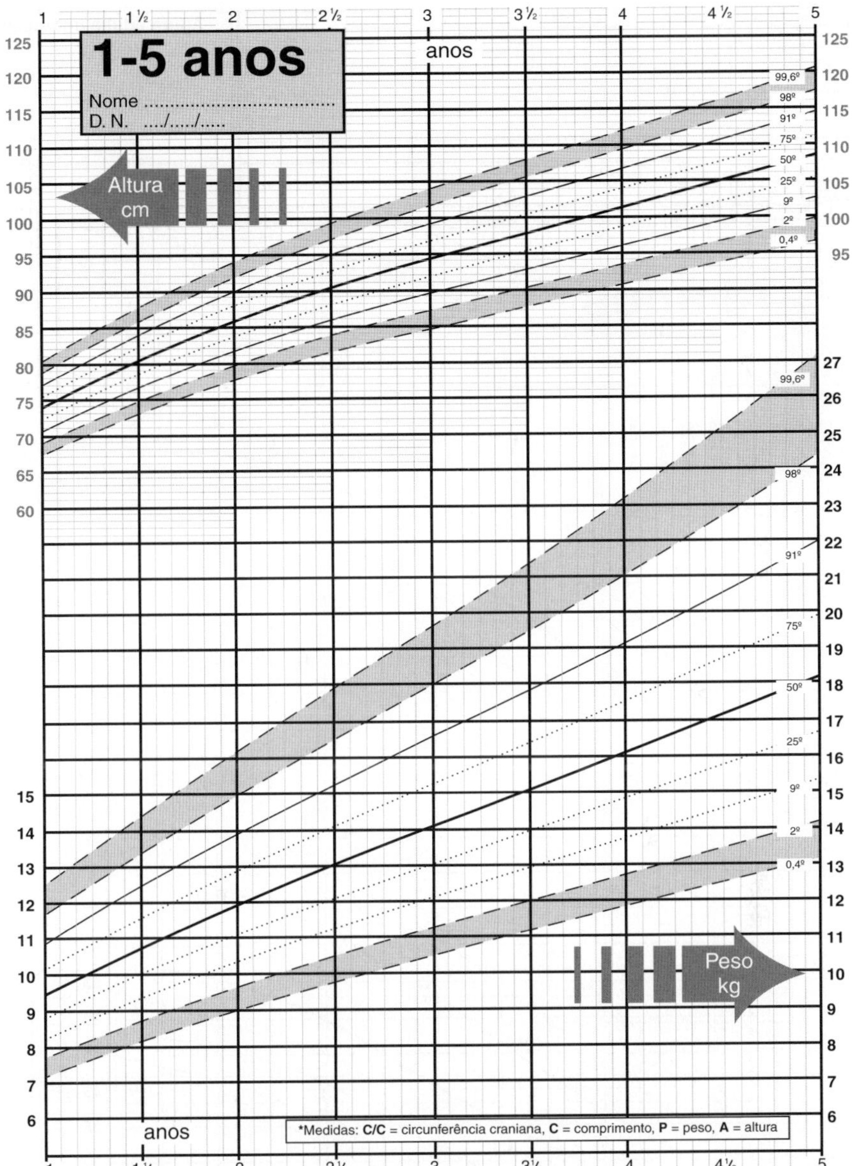

MPC e TCR na faixa. Veja notas no verso.

Data	Idade	*	Medida	Nome	Data	Idade	*	Medida	Nome
: :	:		:		: :	:		:	
: :	:		:		: :	:		:	
: :	:		:		: :	:		:	
: :	:		:		: :	:		:	
: :	:		:		: :	:		:	
: :	:		:		: :	:		:	
: :	:		:		: :	:		:	

*Medidas: **A** = Altura, **P** = Peso N.N. ______ : ______ : ______

Data	Idade	*	Medida	Nome	Data	Idade	*	Medida	Nome
: :	:		:		: :	:		:	
: :	:		:		: :	:		:	
: :	:		:		: :	:		:	
: :	:		:		: :	:		:	
: :	:		:		: :	:		:	
: :	:		:		: :	:		:	
: :	:		:		: :	:		:	

Altura adulta potencial

(a) ....cm

(b) ....cm

(c) ....cm

(d) ....cm

(e) ....cm (f)..........percentil

(g) ....percentil – ....percentil

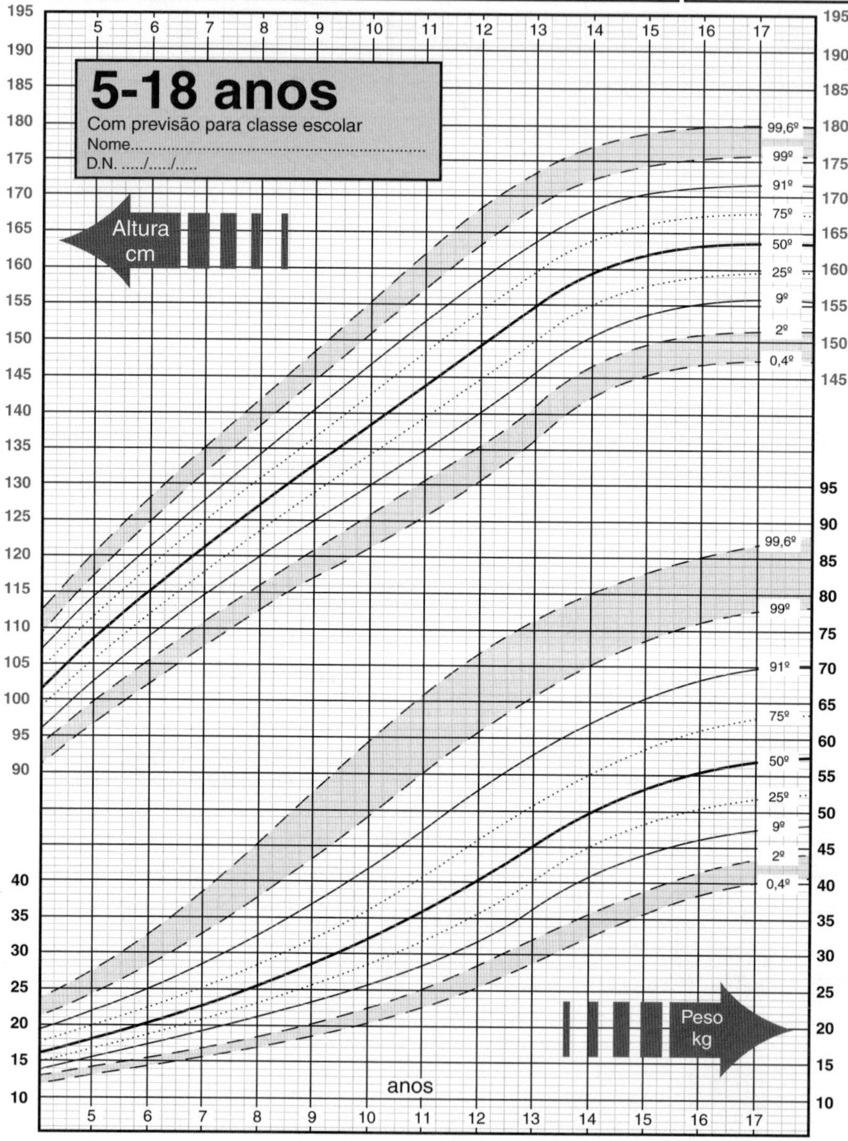

Copie seta MPC e linha vertical TCR em faixa similar na página 4.

Nota: Ela pode aumentar um pouco em peso após os 18 anos de idade.

*Por gentileza, cole uma etiqueta (caso disponível) ou escreva no espaço abaixo			
Sobrenome			
Primeiro nome			
NHS nº		Local nº	
G.P.		Código	
H.V.		Código	

Meninos

Gráfico de crescimento

(nascimento-18 anos)

Reino Unido cross-sectional reference data: 1996/1

D.N. .... : .... : .... Semanas gestação..........................

Computador Hospital nº ::...

pré-termo

Para um menino antes de completadas 37 semanas, faça uma linha "pré-termo" na semana apropriada e coloque as medidas a partir desta linha por no mínimo 12 meses. Para todos os partos posteriores, coloque a linha DEP (data estimada do parto).

medidas

peso: um lactente ou bebê sempre deve ser pesado nu em uma escala autocalibradora ou regularmente calibrada. Uma criança mais velha deve ser pesada com o mínimo de roupa.

circunferência craniana: as medidas da circunferência craniana devem ser feitas a partir da linha média entre sobrancelhas e linha do cabelo na região frontal da cabeça e proeminência occipital atrás. Deve ser utilizada uma fita métrica fina plástica ou de metal: linha de costura ou de faixa de papel não são recomendadas para este propósito.

comprimento supino: um lactente: criança de aproximadamente 18 meses deve ser medida na posição supina (de costas) por duas pessoas com equipamento apresentando um tábua para cabeça e móvel para os pés. Enquanto uma das pessoas segura a cabeça contra a tábua para cabeça, com a cabeça voltada para cima no plano Frankfurt*, a segunda pessoa mede o comprimento levando a tábua para os pés contra os calcanhares. A pressão para baixo dos joelhos da criança para assegurar que as pernas estão esticadas não leva a um deslocamento do quadril.

altura em pé: a altura em pé deve ser medida contra uma medida vertical apropriada, porta ou parece livre de radiadores, rodapé, cornos de tábuas nas bordas Os pés devem estar alinhados com calcanhares, nádegas e os ombros devem tocar a vertical e a cabeça deve estar posicionada no plano Frankfurt*. Para assegurar que a altura máxima seja obtida, pode-se considerar uma pressão para cima sobre os processos mastóides.

*O plano Frankfurt é uma linha imaginária a partir do centro do buraco da orelha até a borda superior do olho.

guidelines para o registro, planilhamento e referência

Registre a medida utilizando as tabelas neste gráfico imediatamente após tê-la obtido. Coloque a data, especifique a medida no espaço marcado com asterisco (ou seja, **C/C** = circunferência craniana, **A** = altura, **L** = comprimento, **P** = peso) e assine seu registro. Pode ser que você considere útil colocar a idade atual na coluna apropriada. Assinale cada medida na grade com um ponto bem definido. Trace a curva de crescimento com uma linha, mas deixe os pontos claramente visíveis. Uma curva de crescimento normal é uma que corre sempre grosseiramente na paralela a uma das linhas de centis impressas. Caso isto não aconteça, considere estas *guidelines*

Data	Idade	*	Medida	Nome
14 : 03 : 93	9/12	C	72 : 5 cm	John Smith
14 : 03 : 93	9/12	C/C	46 : cm	John Smith
14 : 03 : 93	9/12	P	9 : 3 kg	John Smith
: :	:		:	

Encaminhe um menino cuja altura situe-se acima do 99,6º percentil ou abaixo da 0,4º linha de percentil ou fora da Target Centile Range (TCR) ou Variação-Alvo. Encaminhe-a também caso sua curva de crescimento se desvie para cima/para baixo por um período de 12 a 18 meses na largura de uma faixa de percentil ou, após iniciar a a escola, em 2/3 da faixa. Caso, antes do início da freqüência escolar, a curva varie em somente 2/3 da faixa ou, subseqüentemente, em 1/2 da faixa, assinale esta criança para que seja revista em 12 meses e a encaminhe caso esta tendência continue. Responda às dúvidas dos pais sobre o crescimento da criança, independentemente do percentil atual, monitorando a altura por um período de, no mínimo, 9 meses e siga os critérios acima (Fonte: BSPED setembro 1996)

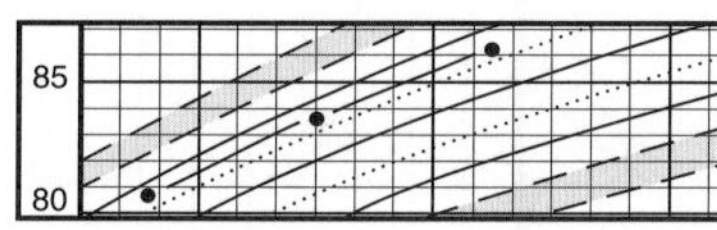

altura adulta potencial

A tabela e ilustrações abaixo mostram como é calculada a altura adulta potencial de uma menina. Elas mostram que ela está seguindo seu padrão genético e que sua curva de crescimento deve seguir o 50º percentil para alcançar 164 cm na idade adulta **altura média dos pais (MPH)**. O 50º percentil é seu **percentil médio dos pais (MPC)**. Caso a curva siga continuadamente um centil entre o 91º-9º centis (**MPH** ± 8,5 cm) ela estará dentro da **variação-alvo de percentil (TRC)** e eu crescimento será considerado normal. Note: este cálculo não é apropriado caso um dos pais não apresente estatura normal.
Agora utilize o espaço no verso da página para calcular a altura potencial adulta da menina.

Calcule (e complete no verso da página) como a seguir:
(a) = altura do pai
(b) = altura da mãe
(c) = soma de (a) e (b)
(d) = (c) + 2
(e) = (d) 7 cm **(MPH)**
(f) = **MPC** centil mais próximo de (e)
(g) = **TRC** (altura parental média ± 10 cm)

Faça uma seta (h) na altura parental média/centil e desenhe uma linha vertical acima e abaixo dela para representar a variação-alvo do percentil.

(a) ...176...cm
(b) ...160...cm
(c) ...336...cm
(d) ...168...cm
(e) ...175...cm (f) ...50º...percentil
(g) ...91º...percentil — ...9º...percentil

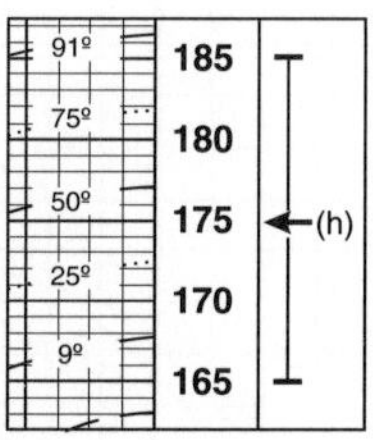

referências e agradecimentos

Artigos
1. Do growth chart centiles need a face lift? (TJ Cole) BMJ 1994;308:641-2
2. Cross-sectional stature and weight reference curves for the UK, 1990 (JV Freeman, TJ Cole, S Chinn, PRM Jones, EM White, MA Preece) *ARCH DIS CHILD* 1995;73:17-24
3. Growth Charts for ethnic populations in the UK (S Chinn, TJ Cole, MA Preece, R Roma) The Lancet March 23rd 1996;347: 839-840

Compilation Institute of Child Health, London (Freeman JV et all). Data sources: British Size Surveys, Loughborough Consultants Ltd (Jones PRM, Norgan NG, Hunt MJ, Hooper RH): National Study of Health Growth (Chinn S, Rona RJ); ONS NationalHeights and Weight Survey, 1980 & National Diet and Nutrition Survey, 1995; Tayside Growth Study (White EM et all); MRC Dunn Nutrition Group, Cambridge (Lucas A, Paul AA, Whitehead RG): MRC Human Genetics Unit, Edinburgh (Ratcliffe SG, Butler GE); UCH, London, 1000 births 1987/88(Colley NV, Hanson GL), Rosie Hospital, Cambridge(Glazebrook C, Rennie JM) & Northern RHA birth data (Waryar UK); Chard 1976-1988 Normal Puberty Longitudinal Study(DungerDB, Cameron N, Baines-Preece J, Cox L, Preece MA)

Designed and Published by
© CHILD GROWTH FOUNDATION 1997/1
(Charity Reg. No. 274325)
2 Mayfield Avenue,
London W4 1PW

Printed by and Supplied by
HARLOW PRINTING LIMITED
Maxwell Street ◊ South Shields
Tyne & Wear ◊ NE33 4PU

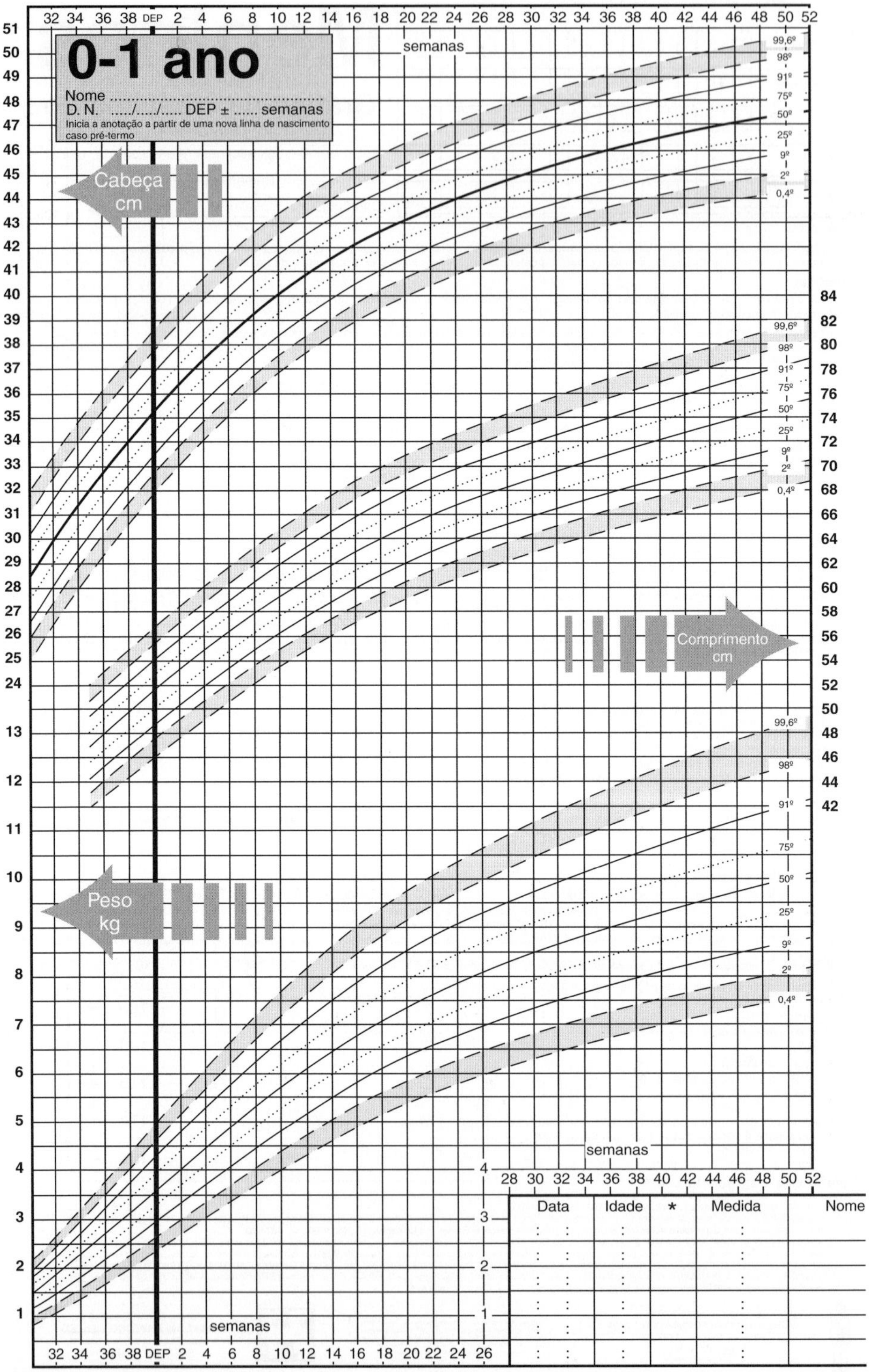
0-1 ano
Nome ....
D. N. ...../...../..... DEP ± ...... semanas
Inicia a anotação a partir de uma nova linha de nascimento caso pré-termo
semanas
Cabeça cm
Comprimento cm
Peso kg
99,6º
98º
91º
75º
50º
25º
9º
2º
0,4º
Data
Idade
*
Medida
Nome

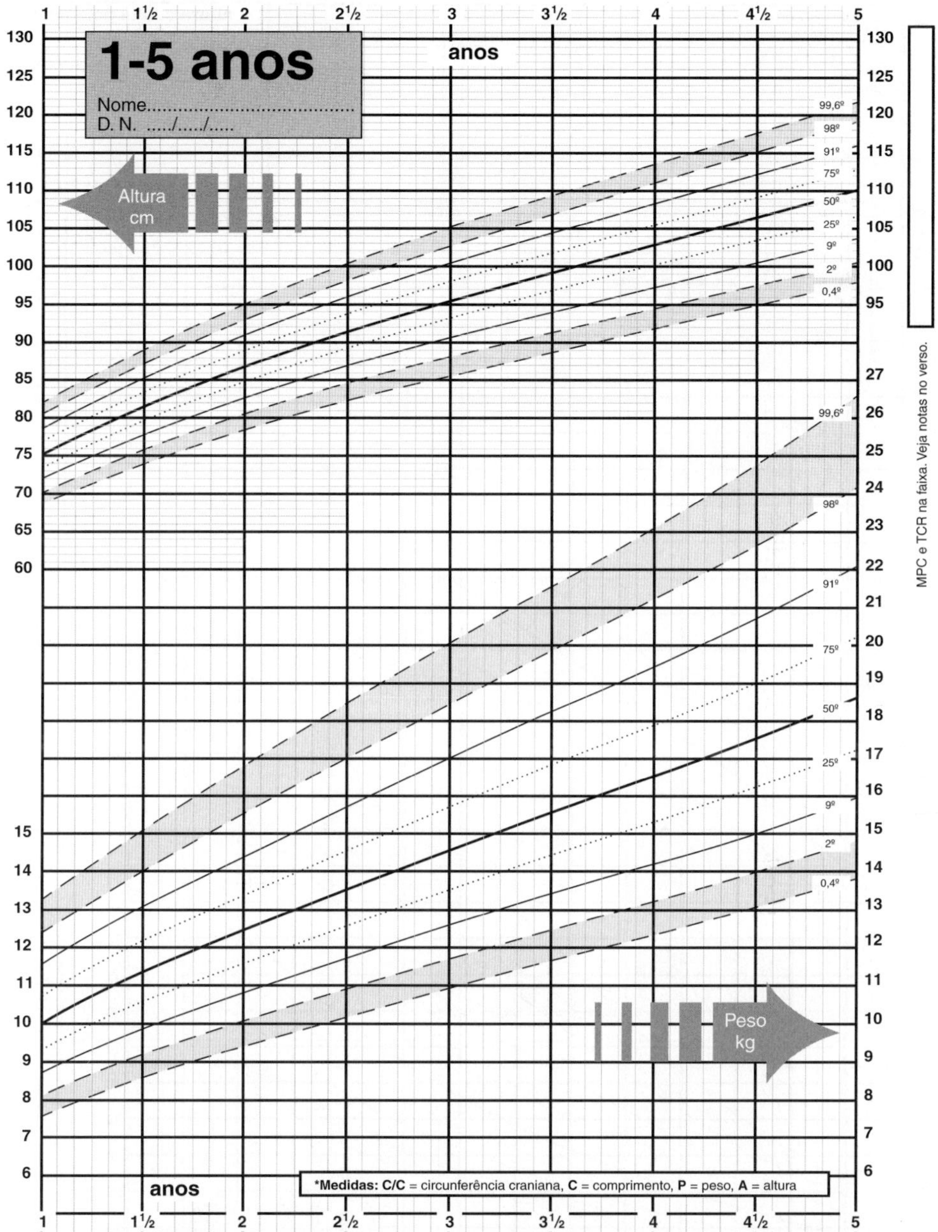

Data	Idade	*	Medida	Nome	Data	Idade	*	Medida	Nome
: :	:		:		: :	:		:	
: :	:		:		: :	:		:	
: :	:		:		: :	:		:	
: :	:		:		: :	:		:	
: :	:		:		: :	:		:	
: :	:		:		: :	:		:	

***Medidas: A** = Altura, **P** = Peso					D.N. ...../...../.....				
Data	Idade	*	Medida	Nome	Data	Idade	*	Medida	Nome
: :	:		:		: :	:		:	
: :	:		:		: :	:		:	
: :	:		:		: :	:		:	
: :	:		:		: :	:		:	
: :	:		:		: :	:		:	
: :	:		:		: :	:		:	
: :	:		:		: :	:		:	

Altura adulta potencial

(a) ....cm

(b) ....cm

(c) ....cm

(d) ....cm

(e) ....cm (f).........percentil

(g) ....percentil – ....percentil

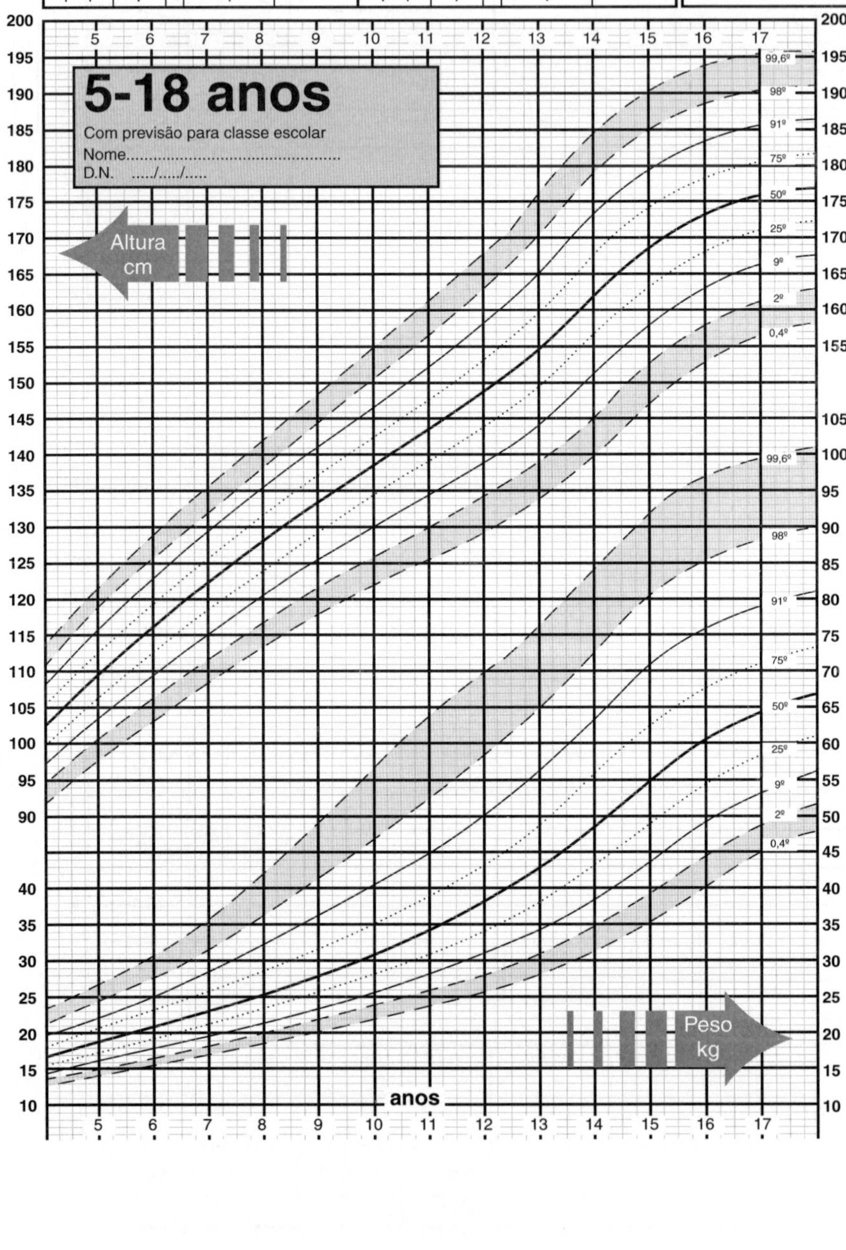

Copie seta MPC e linha vertical TCR em faixa similar na página 4.

Nota: Ele pode aumentar um pouco em peso após os 18 anos de idade.

Guidelines de encaminhamento

Considere reencaminhar qualquer garota cujo IMC caia acima do 99,6º percentil abaixo do 0,4º percentil como significativamente acima/abaixo do peso, mesmo com base em um medida isolada. É possível que uma menina cujo IMC caia dentro da área sombreada também tenha que ser encaminhada. Contudo, durante a infância podem ocorrer alterações grandes, porém, transitórias nos percentis devidas ao tamanho dos gráficos e estas alterações são normais. Deve ser lembrado que quanto mais precoce a idade do segundo aumento, maior o risco de obesidade futura. Lembre-se também que enquanto IMC apresenta uma alta correlação com obesidade relativa ou magreza relativa, ele realmente avalia a relação peso–altura: **isto pode fornecer resultados errôneos em meninas que são muito troncudas e musculosas e que podem parecer obesas tendo em vista somente o IMC.**

Meninas

Gráfico IMC

(nascimento-20 anos)

Reino Unido cross-sectional reference data: 1995/1

Nome...

NHS nº □□□ □□□ □□□□

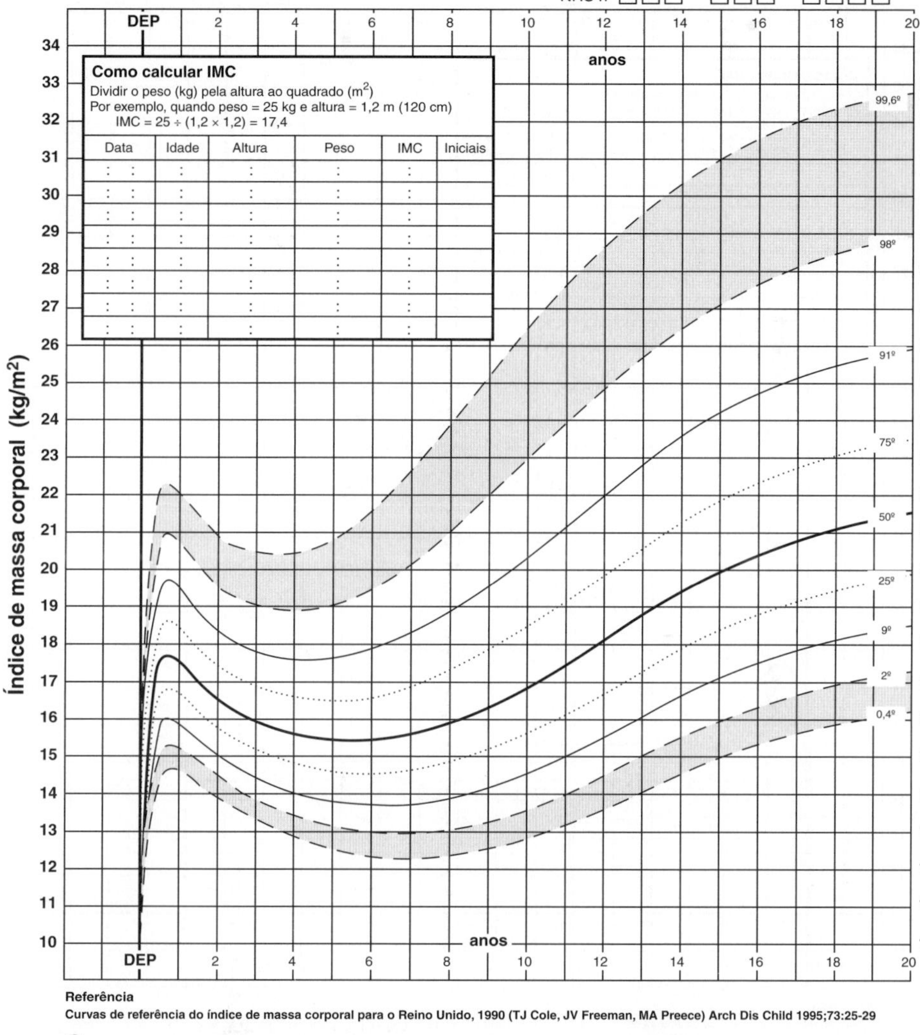

Referência

Curvas de referência do índice de massa corporal para o Reino Unido, 1990 (TJ Cole, JV Freeman, MA Preece) Arch Dis Child 1995;73:25-29

Designed and Published by
© CHILD GROWTH FOUNDATION 1997/1
(Charity Reg. No. 274325)
2 Mayfield Avenue,
London W4 1PW

Printed by
HARLOW PRINTING LIMITED
Maxwell Street ◊ South Shields
Tyne & Wear ◊ NE33 4PU

***Gudelines* de encaminhamento**

Considere reencaminhar qualquer garoto cujo IMC caia acima do 99,6º percetil/abaixo do 0,4º percentil como significativamente acima/abaixo do peso, mesmo com base em um medida isolada. É possível que um menino cujo IMC caia dentro da área sombreada também tenha que ser encaminhada. Contudo, durante a infância podem ocorrer alterações grandes, porém, transitórias nos percentis devidas ao tamanho dos gráficos e estas alterações são normais. Deve ser lembrado que quanto mais precoce a idade do segundo aumento, maior o risco de obesidade futura. Lembre-se também que enquanto IMC apresenta uma alta correlação com obesidade relativa ou magreza relativa, ele realmente avalia a relação peso–altura: **isto pode fornecer resultados errôneos em meninos que são muito troncudos e musculosos e que podem parecer obesos tendo em vista somente o IMC.**

Meninos

Gráfico IMC

(nascimento-20 anos)

Reino Unido cross-sectional reference data: 1995/1

Nome..

NHS nº ☐☐☐ ☐☐☐ ☐☐☐☐

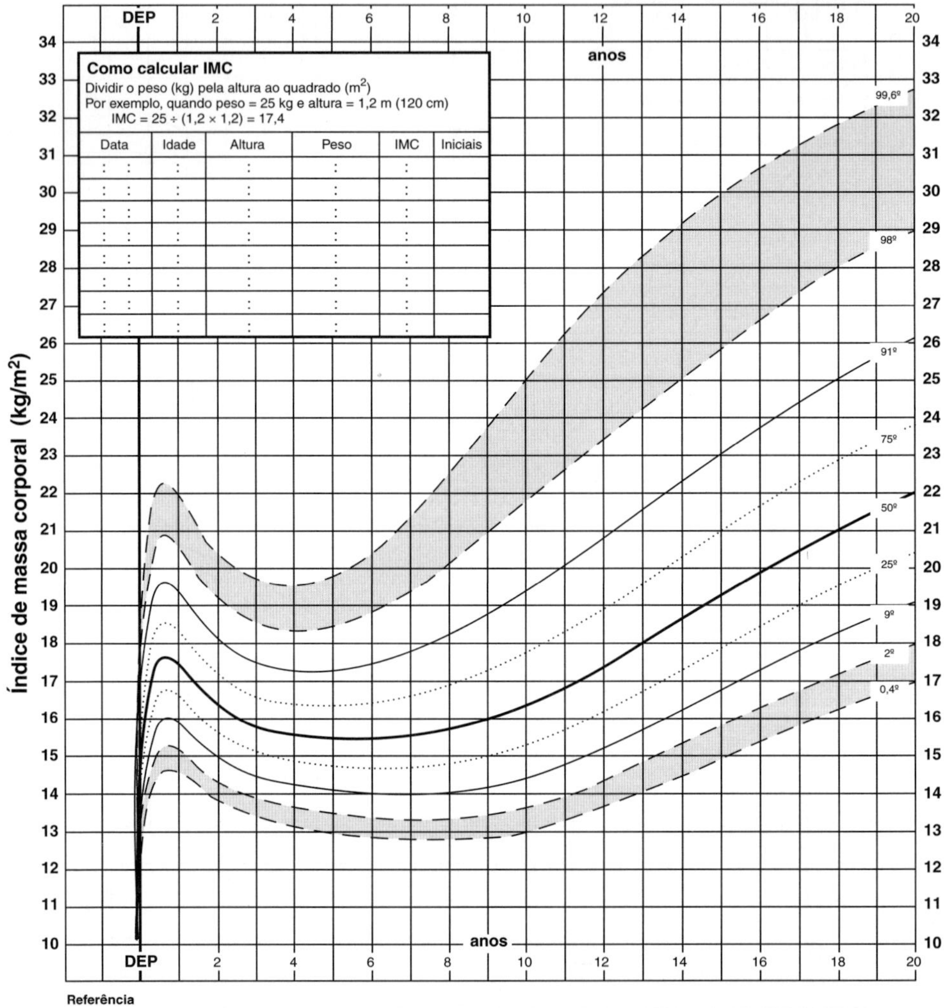

Referência

Curvas de referência do índice de massa corporal para o Reino Unido, 1990 (TJ Cole, JV Freeman, MA Preece) Arch Dis Child 1995;73:25-29

Designed and Published by
© CHILD GROWTH FOUNDATION 1997/1
(Charity Reg. No. 274325)
2 Mayfield Avenue,
London W4 1PW

Printed by
HARLOW PRINTING LIMITED
Maxwell Street ◊ South Shields
Tyne & Wear ◊ NE33 4PU

*Por gentileza, coloque uma etiqueta (se disponível) ou escreva nos espaços apropriados

Sobrenome

Primeiro nome

NSN nº Local nº

G.P. Código

H.V. Código

Gráfico de altura/IMC Síndrome de Turner

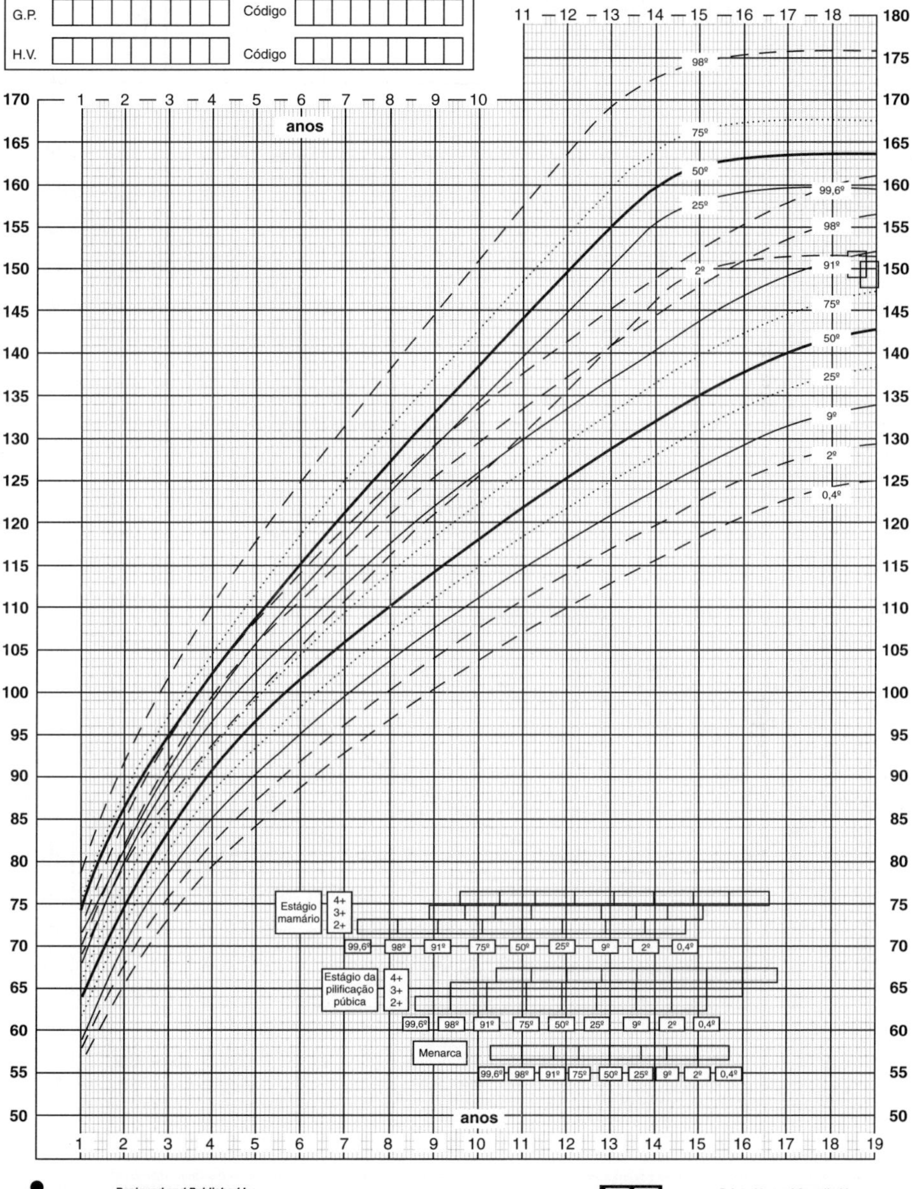

Designed and Published by
© CHILD GROWTH FOUNDATION 1997/1
(Charity Reg. No. 274325)
2 Mayfield Avenue,
London W4 1PW

Printed by and Supplied by
HARLOW PRINTING LIMITED
Maxwell Street ◊ South Shields
Tyne & Wear ◊ NE33 4PU

Espaços para inserção de dados referentes ao peso, circunferência craniana, comprimento, altura e IMC

Data	Idade	Medida	IMC	Nome/iniciais
: :	:	:	:	
: :	:	:	:	
: :	:	:	:	
: :	:	:	:	
: :	:	:	:	
: :	:	:	:	
: :	:	:	:	
: :	:	:	:	
: :	:	:	:	
: :	:	:	:	
: :	:	:	:	
: :	:	:	:	
: :	:	:	:	
: :	:	:	:	
: :	:	:	:	
: :	:	:	:	
: :	:	:	:	
: :	:	:	:	
: :	:	:	:	
: :	:	:	:	
: :	:	:	:	

Data	Idade	Medida	IMC	Nome/iniciais
: :	:	:	:	
: :	:	:	:	
: :	:	:	:	
: :	:	:	:	
: :	:	:	:	
: :	:	:	:	
: :	:	:	:	
: :	:	:	:	

Como calcular IMC

Dividir o peso (kg) pelo quadrado do comprimento/altura (m^2)

Exemplo
Peso = 25 kg
Comprimento/altura = 1,2 m

Equação
$25 \div (1{,}2 \times 1{,}2) = 17{,}4$

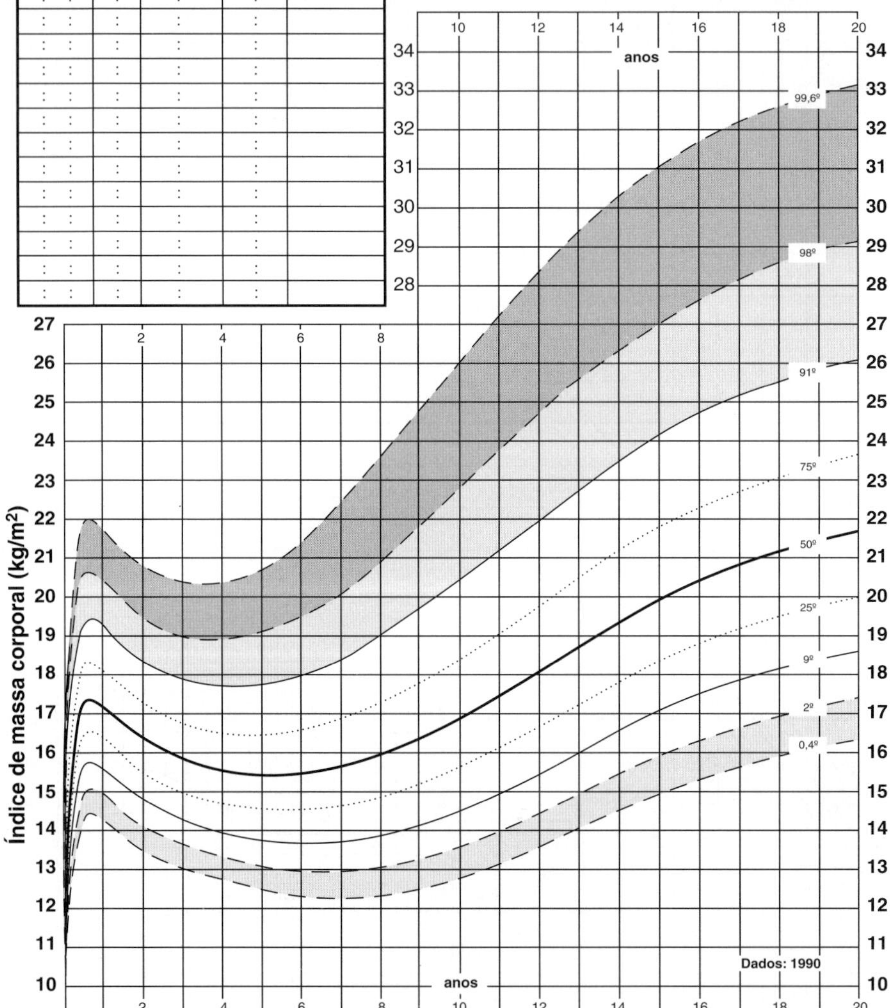

REFERÊNCIAS

Curva de crescimento para meninas portadoras da síndrome de Turner (AJ Lyon, MA Preece, DB Grant) Arch Dis Child 1985;60:932-935

Curvas de referência do índice de massa corporal para o Reino Unido, 1990 (TJ Cole, JV Freeman, MA Preece) Ach Dis Child 1995;73:25-29

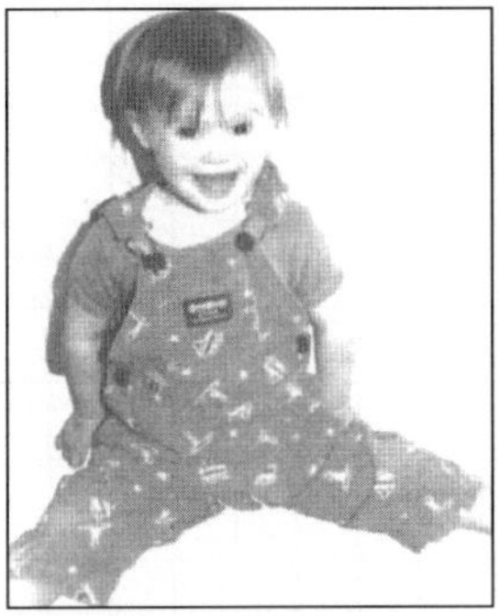

MENINAS
SÍNDROME DE DOWN
GRÁFICO DE CRESCIMENTO

Reino Unido/República Irlandesa cross-sectional reference: 2000

Etiqueta

Estes gráficos baseiam-se em dados apurados em medidas de aproximadamente 1.100 crianças que vivem em todo Reino Unido e República Irlandesa (Styles *et al.* em elaboração). O crescimento pode ser representado em gráficos a partir do nascimento a termo até os 18 anos de idade. Crianças com doença cardíaca significativa ou outros patologias importantes foram excluídas da população estudada. Adicionalmente, dados daquelas crianças que nasceram antes de completar 37 semanas gestacionais foram excluídos até a idade de 2 anos. Conseqüentemente, os gráficos são representativos para crianças sadias portadoras da síndrome de Down no Reino Unido e República Irlandesa.

Os gráficos foram commissioned pelo UK Down´s Syndrome Medical Interest Group (DSMIG) e os dados coletados pela Dra. Mary Styles com auxílio do DSMIG. Os centis foram compilados sob assistência do Professor Michael Preece com análise estatística fornecida pelo Professor Tim Cole, ambos do Institute of Child Health, Londres. Os dados foram analisados através do método Cole LMS. A coleta de dados do Dr. Styles foi financiada pela Child Growth Foundation e permanecem propriedades do DSMIG.

PCHR – os gráficos também estão disponíveis no formato A5 para serem acrescentados ao encarte PCHR Síndrome de Down.

Bebês pré-termo nós ainda não temos informação suficiente para complilar centis para bebês pré-termo com síndrome de Down. Medidas para aqueles nascidos antes de completar 37 semanas não devem ser inseridas nos gráficos até que tenham alcançado a data esperada do parto (DEP). Após isto, devem ser relacionadas no gráfico com relação à DEP por pelo menos um ano. Aqueles nascidos às 38 semanas de gestação ou mais devem ser registrados no gráfico da maneira normal a partir da linha DEP.

Mais informação sobre a monitorização do crescimento para crianças portadoras da síndrome de Down está incluída no Medical Surveillance Guidelines for people with Down´s Syndrome, produzida pelo Down´s Syndrome Medical Interest Group.

Excesso de peso e baixo peso *guidelines* de ação:
Muitas crianças com síndrome de Down apresentam peso excessivo e isto foi claramente refletido pela população deste estudo. Por conseguinte, estes dados de referência não devem ser utilizadas como um padrão a ser atingido pelas crianças. Como em todas as crianças, o peso deve ser relacionado com a altura. Qualquer criança cujo peso situe-se dentro da área sombreada acima do 75º percentil deve ser inserida no gráfico IMC (veja à direita). Aquelas acima do 98º percentil nos gráficos IMC apresentam excesso significativo de peso e devem ser consideradas para encaminha mento para avaliação e orientação posterior.

Entre aquelas situadas abaixo do 2º percentil nos gráficos de altura e peso, algumas podem apresentar patologia importante, mas outras podem não apresentar desenvolvimento por outras razões - por exemplo, devido a dificuldades de alimentação. Estas crianças também podem necessitar reavaliação e orientação futura.

Como calcular o IMC (Índice de Massa Corporal)

Dividir o peso (kg) pelo quadrado da altura/comprimento (m^2), por exemplo, quando o peso = 25 kg e o comprimento/altura = 1,2 (120 cm), IMC = 25 ÷ (1,2 × 1,2) = 17,4

Data	Idade	Altura	Alt^2	Peso	IMC (P/Alt^2)	Iniciais
: :	:	:	:	:	:	
: :	:	:	:	:	:	
: :	:	:	:	:	:	
: :	:	:	:	:	:	
: :	:	:	:	:	:	
: :	:	:	:	:	:	
: :	:	:	:	:	:	

Gráfico IMC

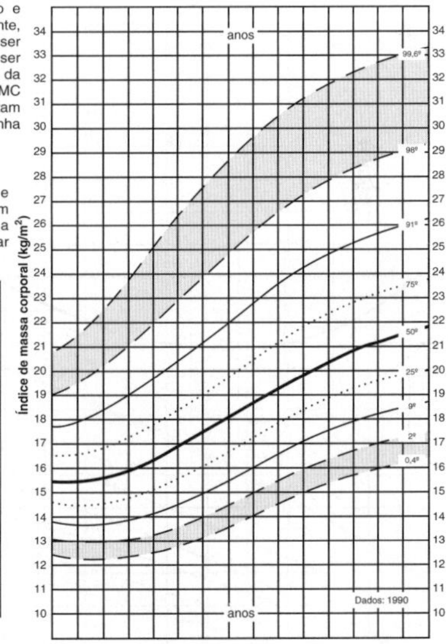

Children´s Center City Hospital Campus
Nottingham, NG5 1PB.
www.dsmig.org.uk

Printed by and Supplied by
HARLOW PRINTING LIMITED
Maxwell Street ◊ South Shields
Tyne & Wear ◊ NE33 4PU

Gráficos meninas síndrome de Down

Reimpresso com permissão de Jennifer Dennis e do Down´s Syndrome Medical Interest Group.

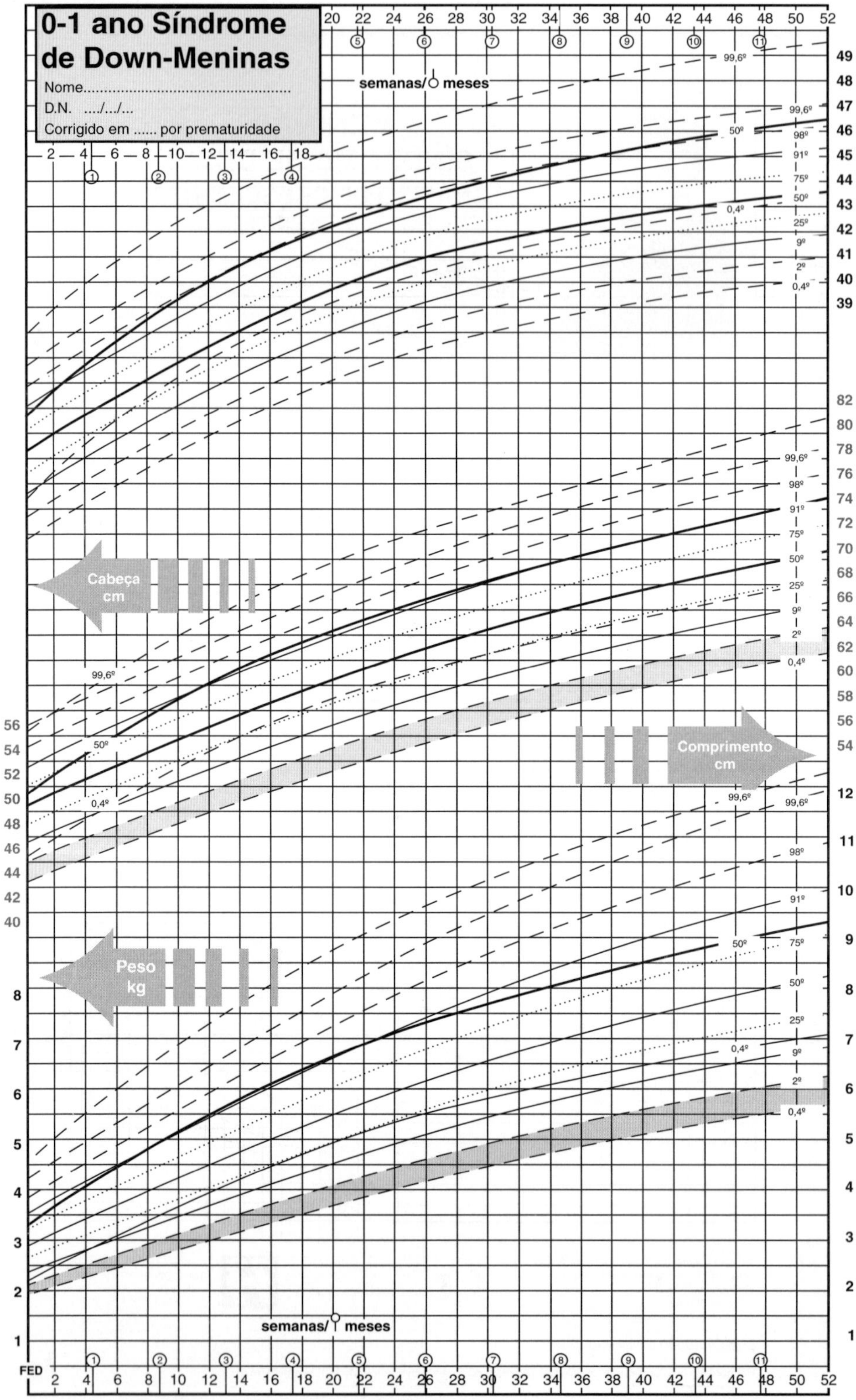

0-1 ano Síndrome de Down-Meninas
Nome...
D.N. ..../.../...
Corrigido em ...... por prematuridade
semanas/ meses
Cabeça cm
Comprimento cm
Peso kg
FED

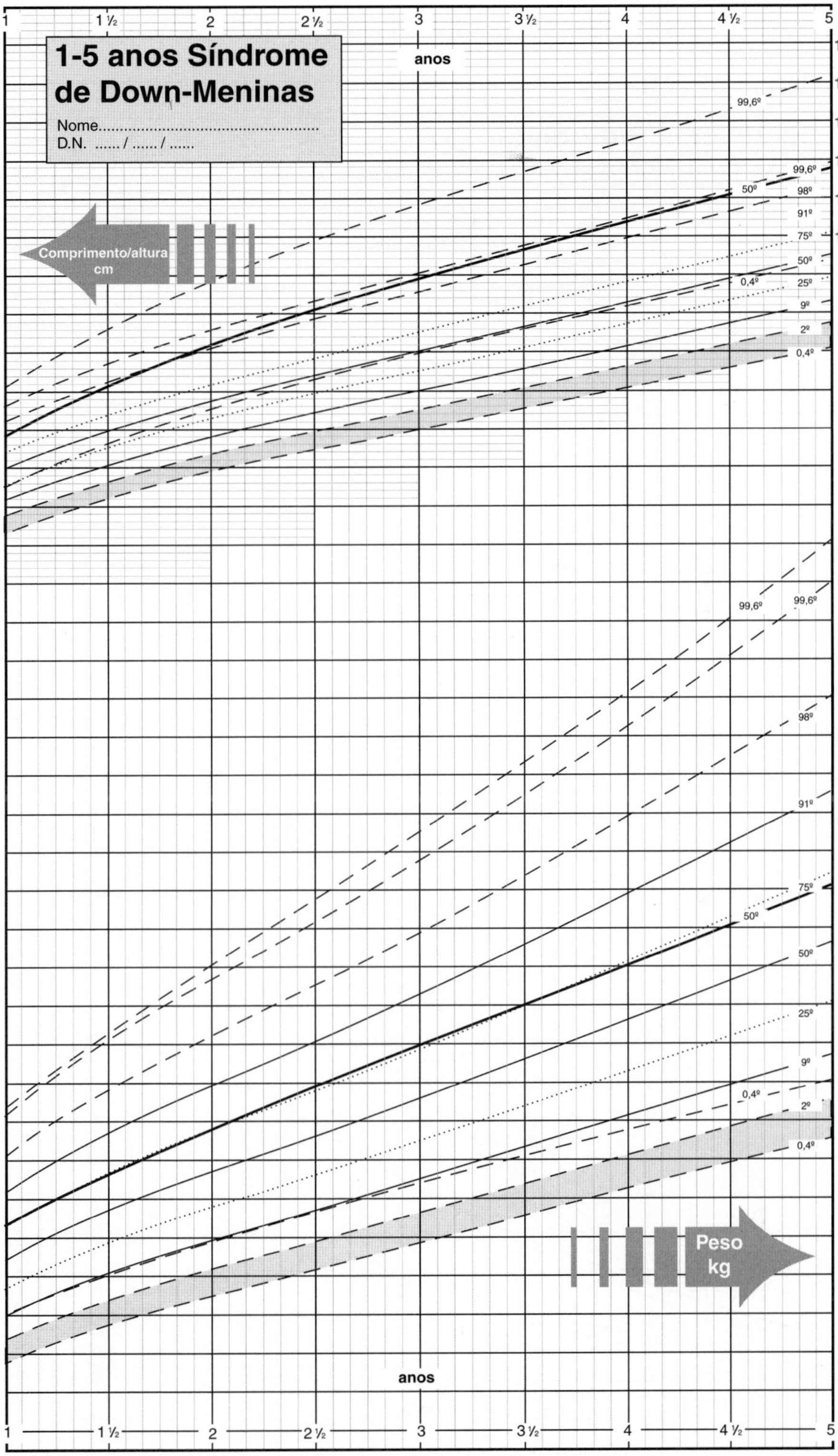

1-5 anos Síndrome de Down-Meninas
Nome...
D.N. ....../....../......
anos
Comprimento/altura cm
Peso kg
1
1 ½
2
2 ½
3
3 ½
4
4 ½
5
99,6º
50º
98º
91º
75º
25º
9º
2º
0,4º

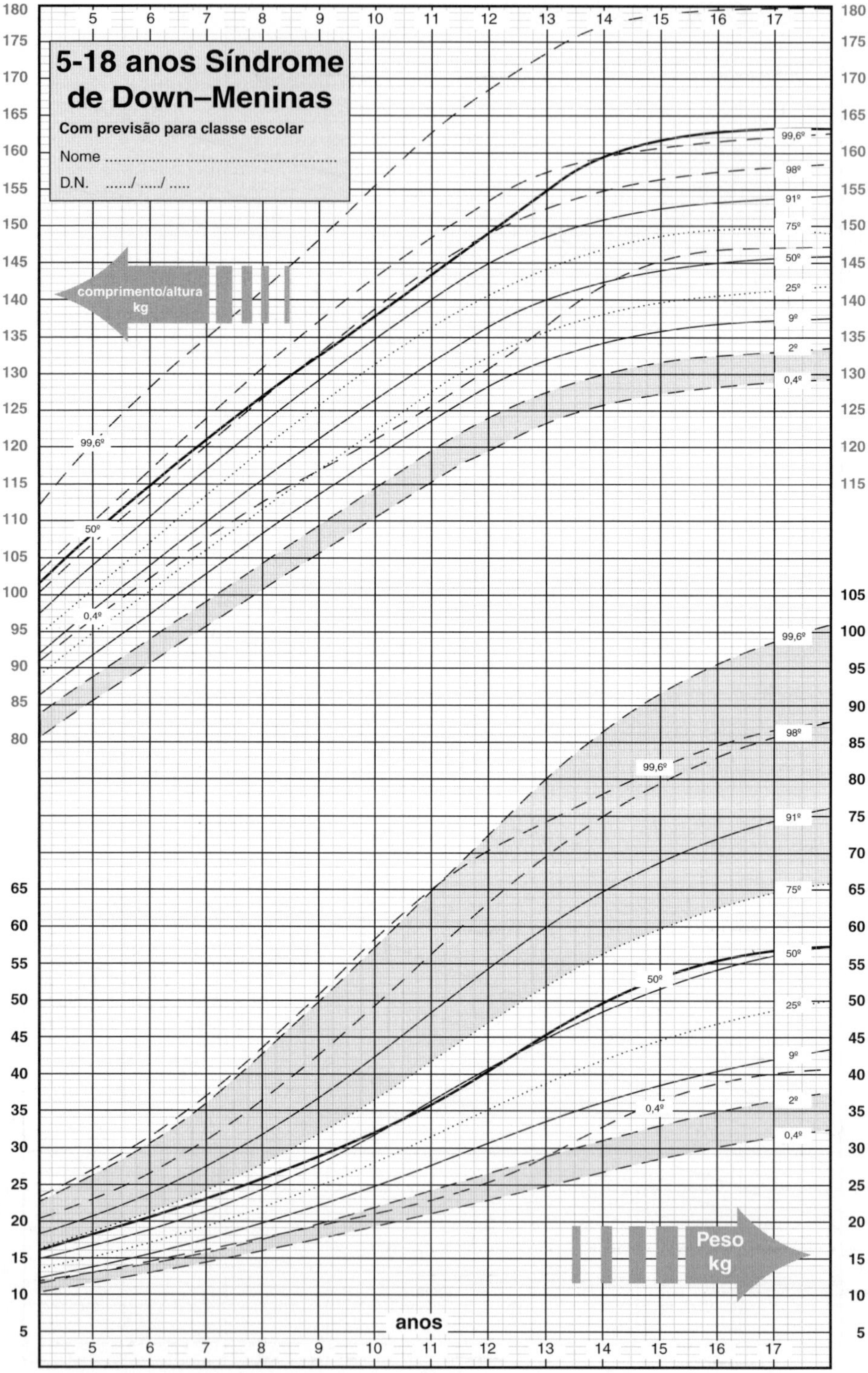
5-18 anos Síndrome de Down–Meninas
Com previsão para classe escolar
Nome ....
D.N. ....../ ....../ .....
comprimento/altura
kg
Peso
kg
anos

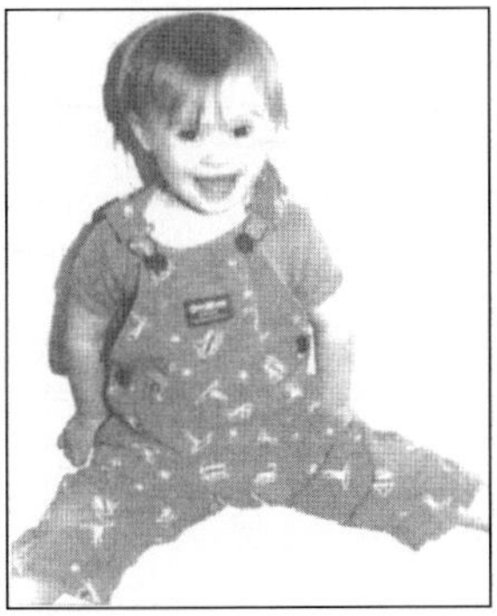

MENINOS
SÍNDROME DE DOWN
GRÁFICO DE CRESCIMENTO

Reino Unido/República Irlandesa cross-sectional reference: 2000

Etiqueta

Estes gráficos baseiam-se em dados apurados em medidas de aproximadamente 1.100 crianças que vivem em todo Reino Unido e República Irlandesa (Styles *et al.* em elaboração). O crescimento pode ser representado em gráficos a partir do nascimento a termo até os 18 anos de idade. Crianças com doença cardíaca significativa ou outros patologias importantes foram excluídas da população estudada. Adicionalmente, dados daquelas crianças que nasceram antes de completar 37 semanas gestacionais foram excluídos até a idade de 2 anos. Conseqüentemente, os gráficos são representativos para crianças sadias portadoras da síndrome de Down no Reino Unido e República Irlandesa.

Os gráficos foram comissionados pelo UK Down´s Syndrome Medical Interest Group (DSMIG) e os dados coletados pela Dra. Mary Styles com auxílio do DSMIG. Os centis foram compilados sob assistência do Professor Michael Preece com análise estatística fornecida pelo Professor Tim Cole, ambos do Institute of Child Health, Londres. Os dados foram analisados através do método Cole LMS. A coleta de dados do Dr. Styles foi financiada pela Child Growth Foundation e permanecem propriedade do DSMIG.

PCHR - os gráficos também estão disponíveis no formato A5 para serem acrescentados ao encarte PCHR Síndrome de Down.

Bebês pré-termo nós ainda não temos informação suficiente para compilar centis para bebês pré-termo com síndrome de Down. Medidas para aqueles nascidos antes de completar 37 semanas não devem ser inseridas nos gráficos até que tenham alcançado a data esperada do parto (DEP). Após isto, devem ser relacionadas no gráfico com relação à DEP por pelo menos um ano. Aqueles nascidos às 38 semanas de gestação ou mais devem ser registrados no gráfico da maneira normal a partir da linha DEP.

Mais informação sobre a monitorização do crescimento para crianças portadoras da síndrome de Down está incluída no Medical Surveillance Guidelines for people with Down´s Syndrome, produzida pelo Down´s Syndrome Medical Interest Group.

Excesso de peso e baixo peso *guidelines* de ação:
Muitas crianças com síndrome de Down apresentam peso excessivo e isto foi claramente refletido pela população deste estudo. Por conseguinte, estes dados de referência não devem ser utilizados como um padrão a ser atingido pelas crianças. Como em todas as crianças, o peso deve ser relacionado com a altura. Qualquer criança cujo peso situe-se dentro da área sombreada acima do 75º percentil deve ser inserida no gráfico IMC (veja à direita). Aquelas acima do 98º percentil nos gráficos IMC apresentam excesso significativo de peso e devem ser consideradas para encaminhamento para avaliação e orientação posterior.

Entre aquelas situadas abaixo do 2º percentil nos gráficos de altura e peso, algumas podem apresentar patologia importante, mas outras podem não apresentar desenvolvimento por outras razões por exemplo, devido a dificuldades de alimentação. Estas crianças também podem necessitar reavaliação e orientação futura.

Como calcular o IMC (Índice de Massa Corporal)

Dividir o peso (kg) pelo quadrado da altura/comprimento (m^2), por exemplo, quando o peso = 25 kg e o comprimento/altura = 1,2 (120 cm), IMC = 25 ÷ (1,2 × 1,2) = 17,4

Data	Idade	Altura	Alt^2	Peso	IMC (P/Alt^2)	Iniciais
: :	:	:	:	:	:	
: :	:	:	:	:	:	
: :	:	:	:	:	:	
: :	:	:	:	:	:	
: :	:	:	:	:	:	
: :	:	:	:	:	:	
: :	:	:	:	:	:	

Gráfico IMC

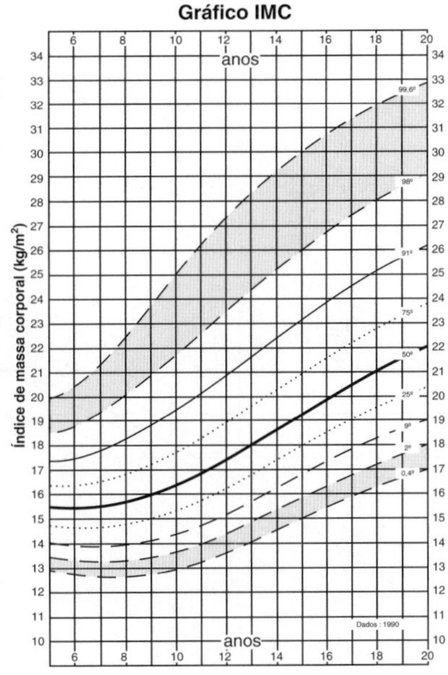

Children´s Center City Hospital Campus
Nottingham, NG5 1PB.
www.dsmig.org.uk

Printed by and Supplied by
HARLOW PRINTING LIMITED
Maxwell Street ◊ South Shields
Tyne & Wear ◊ NE33 4PU

Gráficos meninos síndrome de Down
Reimpresso com permissão de Jennifer Dennis e do Down´s Syndrome Medical Interest Group.

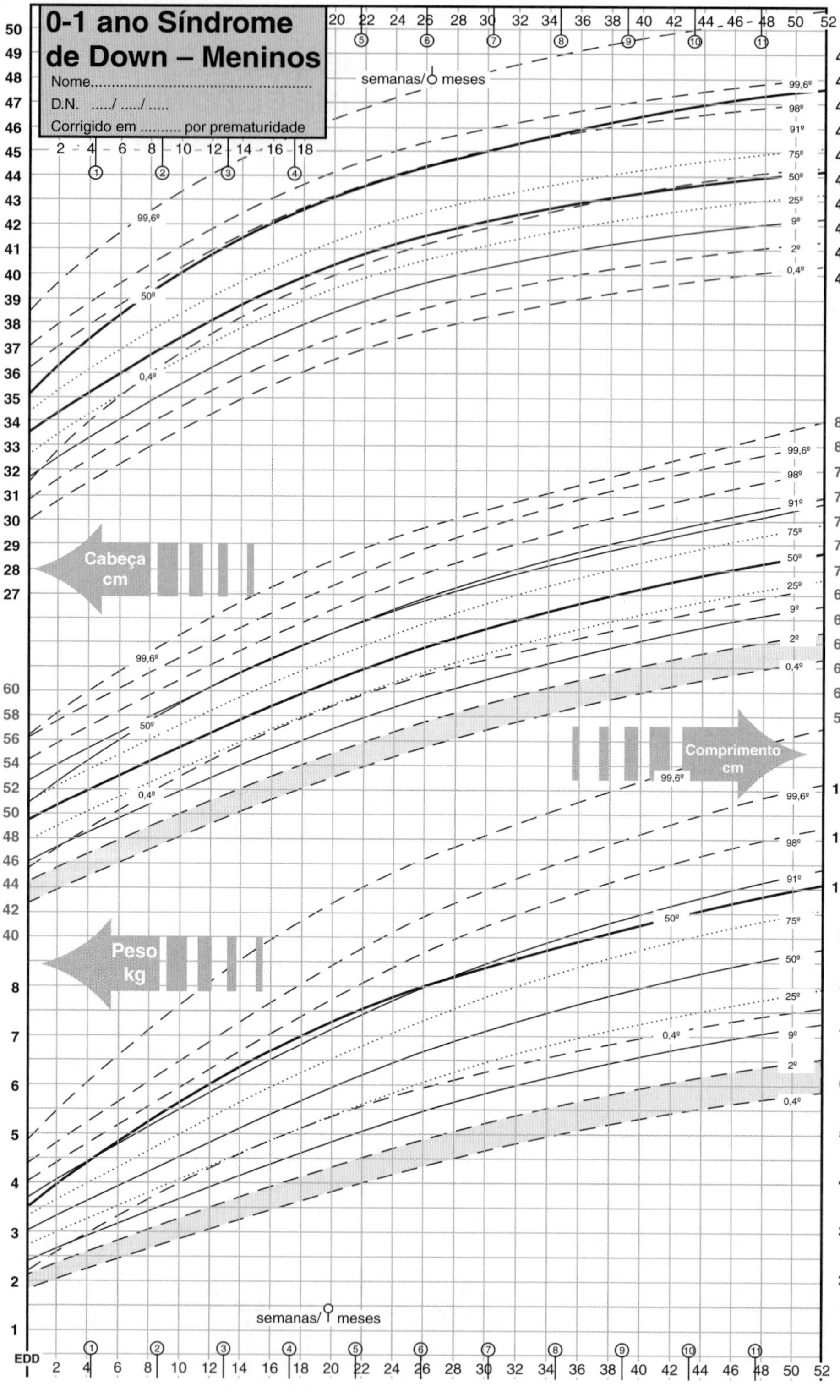
0-1 ano Síndrome de Down – Meninos
Nome..
D.N. ...../...../.....
Corrigido em .... por prematuridade
semanas/ meses
Cabeça cm
Comprimento cm
Peso kg
99,6º
98º
91º
75º
50º
25º
9º
2º
0,4º
EDD
semanas/ meses

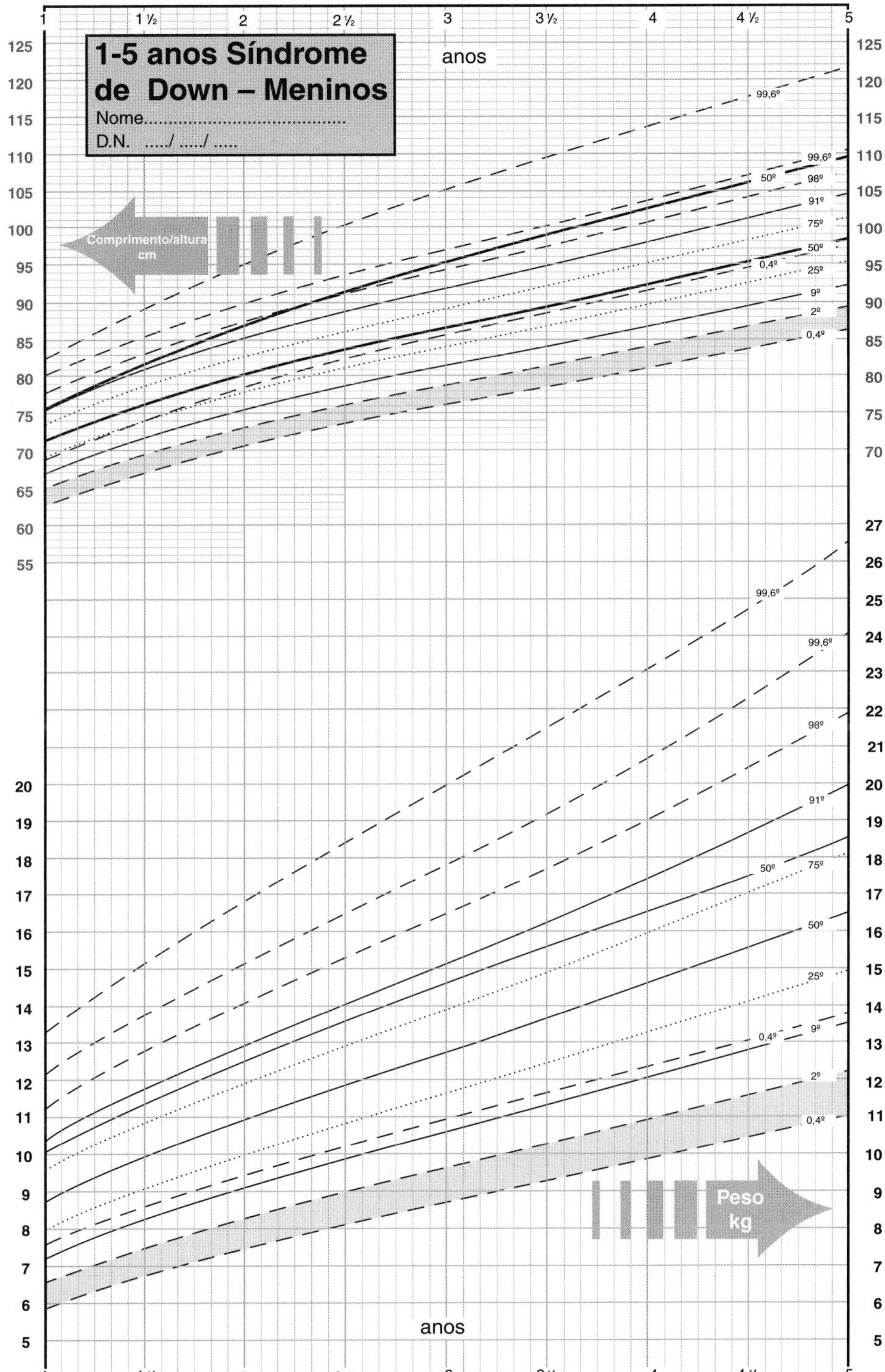
1-5 anos Síndrome de Down – Meninos
Nome.......................................
D.N. ...../ ...../ .....
anos
Comprimento/altura cm
Peso kg
99,6º
98º
91º
75º
50º
25º
9º
2º
0,4º
1 1½ 2 2½ 3 3½ 4 4½ 5
anos

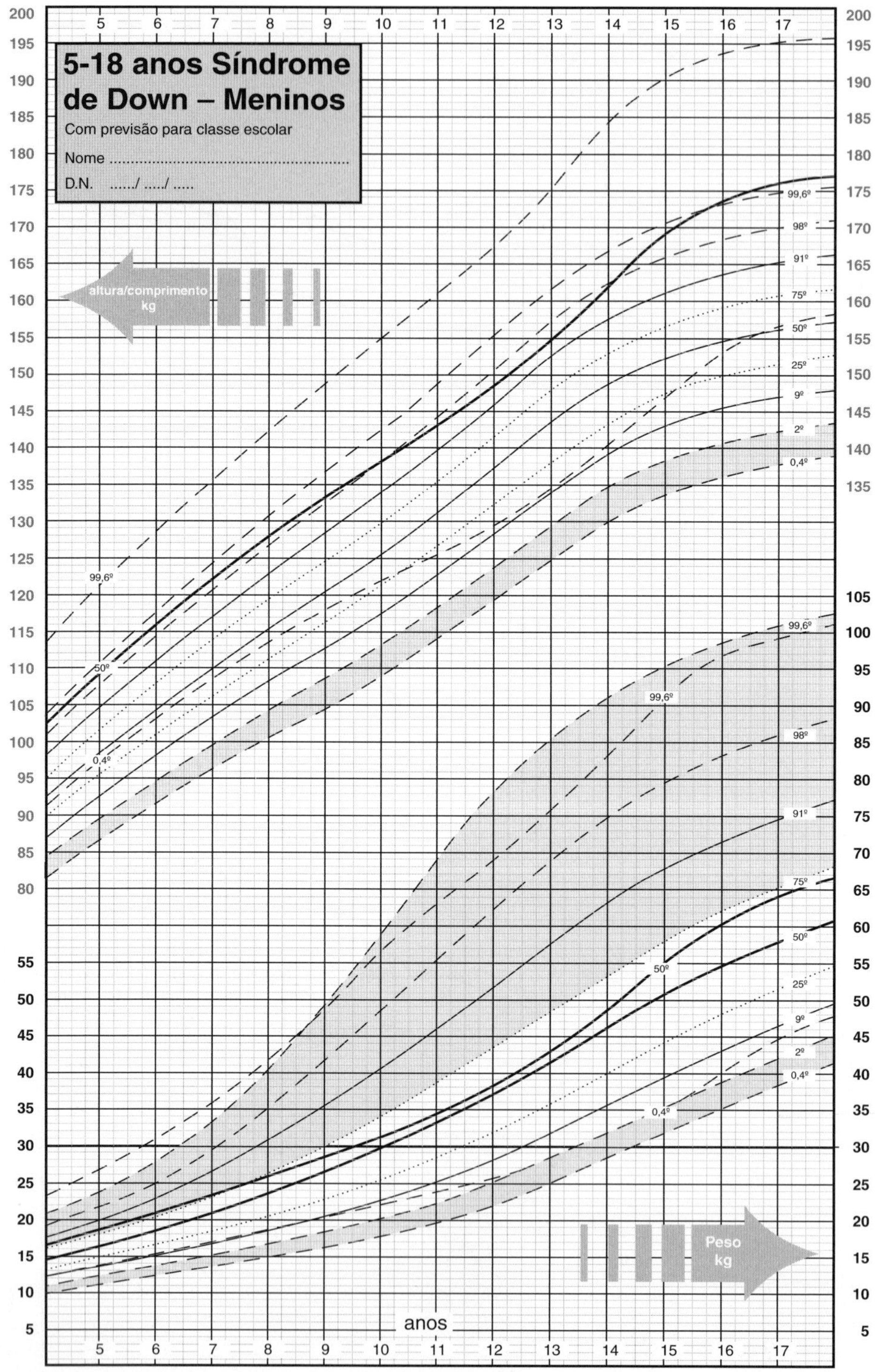
5-18 anos Síndrome de Down – Meninos
Com previsão para classe escolar
Nome ....
D.N. ....../ ....../ .....
altura/comprimento
kg
Peso
kg
anos
99,6º
98º
91º
75º
50º
25º
9º
2º
0,4º

Curva de crescimento em altura para indivíduos do sexo feminino portadores da síndrome de Noonan em comparação com valores normais (linhas tracejadas). Dados obtidos a partir de 48 portadoras femininas da síndrome de Noonan em uma revisão retroscpectiva colaborativa.
Witt DR *et al.* Clin Genet 30:150, 1986.

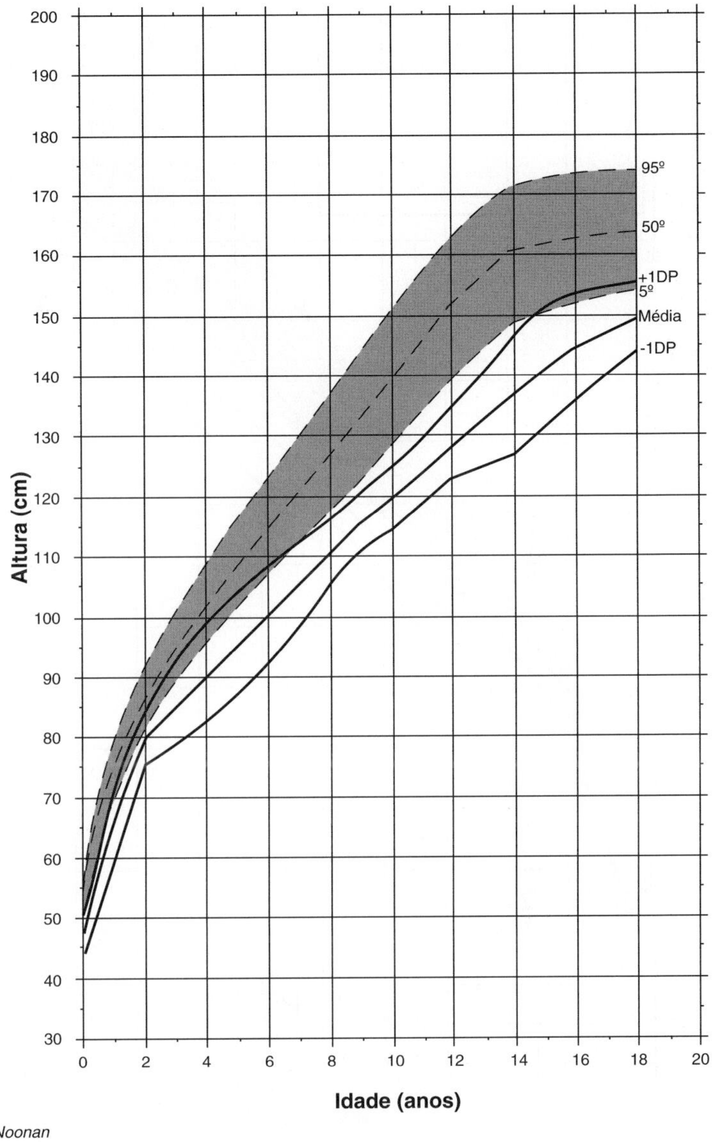

Gráfico meninas síndrome de Noonan

Reimpresso conforme Witt D.R. *et al. Clinical Genetics* (1986) **30**, 150, com permissão de Blackwell Publishing Ltd.

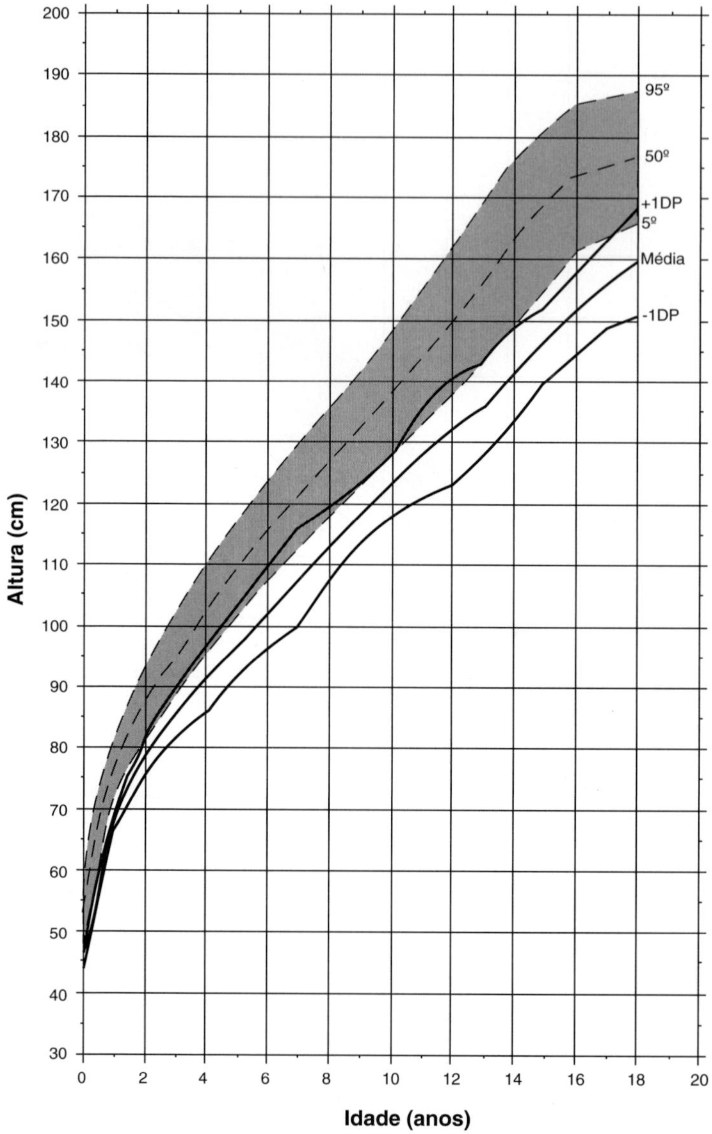

Curva de crescimento em altura para indivíduos do sexo masculino portadores da síndrome de Noonan em comparação com valores normais (linhas tracejadas). Dados obtidos a partir de 64 portadores masculinos da síndrome de Noonan em uma revisão retrospectiva colaborativa. Witt DR *et al.* Clin Genet 30:150, 1986.

Gráfico meninos síndrome de Noonan

Reimpresso conforme Witt D.R. *et al.Clinical Genetics* (1986) **30**, 150, com permissão de Blackwell Publishing Ltd.

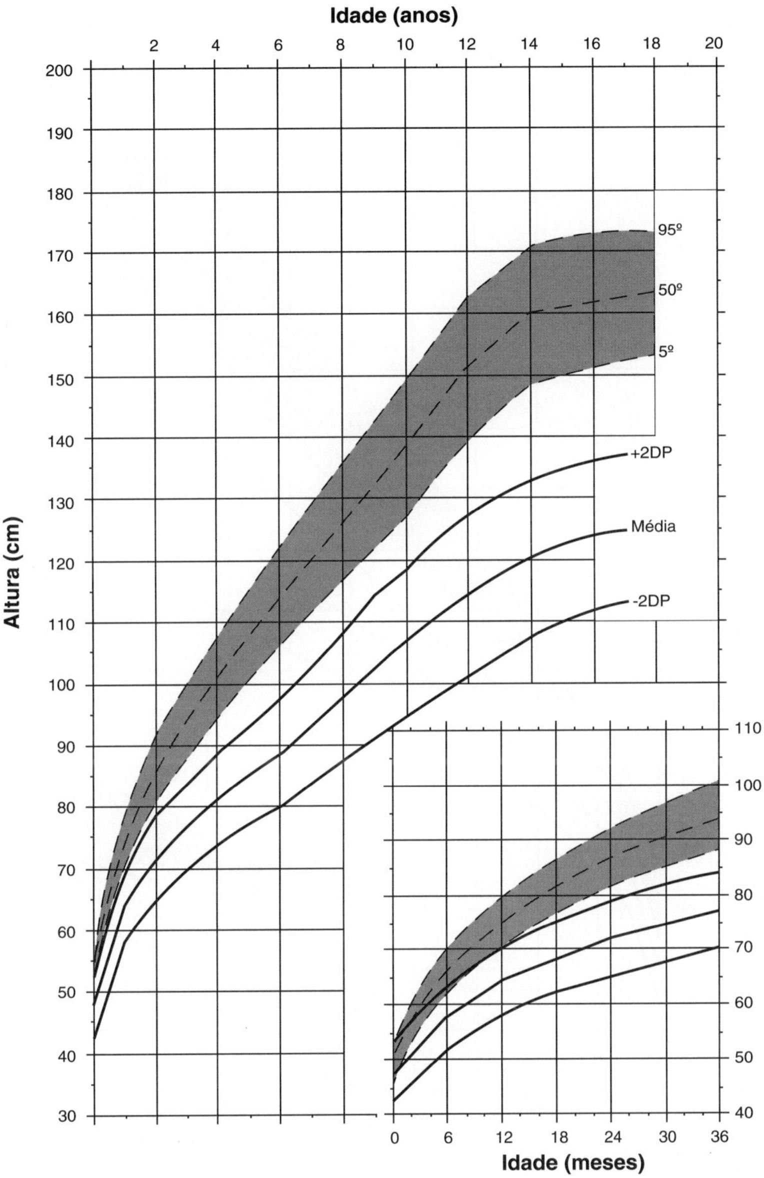

Altura para indivíduos do sexo feminino com acondroplasia (média ± 2 DP) comparada com curvas-padrão normais. Gráfico derivado de 214 indivíduos femininos. Horton WA *et al.* J Pediatr 93:435, 1978.

Gráficos acondroplasia meninas

Reimpresso conforme Horton W.A. *et al.*, Growth in achondroplasia, *Journal of Pediatrics* (1978) **93**, 435, com permissão de Elsevier.

Altura para indivíduos do sexo masculino com acondroplasia (média ± 2 DP) comparada com curvas-padrão normais. Gráfico derivado de 189 indivíduos masculinos. Horton WA *et al.* J Pediatr 93:435, 1978.

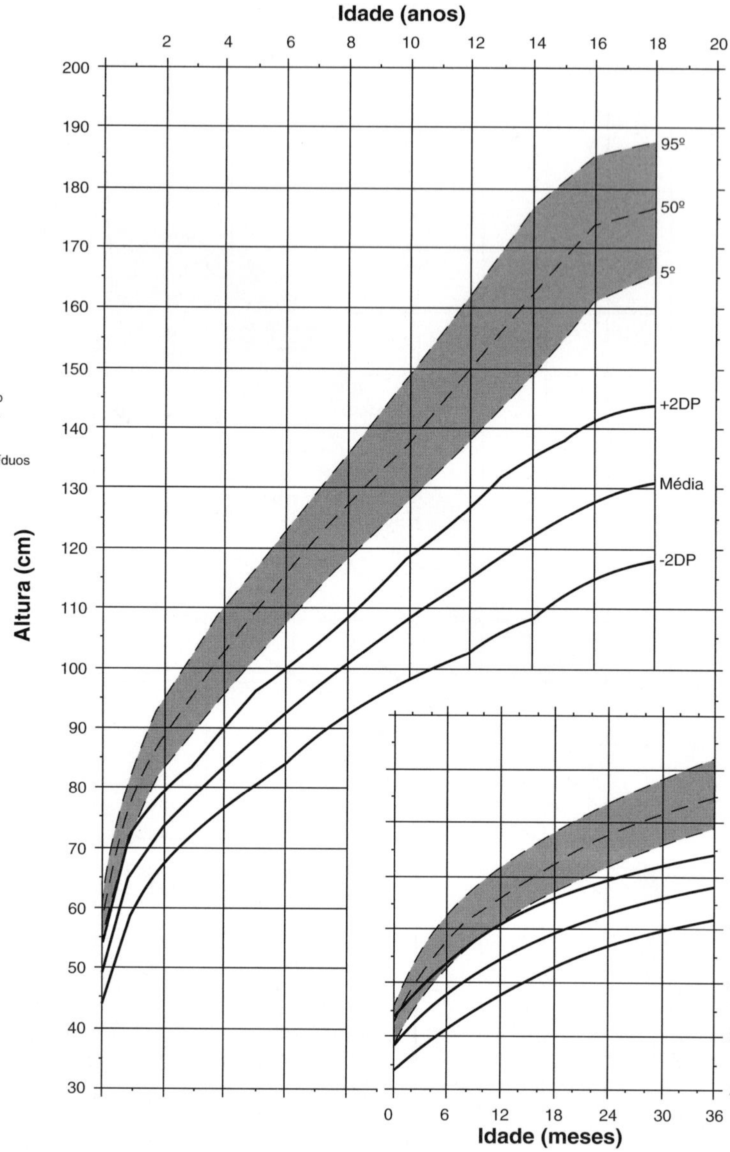

Gráficos acondroplasia meninos

Reimpresso conforme Horton W.A. *et al.*, Growth in achondroplasia, *Journal of Pediatrics* (1978) **93**, 435, com permissão de Elsevier.

Apêndice 3

Cartão de Terapia CAH

NHS
Greater
Glasgow

Cartão de terapia CAH

O proprietário deste cartão apresenta a condição **hiperplasia adrenal congênita** também conhecida como **CAH** ou **síndrome adrenogenital.**

Nome ....

Endereço ....

D.N.............. Número hospital ....

Hospital consultante

Telefones úteis:

Hospital: ....

Departamento ....

Dr. A ....

Dr. B ....

Enfermeira da endocrinologia ....

Departamento de endocrinologia ....

GP's nome/endereço/tel: ....

....

....

Instruções para o médico do hospital

Prezado doutor,

Caso esta criança seja trazida a seu hospital pelos pais para atendimento de emergência, orientam-se os seguintes procedimentos:

- Inserir uma cânula IV
- Obter amostras de sangue para U's e E's, glicose e realizar quaisquer outros exames apropriados (p. ex., cultura de urina)
- Checar com glicostix ou dextrostix
- Administrar _____ mg de hidrocortisona intravenosamente como *bolus* (desnecessário caso os pais tenham administrado hidrocortisona por via IM)
- Iniciar infusão IV de solução salina a 0,45% e 5% de dextrose à taxa de manutenção (extra caso a criança esteja desidratada). Adicionar potássio dependendo dos resultados dos eletrólitos.
- Iniciar infusão de hidrocortisona (50 mg hidrocortisona em 50 ml de solução salina normal por bomba de seringa) a ____ ml/h
- Importante! Caso a glicemia/glicostix seja < 2,5 mmol, administrar em *bolus* de 2 ml/kg de dextrose a 10%
- Se a criança estiver obnubilada, hipotensa e perifericamente colabada com baixo retorno capilar, administrar 20 ml/kg de solução salina *stat*.

Por gentileza, contactar um consultor nomeado no Yorkhill e informar da admissão hospitalar.

Gratos

Tratamento atual

Preencha detalhadamente as drogas que seu filho está usando com as datas de quaisquer alterações nas doses

Data	Droga	Tamanho do comprimido

Dose a ser tomada

Manhã	Tarde	Noite

O que fazer quando seu filho não está bem

1. No caso de *doença leve a moderada*, p. ex., resfriado, tosse, garganta inflamada, gripe, enjôo, dobre a dose total de hidrocortisona e administre esta dose dupla em 3 porções iguais (manhã, tarde e noite) por toda a duração da doença.

A dose de fludrocortisona deve ser mantida igual.

Ou seja, Hidrocortisona _____ × 3 vezes ao dia

2. Caso seu filho

- não esteja melhor depois que você aumentou a dose dos comprimidos ou
- *sinta-se sonolento ou*
- *não esteja em condições de tomar comprimidos por via oral* (p. ex., devido a vômitos continuados)

a hidrocortisona deve ser administrada através de injeção (intramuscular).

Por gentileza, verifique se esta não passou da data de validade.

A dose da injeção de hidrocortisona é _______

3. Caso seu filho continue passando mal e não apresente sinal de melhora, telefone para o hospital e avise que você o está levando para admissão hospitalar.

Por gentileza, traga este cartão consigo e mostre-o ao médico atendente.

Índice Remissivo

Os números em *itálico* referem-se às Figuras ou Tabelas.

A

B

C

D

I

R

S

T

U

V

W